高等职业教育药学类与食品药品类专业第四轮教材

会计基础与财务管理

（供药品经营与管理、医疗器械经营与服务、
医疗器械维护与管理专业用）

主　编　胡良惠

副主编　王中艳　郑镇宁

编　者　（以姓氏笔画为序）

王中艳（遵义医药高等专科学校）

邹　宇（漯河医学高等专科学校）

张　谦（山东药品食品职业学院）

张晓鹰（赣南卫生健康职业学院）

周　耀（江苏医药职业学院）

郑镇宁（广东食品药品职业学院）

胡良惠（湖南食品药品职业学院）

侯凌云（湖南食品药品职业学院）

中国健康传媒集团

中国医药科技出版社

内容提要

本教材是"高等职业教育药学类与食品药品类专业第四轮教材"之一，根据本课程教学大纲的基本要求和课程特点编写而成，阐述了会计基础与财务管理方面的基础知识和基本技能，内容上涵盖了会计的基本概念、原理、方法和技能，包括会计总论、会计要素与会计等式、复式记账、企业主要经济业务核算、会计凭证、会计账簿、财产清查、财务报表及财务管理基本理论、财务分析等知识，突出了岗位职业能力与职业素质的培养，具有高职教育的职业性、实践性、思想性等特点。本教材为书网融合教材，即纸质教材有机融合电子教材、教学配套资源（PPT、微课、视频等）、题库及数字化教学服务（在线教学、在线作业、在线考试）。

本教材主要供药品经营与管理、医疗器械经营与服务、医疗器械维护与管理等专业使用，也可作为药品生产、经营企业员工培训教材和参考用书。

图书在版编目（CIP）数据

会计基础与财务管理/胡良惠主编．—北京：中国医药科技出版社，2021.8（2025.3 重印）.

高等职业教育药学类与食品药品类专业第四轮教材

ISBN 978 – 7 – 5214 – 2528 – 4

Ⅰ. ①会…　Ⅱ. ①胡…　Ⅲ. ①会计学 – 高等职业教育 – 教材 ②财务管理 – 高等职业教育 – 教材

Ⅳ. ①F230 ②F275

中国版本图书馆 CIP 数据核字（2021）第 144142 号

美术编辑　陈君杞

版式设计　友全图文

出版　**中国健康传媒集团** | 中国医药科技出版社

地址　北京市海淀区文慧园北路甲 22 号

邮编　100082

电话　发行：010 – 62227427　邮购：010 – 62236938

网址　www.cmstp.com

规格　889 × 1194mm $\frac{1}{16}$

印张　13 $\frac{3}{4}$

字数　376 千字

版次　2021 年 8 月第 1 版

印次　2025 年 3 月第 3 次印刷

印刷　北京印刷集团有限责任公司

经销　全国各地新华书店

书号　ISBN 978 – 7 – 5214 – 2528 – 4

定价　**39.00 元**

获取新书信息、投稿、为图书纠错，请扫码联系我们。

出 版 说 明

　　"全国高职高专院校药学类与食品药品类专业'十三五'规划教材"于2017年初由中国医药科技出版社出版，是针对全国高等职业教育药学类、食品药品类专业教学需求和人才培养目标要求而编写的第三轮教材，自出版以来得到了广大教师和学生的好评。为了贯彻党的十九大精神，落实国务院《国家职业教育改革实施方案》，将"落实立德树人根本任务，发展素质教育"的战略部署要求贯穿教材编写全过程，中国医药科技出版社在院校调研的基础上，广泛征求各有关院校及专家的意见，于2020年9月正式启动第四轮教材的修订编写工作。

　　党的二十大报告指出，要办好人民满意的教育，全面贯彻党的教育方针，落实立德树人根本任务，培养德智体美劳全面发展的社会主义建设者和接班人。教材是教学的载体，高质量教材在传播知识和技能的同时，对于践行社会主义核心价值观，深化爱国主义、集体主义、社会主义教育，着力培养担当民族复兴大任的时代新人发挥巨大作用。在教育部、国家药品监督管理局的领导和指导下，在本套教材建设指导委员会专家的指导和顶层设计下，依据教育部《职业教育专业目录（2021年）》要求，中国医药科技出版社组织全国高职高专院校及相关单位和企业具有丰富教学与实践经验的专家、教师进行了精心编撰。

　　本套教材共计66种，全部配套"医药大学堂"在线学习平台，主要供高职高专院校药学类、药品与医疗器械类、食品类及相关专业（即药学、中药学、中药制药、中药材生产与加工、制药设备应用技术、药品生产技术、化学制药、药品质量与安全、药品经营与管理、生物制药专业等）师生教学使用，也可供医药卫生行业从业人员继续教育和培训使用。

　　本套教材定位清晰，特点鲜明，主要体现在如下几个方面。

1. 落实立德树人，体现课程思政

　　教材内容将价值塑造、知识传授和能力培养三者融为一体，在教材专业内容中渗透我国药学事业人才必备的职业素养要求，潜移默化，让学生能够在学习知识同时养成优秀的职业素养。进一步优化"实例分析/岗位情景模拟"内容，同时保持"学习引导""知识链接""目标检测"或"思考题"模块的先进性，体现课程思政。

2. 坚持职教精神，明确教材定位

　　坚持现代职教改革方向，体现高职教育特点，根据《高等职业学校专业教学标准》要求，以岗位需求为目标，以就业为导向，以能力培养为核心，培养满足岗位需求、教学需求和社会需求的高素质技能型人才，做到科学规划、有序衔接、准确定位。

3. 体现行业发展，更新教材内容

　　紧密结合《中国药典》（2020年版）和我国《药品管理法》（2019年修订）、《疫苗管理法》（2019

年）、《药品生产监督管理办法》（2020年版）、《药品注册管理办法》（2020年版）以及现行相关法规与标准，根据行业发展要求调整结构、更新内容。构建教材内容紧密结合当前国家药品监督管理法规、标准要求，体现全国卫生类（药学）专业技术资格考试、国家执业药师职业资格考试的有关新精神、新动向和新要求，保证教育教学适应医药卫生事业发展要求。

4.体现工学结合，强化技能培养

专业核心课程吸纳具有丰富经验的医疗机构、药品监管部门、药品生产企业、经营企业人员参与编写，保证教材内容能体现行业的新技术、新方法，体现岗位用人的素质要求，与岗位紧密衔接。

5. 建设立体教材，丰富教学资源

搭建与教材配套的"医药大学堂"（包括数字教材、教学课件、图片、视频、动画及习题库等），丰富多样化、立体化教学资源，并提升教学手段，促进师生互动，满足教学管理需要，为提高教育教学水平和质量提供支撑。

6.体现教材创新，鼓励活页教材

新型活页式、工作手册式教材全流程体现产教融合、校企合作，实现理论知识与企业岗位标准、技能要求的高度融合，为培养技术技能型人才提供支撑。本套教材部分建设为活页式、工作手册式教材。

编写出版本套高质量教材，得到了全国药品职业教育教学指导委员会和全国卫生职业教育教学指导委员会有关专家以及全国各相关院校领导与编者的大力支持，在此一并表示衷心感谢。出版发行本套教材，希望得到广大师生的欢迎，对促进我国高等职业教育药学类与食品药品类相关专业教学改革和人才培养作出积极贡献。希望广大师生在教学中积极使用本套教材并提出宝贵意见，以便修订完善，共同打造精品教材。

数字化教材编委会

主　编　胡良惠

副主编　王中艳　郑镇宁

编　者　(以姓氏笔画为序)

王中艳 (遵义医药高等专科学校)

张　谦 (山东药品食品职业学院)

张晓鹰 (赣南卫生健康职业学院)

周　耀 (江苏医药职业学院)

郑镇宁 (广东食品药品职业学院)

胡良惠 (湖南食品药品职业学院)

侯凌云 (湖南食品药品职业学院)

《会计基础与财务管理》的编写是在坚持党的教育方针，贯彻现代职业教育理念，遵循现代职业教育精神中的课程内容与职业标准对接原则，服务学生就业，实现技能型人才培养目标的总体原则下，由7所院校具有丰富教学经验的一线教师编写而成的。

本教材分为会计基础和财务管理两部分。会计基础部分有会计基础的基本理论、基本知识和核算方法，包括会计总论、会计要素与会计等式、复式记账、企业主要经济业务核算、会计凭证、会计账簿、财产清查、财务报表；财务管理部分分为财务管理基本理论、财务分析。教材编写充分领会会计法规的要求和职业教育教材的编写要求，各章节间穿插即学即练、知识链接、实例分析等模块，以扩展学生的知识面，并且相关栏目的参考答案以二维码形式附在教材中，便于学习者学习和教师教学使用。编写中突出体现以下特色：

1. 把握最新会计政策法规　本教材以国家最新制定和修订的政策法规为依据进行编写，着重体现会计改革与发展"十四五"规划要求。将新会计准则中涉及的基本理论和理念变化融入相关章节，并按最新的政策动态更新知识。

2. 突出岗位实训特色　对接岗位需求，同步开发 PPT 课件、微课等类型丰富的数字化教学资源，并重点进行实训的特色建设，针对重要技能点设计实例分析；对接初级会计资格考试，加强"目标检测"设计，使教材内容更加合理满足高职专科层次教学需求，同时切合工作岗位的实际需要。

3. 构建科学合理的知识技能体系　本教材结合高职专科学生的学习层次、基本理论重难点的差异，借鉴企业真实经营数据进行分析，对教材内容进行了适当取舍，力求重点突出、详略得当，合理构建符合学生需求的知识技能体系。

4. 融入课程思政元素　本教材坚持正确的政治方向和价值取向，落实立德树人的根本任务，增强职业教育适应性，实现对社会主义核心价值观、职业道德、法律法规意识与专业素质的综合培养。

5. 设置章节思维导图　基于课程知识的特点，为方便学生进行理解性记忆和结构化思考，本教材运用图文并重的技巧，把各级主题的关系用相互隶属与相关层级图表现出来，以结构化的方式展示内容，用关键词与图表建立记忆链接，方便读者快速理清思路，提高学习效率。

本教材由胡良惠担任主编，拟定编写大纲，并对全书进行总纂和定稿，王中艳和郑镇宁担任副主编。全书共分 10 章，具体编写分工如下：第一章、第九章由胡良惠编写，第二章由侯凌云编写，第三章由邹宇、侯凌云编写，第四章、第八章由郑镇宁编写，第五章由张晓鹰编写，第六章由张谦编写，第七章由周耀编写，第十章由王中艳编写。

本教材旨在通过讲述会计基础与财务管理相关知识，指导相关专业学生进行核心课程的学习，为其以后的工作夯实基础，为医药行业培养高素质技术技能型人才。

由于编者水平所限，书中难免存在疏漏或不当之处，敬请各位读者和同行不吝赐教，以便再版修改。

编　者
2021 年 4 月

目录
CONTENTS

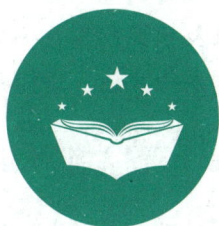

会计基础篇

第一章　会计总论

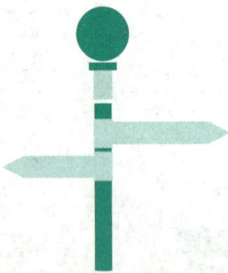

当大家纷纷议论"不远的将来机器会取代人工，很多职业将会消失"这一话题时，有人也在为会计策划着"葬礼"。但是，会计从原始社会开始，直至迈入21世纪，历经无数时代的精神洗礼。浩瀚的会计文明史告诉我们，任何时期会计都是管理活动的重要组成部分，它是有情感、有情怀、有智慧的，绝不是冷冰冰的机器所能替代的。

本章主要介绍会计的基本理论和方法，让大家对会计这一职业有初步认知，了解会计核算的对象及核算前提，树立正确的会计职业道德观，从而提升依法依规的法律意识、规矩意识和职业道德意识。

学习目标

1. **掌握**　会计的概念及基本职能、会计对象。
2. **熟悉**　会计核算方法、核算前提和核算基础。
3. **了解**　会计发展历程、会计信息质量要求和会计职业道德。

第一节　会计概述

PPT

一、会计发展历程

会计是社会发展到一定阶段的产物，是随着生产力水平的提高、社会生产和经营管理的需要以及科学技术水平的不断进步而不断发展和完善的。社会越发展，会计越重要。会计作为一种经济管理活动，大约经历了3个阶段。

（一）古代会计阶段

古代会计阶段是旧石器时代的中晚期至封建社会末期。人们为了计算生产成果和生活需要，逐步产生了计数和计算的需求。

在我国，最早有伏羲时期的"结绳记事"和"刻契记事"，黄帝、尧舜时期和原始社会后期的"书契"等简单的记录和计算方法，这是会计记录与计量行为的萌芽状态。会计事项的文字记载最早出现于商代。《周礼》中把主管会计的官员称为"司会"，建立了定期会计报表制度、专仓出纳制度、财物稽核制度等。到了封建社会的鼎盛时期，唐宋农业、手工业和商业都呈现出空前的繁荣。宋代官厅会计核算"四柱清册"结账、报账方法被普遍运用，通过"旧管（期初结存）+新收（本期收入）=开除（本期支出）+实在（期末结存）"平衡公式进行结账，这是我国的官厅会计编报制度，明确了账目经管财物的责任。明末清初，商业和手工业继续呈繁荣景象，出现了更加完备的"龙门账"，把全部账目按"进"（全部收入）、"缴"（全部支出费用）、"存"（财产债权）、"该"（投资和负债）4 项分类，分别编制"进缴表"和"存该表"，利用"进－缴＝存－该"双向计算盈亏，称为"合龙门"。到了清代，经济业务的内外往来等都要在账簿上记录两笔。账簿采用垂直书写，直行分上下两格，上格记收，称为"天"；下格记付，称为"地"。上下两格所记金额必相等，谓之"天地合账"。"四柱清册""龙门账""天地合账"都显示了"中式簿记"的特色。

知识链接

古诗词中的会计文化

文韬武略、善于军事的辛弃疾，为创建军队，在缺钱、少粮、短物的情况下，通过购买、换取等措施，不到半月完成了军队招募和营房建设，白手起家创建了我国第一支特种作战性质的军队"飞虎军"，并通过多方筹措和募捐，大力发展经济生产和商品贸易，从而获得税款，保障了飞虎军的开支。

辛弃疾的《雨中花慢》写道："马上三年，醉帽吟鞭，锦囊诗卷长留。怅溪山旧管，风月新收。明便关河杳杳，去应日月悠悠。笑千篇索价，未抵蒲萄，五斗凉州。停云老子，有酒盈尊，琴书端可消忧。浑未办、倾身一饱，渐米矛头。心似伤弓塞雁，身如喘月吴牛。晚天凉也，月明谁伴，吹笛南楼。"可谓是缠绕着千百种情感。辛弃疾将古代重要的会计结算方法"四柱清册"中的"旧管"和"新收"运用到其诗词中。其词中"怅溪山旧管，风月新收"的意思是忧伤的是溪水、山川仍是旧时的模样，而清风、明月却平添了几分新的动人姿色。诗人将美好的风景"会计化"，将处于原样的景物书写成"旧管"，将增添的美景描绘成"新收"，发挥了独特的效果。

（二）近代会计阶段

近代会计以复式记账法的产生和"簿记论"的问世为标志。1494 年，意大利数学家卢卡·帕乔利出版的《算术、几何、比及比例概要》对实践已久的复式记账方法做了系统的概括和总结，是会计发展史上第 1 个里程碑。1853 年，英国在苏格兰成立了世界上第一个注册会计师专业团体——爱丁堡会计师协会。从此，会计服务对象得到扩大，会计核算内容相应发展，这是会计发展史上第 2 个里程碑。清代中晚期，我国会计出现了"中式簿记"与"西式簿记"并存的局面。

（三）现代会计阶段

现代会计阶段以"公认会计准则"的"会计研究公报"（ARB）的出现为起点，至此，会计的发展进入成熟时期。20 世纪 50 年代以后，企业所有权与经营权发生分离，逐步形成了为企业内部经营管理提供信息的管理会计体系。1952 年，国际会计师联合会正式通过"管理会计"这一专业术语，标志着会计正式划分为管理会计和财务会计两大领域。这是会计发展史上第 3 个里程碑。

在我国，中华人民共和国成立后，国家在财政部设置了会计制度司，主管全国会计事务。1985 年颁布的《中华人民共和国会计法》使我国会计工作进入法治阶段。为适应我国市场经济需求，1992 年财政部发布了《企业会计准则》，规定企业统一使用借贷记账法。2000 年 6 月 21 日，国务院发布了

《企业财务会计报告条例》，财政部于同年 12 月 29 日颁布了《企业会计制度》。2006 年 2 月 15 日财政部发布《企业会计准则（2006）》，规定从 2007 年 1 月 1 日起在上市公司中执行，其他企业鼓励执行。新会计准则体系基本实现了与国际财务报告准则的趋同，实现了我国企业会计准则的新跨越和历史性突破。随着广泛的国际经济交往与合作及经济全球化进程的加快，会计电算化使会计日益成为"国际通用的商业语言"。

二、会计的概念与特征

（一）会计的概念

会计是以货币为主要计量单位，采用专门的方法和程序，对企业和行政、事业单位的经济活动进行完整的、连续的、系统的核算和监督，以提供经济信息和反映受托责任履行情况为主要目的的经济管理活动。

（二）会计的特征

1. 以货币为主要计量单位　企业对经济活动的计量有 3 种量度：实物量度、劳动量度和货币量度。其中，货币量度是用来综合计算各种不同经济事项的统一量度单位，可以计算出各项财产物资的费用、成本和利润等相关经济指标，能全面核算生产经营中的耗费及其成果。因此，货币为会计的主要计量单位，在此基础上补充以实物量度和劳动量度。

2. 完整、连续、系统的核算和监督　会计对企业的经济业务核算和监督不分业务大小，不分主次，按照事件发生的先后顺序进行连续、系统、全面的核算和监督。

3. 采用专门的方法和程序　专门方法有 7 种：设置账户、复式记账、填制会计凭证、登记账簿、成本计算、财产清查、编制会计报表。这些方法将在以后的各章节中进行讲述。

4. 提供经济信息、反映受托责任履行情况　会计不单是记账、算账、对外报送会计报表，还包括事前参与经营预测、决策，事中对经济活动进行控制、监督，以及事后分析、检查，为会计信息使用者进行经济决策提供相关信息咨询服务。

三、会计的职能

会计职能是会计本身所具有的功能，也就是会计在企业和行政、事业单位的经济管理工作中发挥的作用，包括基本职能和拓展职能。会计基本职能包括会计核算和会计监督，拓展职能包括预测经济前景、参与经济决策、评价经营业绩等。

（一）会计的基本职能

1. 会计核算职能　也称会计反映职能，是指会计以货币为主要计量单位，通过确认、计量、记录、报告等环节，对特定主体的经济活动进行记账、算账、报账，为有关各方面提供会计信息的功能。会计核算贯穿于经济活动的全过程，是会计职能中最基本的职能。会计的核算职能有以下几个方面的特点。

（1）会计以货币为主要计量单位　会计在对各单位经济活动进行反映时，会计核算主要是对各单位的一切经济业务，以货币计量为主，进行记录、计算，以保证会计记录的可比性和完整性。

（2）会计核算具有完整性、连续性、系统性　"完整性"是指对一切经济业务都要无遗漏地登记入账，予以核算；"连续性"是指对经济业务的记录必须按发生的时间顺序，自始至终予以连续的、逐日逐笔不间断的记录；"系统性"是指对各种经济活动进行会计处理时，必须采取一套专门的方法进行互相联系的记录和科学的分类，进而系统地加工、整理和汇总。

（3）会计核算应反映经济活动的全过程　会计不仅对已经发生的经济活动进行反映，也包括事前、事中、事后的核算。事前核算的主要形式是进行预测、参与计划、参加决策，事中核算的主要形式是干预经济活动，事后核算的主要形式是记账、报账、算账。

2. 会计监督职能　又称会计控制职能，是会计人员通过调节、指导、控制等方式，对特定主体的经济活动和相关会计核算的真实性、合法性和合理性进行审查，使之达到预期经营目标的功能。如审查各项经济业务是否根据实际发生情况进行核算，是否符合国家有关法律法规，是否有违法乱纪行为；审查各项财务收支是否符合客观经济规律及经营管理方面的要求等。

会计核算和会计监督两者相辅相成、辩证统一。会计核算是会计监督的基础，会计监督是会计核算的质量保障。只有对经济活动进行正确核算，才能为监督提供可靠资料；同时，只有以会计监督的要求进行控制，才能提供真实可靠的会计信息，从而发挥好会计核算的作用。两者结合起来才能及时、正确、完整地反映经济活动，有效地提高经济效益。

（二）会计的拓展职能

会计的职能不是一成不变的，随着社会的进步、经济的发展，会计的职能拓展到评价、预测、决策等方面。

1. 评价职能　是指利用财务报告等提供的信息，对单位经营业绩进行客观评价的职能。评价经营业绩主要是采用适当的方法，对照相应的评价标准，对企业一定期间的资产运营、经济效益等经营成果进行定量、定性对比分析，做出真实、客观、公正的综合评判，为有关方面进行决策提供依据。

2. 预测职能　是指利用所掌握的各种价值信息以及对经济前景的特有敏感性，对经济前景进行科学分析与判断的职能。经济预测中主要根据财务报告等提供的信息，对市场调研、企业经济规模、产品定价、现金流量等经济指标做出较为实际的预测，定量、定性地判断和推测经济活动的发展变化规律，提供第一手信息供企业决策者参考，以指导和调节经济活动，提高经济效益。

3. 决策职能　是指利用预测的信息资料，围绕经营目标，提出不同的可行性方案，并对其进行分析对比，从中选择最佳方案，为管理层进行决策提供依据的职能。也就是对备选方案进行经济可行性分析，为企业经营管理提供决策相关的信息。

> **即学即练 1-1**
>
> 答案解析
>
> 会计人员在进行会计核算的同时对特定主体经济活动和相关会计核算的真实性、合法性、合理性进行审查，称为会计的（　　）。
>
> A. 反映职能　　　B. 分析职能　　　C. 核算职能　　　D. 监督职能

四、会计的对象与目标

（一）会计对象

会计对象是指会计所要核算和监督的内容。凡是在生产经营和收支活动过程中能以货币表现的经济活动，都是会计所核算和监督的内容。而以货币表现出来的经济活动（即资金运动）就构成了会计的对象。下面以制造企业为例说明资金运动的过程。

制造企业的主要经营活动是生产、销售工业产品，为社会提供产品或劳务，为投资者和企业创造利润。制造企业的资金运动可分为资金投入、资金循环与周转、资金退出3个环节。

1. 资金投入 制造企业要进行生产经营，必须拥有一定的资金。资金的来源有投资人投入和债权人投入两种。投入的资金用以建造厂房，购买各种材料物资，支付其他费用等，用这些资金开展经营活动，实现资金周转。

2. 资金循环与周转 制造企业的经营过程包括供应、生产、销售3个阶段。供应过程是生产的准备阶段，企业在这一过程中进行材料的采购和储备，将货币资金转化为储备资金。材料从仓库领用后投入生产，转入生产阶段。在生产过程中，通过材料的消耗、生产工人工资和其他各种费用的支付等，储备资金转化为生产资金。随着产品加工和完成、验收入库，生产资金又转化成成品资金。在销售过程中，产品销售出去的同时收回货款，成品资金又转化成货币资金。

3. 资金退出 企业经营过程中，所产生收入需偿还债务，上缴各项税金，向所有者分配利润等，使得部分资金退出循环。

因此制造企业资金运动的形式是"货币资金—储备资金—生产资金—成品资金—货币资金"，连续不断地循环和周转，从而形成制造企业的会计对象。

（二）会计目标

会计目标也称为会计目的，是要求会计工作完成的任务或达到的标准，即向财务报告使用者提供与企业财务状况、经营成果和现金流量等相关的会计信息。因此，会计目标体现在对企业实际已发生的经济事项进行确认，反映企业管理层受托责任的履行情况，并且为财务报告使用者做出经济决策提供有用的信息。

为满足会计目标，企业管理者应遵循会计信息质量要求，如实客观地向委托方报告受托责任履行过程及结果。会计只确认企业实际已发生的经济事项，坚持采用历史成本计量模式，重视会计报表的编制，以便有效反映受托责任的履行情况。

第二节 会计核算的基本前提和方法

PPT

一、会计核算的基本前提 📱微课

会计核算的基本前提也称为会计核算的基本假设，是企业会计确认、计量和报告的前提，是对会计核算所处时间、空间环境等所做的合理假定。组织会计核算工作之前，需要具备一定的前提条件，目前，我国比较公认的会计核算的基本前提有4个：会计主体、持续经营、会计分期和货币计量。

（一）会计主体

会计主体又称会计实体，是会计工作所要服务的特定对象，是企业会计确认、计量和报告的空间范围。会计主体是持续经营、会计分期假设及全部会计准则的前提和基础。

会计主体与法律主体并不是同一概念。法律主体能独立对外享受权利和承担义务，而独资企业、合伙企业等，它们不具备独立法人资格，但在企业核算上必须将其作为会计主体。一般来说，法律主体必然是会计主体,但会计主体并不一定是法律主体。会计主体可以是独立法人或非法人,也可以是企业、企业内部的某一单位、企业中的特定部分或企业集团。

(二) 持续经营

持续经营也称为继续经营假设,它是指会计主体在可预见的将来,按既定的目标持续下去,不会终止经营或破产。可预见的将来通常是指资产负债表日后 12 个月。

持续经营是依据企业一般的发展情况而做的假设,但是任何企业在市场经济条件下都有经营失败的风险,从而出现资不抵债而被迫宣告破产和进行法律上的改组。如果企业发生破产清算,就应当采用破产清算的会计处理程序和方法,不再适用以持续经营为前提的会计程序与方法。

(三) 会计分期

会计分期也称为会计期间,它是指将一个会计主体持续经营的生产经营活动划分为一个个连续的、长短相同的期间。会计期间分为年度、半年度、季度和月度。我国会计年度的起讫日期采用公历日期,即 1 月 1 日至 12 月 31 日。

会计分期的目的,就是将会计主体持续经营的生产经营活动划分成连续、相等的期间,据以结算盈亏,按期编制财务会计报告,从而及时向财务报告使用者提供有关企业财务状况、经营成果和现金流量的相关信息。有了会计分期,就有收付实现制与权责发生制、本期与非本期以及收益性支出与资本性支出的划分与区别。有了会计分期,才能按期提供财务状况和经营成果的资料,以及进行会计信息的对比。

(四) 货币计量

货币计量是指会计主体在会计核算时以货币作为统一的计量单位,反映会计主体的生产经营活动。我国《中华人民共和国会计法》和《企业会计准则》中均规定会计核算以人民币作为记账本位币。业务收支以外币为主的单位,可以选定其中一种外币作为记账本位币,年末编制财务会计报告时,按照一定的外汇汇率折算为人民币反映。设在中华人民共和国境外的中国投资企业向国内有关部门报送的会计报表,也应当折算为人民币反映,同时假定币值稳定。

会计的 4 个基本假设之间是有着内在联系的,其中会计主体假设为会计核算确定了空间范围,是持续经营和会计分期假设的基础;持续经营与会计分期假设共同确定了会计核算的时间长度,持续经营明确了会计核算的时间范围;会计分期是在会计主体和持续经营假设的基础上对实际会计工作在时间方面做出的具体划分;而货币计量为会计核算提供了必要的手段。

> **即学即练 1-2**
>
> 会计核算的基本前提中,会计分期的前提是 (　　)。
>
> 答案解析　A. 持续经营　　　　B. 会计主体　　　　C. 货币计量　　　　D. 权责发生制

二、会计核算方法

会计核算方法是对会计对象连续、系统、全面地确认、记录、计算、报告和日常监督所运用的方法。针对会计对象具体内容的多样性、经营过程的连续性,会计核算运用了系列专门的方法。一般包括设置账户、复式记账、填制和审核凭证、登记账簿、成本计算、财产清查、编制会计报表。

（一）设置账户

设置账户是对会计对象的具体内容进行归类核算和监督的一种专门方法。按照经济业务的内容和管理要求，对会计对象的内容进行科学分类，并分别设置账户，进行分类登记，可对经济活动进行系统的核算和有效的监督管理。

（二）复式记账

复式记账是以相等的金额同时在两个或两个以上的有关账户中记录每项经济业务，从而完整地反映资金的运动。采用复式记账，能如实、相互联系地记录每项经济业务，通过账户的对应关系可以了解有关经济业务的来龙去脉，便于检查账户记录是否正确。

（三）填制和审核凭证

会计凭证是用来记录经济业务、明确经济责任、作为记账依据的书面证明。填制和审核凭证是为了审查经济业务是否合理、合法，保证会计记录正确、完整而采用的一种专门方法。填制和审核会计凭证能够为会计记录提供真实的资料，从而保证会计核算的质量。

（四）登记账簿

登记账簿就是根据审核和填制无误的记账凭证，在账簿上连续、完整地记录经济活动的一种专门方法。账簿的登记要以经过审核的凭证为依据，依时间先后，按账户的内容对经济业务进行反映，从而为经济管理工作提供系统、完整的资料。

（五）成本计算

成本计算是把企业在各经营过程中所发生的各项费用，按照企业会计制度的规定进行审核、归集和分配，借以确定各个对象的总成本和单位成本的一种专门方法。通过成本费用的计算与考核，可以分析找出降低成本、挖掘潜力、提高效益的途径。

（六）财产清查

财产清查是通过对货币资金、存货、债权、票据等的盘点和核对，查明实有数额与账存数额是否相符，并查明账实不符的原因的一种方法。通过财产清查可以了解账实相符的程度，从而加强财产物资的管理，保证经济业务的正确核算。

（七）编制会计报表

编制会计报表是定期地反映企业单位财务状况和经营成果等情况的一种专门方法。通过编制会计报表，把账簿中分散的资料归纳整理，可使其系统、合理地反映出企业在一定时期经济活动的情况和结果，从而向企业利益关系各方综合报告其财务状况和经营成果。

三、会计核算基础

会计核算基础也称会计事项处理标准，是指会计核算应当具备的前提条件，以及在这些前提下进行核算应遵循的标准和质量要求。会计核算基础有两种，一种是权责发生制，另一种是收付实现制。为了更加真实地反映特定会计期间的财务状况和经营成果，我国《企业会计准则》规定，企业应当以权责发生制为基础进行会计的确认、计量和报告。

（一）权责发生制

权责发生制又称为应收应付制，是指企业以收入的权利和支出的义务归属期间为标准，也就是以应收应付为标准，来确定当期收入和费用的方法。在权责发生制下，凡属于本期的收入和费用，不论款项是否收支，均要计入本期；凡不属于本期的收入和费用，即使款项已在当期收付，也不应作为当期的收入和费用。

（二）收付实现制

收付实现制又称为实收实付制，是以款项实际收付为标准来确定当期收入和支出的一种记账方法。凡在当期实际收到款项的收入或支出款项的费用，不论是否属于当期收入和费用，只要在当期实际发生，都应作为当期的收入和费用进行处理。收付实现制对各期损益的确定不够合理，但账务处理方法比较简单，所以我国对行政单位中的预算会计采用收付实现制。

▶▶ **实例分析**

实例 某公司 2020 年 7 月发生的经济业务如表 1 - 1。

表 1 - 1 某公司 2020 年 7 月经济业务表

序号	经济业务	权责发生制		收付实现制	
		收入	费用	收入	费用
1	4 日收到某客户上季度所欠的货款 50 000 元，存入银行				
2	8 日公司销售产品一批，计 20 000 元，货款尚未收到				
3	10 日销售产品一批，价值 36 000 元，17 日收到货款 6 000 元，余款 8 月 5 日收到				
4	12 日购入 800 元的办公用品，款项当天支付				
5	15 日购入 1 800 元的办公用品，款项当月未支付				
6	16 日预付下半年保险费 60 000 元				
	合计				

问题 请按权责发生制和收付实现制确认该公司 7 月份的收入、费用。

答案解析

第三节 会计信息质量要求及会计职业道德

PPT

一、会计信息质量要求

会计信息质量要求是对企业财务报告所提供的会计信息质量的基本要求，是财务报告所提供的会计信息应具备的基本特征。有了这个质量标准，企业财务报告才能满足会计信息使用者的需求。《企业会计准则——基本准则》对会计信息质量要求的规定主要包括可靠性、相关性、明晰性、可比性、实质重于形式、重要性、谨慎性和及时性等。

（一）可靠性

可靠性要求企业以实际发生的交易或者事项为依据进行确认、计量和报告，如实反映企业的财务状况、经营成果和现金流量，保证会计信息真实可靠、内容完整。可靠性是会计信息质量要求中最基本的要求。

在会计核算工作中应坚持可靠性要求，以实际发生的交易或事项为依据，正确运用会计原则和科学的分析方法进行客观判断，以保证会计信息客观、真实、完整、不偏不倚。如果财务报告所提供的会计信息不可靠，将会对投资者等信息使用者的决策产生误导，从而带来损失。

（二）相关性

相关性要求企业提供的会计信息与投资者等财务会计报告使用者的经济决策需要相关。它有助于财务会计报告使用者对企业过去、现在的情况做出评价，对未来的情况做出预测。

相关性原则要求会计在收集、加工、处理和提供会计信息过程中，尽可能充分地考虑和满足信息使用者对信息的需求。只有在会计核算中坚持相关性原则，所提供的信息才能帮助决策者对事项进行预测，并做出最佳选择。

（三）明晰性

明晰性要求企业提供的会计信息清晰明了，便于财务会计报告使用者理解和使用。

会计提供信息的目的在于供财务会计报告使用者阅读，只有使用者了解并弄懂会计信息的内容，会计信息才有用。这就要求会计人员在会计核算时确保准确、清晰，填制会计凭证、登记账簿做到依据合法，编制项目勾稽关系做到清楚、完整、准确。

（四）可比性

可比性要求企业提供的会计信息相互可比。同一企业不同时期可比，不同企业相同会计期间可比。

同一企业不同时期发生的相同或者相似的交易或事项，应当采用一致的会计政策，不得随意变更。确实需要变更，应当按照国家统一的会计制度的规定变更，并在附注中加以说明。例如企业存货、费用等有不同的计价摊销方法，如果不同时期采用了不同的方法，将影响会计信息的可比性。

不同企业发生的相同或相似的交易或事项，应当采用规定一致的政策，确保会计信息口径一致、相互可比。为了使不同企业信息可比，相同或相似的交易或事项应当采用规定的会计政策，保证会计信息能够满足信息使用者决策的需要，使其能进行财务状况、经营成果和现金流量的比较。

（五）实质重于形式

实质重于形式要求企业按照交易或事项的经济实质进行会计确认、计量和报告，而不仅仅是以它们的法律形式为会计核算的依据。

在企业会计核算中，可能会碰到一些经济实质与法律形式不一致的经济业务或事项。例如，企业融资租赁的固定资产，虽然法律形式上没有发生所有权的转移，但租赁期较长，接近于资产的使用寿命。在租赁期间，企业有权支配并从中受益，且租期结束时企业享有优先购置权。这意味着如果企业能够控制该资产的未来经济利益，会计核算就应将其视为企业的资产。

（六）重要性

重要性要求企业提供的会计信息反映与企业财务状况、经营成果和现金流量等相关的所有重要交易或事项。

对于重要的经济业务活动或会计信息使用者的重要会计事项应分别核算，分项反映，并在会计报告中做重点披露；对于次要的会计事项，在不影响会计信息真实性的情况下，可以适当简化。所以，在会计核算过程中对经济业务或会计事项应区别其重要程度进行处理。

（七）谨慎性

谨慎性要求企业对交易或事项进行会计确认、计量和报告时保持应有的谨慎，不高估资产或收益，不低估负债或费用。其目的在于避免因虚夸资产和收益给企业生产经营带来风险。

谨慎性要求企业在面临不确定因素时持谨慎态度，充分估计到各种风险和损失。如企业计提资产减值准备、固定资产计提加速折旧、对售出商品可能发生的保修义务确认预计负债、坏账损失采用备抵法等，都是谨慎性原则的具体运用。

（八）及时性

及时性要求企业对已经发生的交易或事项及时进行会计确认、计量和报告，不得提前或延后。

按照及时性原则的要求，一是要及时加工处理会计信息，即应当在会计当期内进行，不能延期或提前；二是要及时传递会计信息，按规定日期把会计报表呈报给上级主管部门、财政部门等财务报告使用者，便于其及时使用和决策。但企业不得为满足及时性原则而提前结账。

《企业会计制度》明确规定，月度财务报告应于月份终了后的 6 天内报出，季度财务报告应于季度终了后的 15 日内报出，半年度财务报告应于年度中期结束后 60 天内报出，年度财务报告应于年度终了后 4 个月内报出。

二、会计职业道德

（一）会计职业道德的概念

会计职业道德是指在会计职业活动中应当遵循的、体现会计职业特征的、调整会计职业关系的各种经济关系的职业行为准则和规范。

会计信息质量直接影响着社会经济的发展和社会经济秩序的运行，会计职业道德的优劣将影响国家和社会公众利益。会计职业道德可以规范会计行为，要求会计人员树立正确的职业观念，遵守职业道德要求，对会计人员起到引导、规范、约束的作用。

（二）会计职业道德的主要内容

我国会计职业道德规范的主要内容包括：爱岗敬业、诚实守信、廉洁自律、客观公正、遵循准则、提高技能、参与管理和强化服务。

1. 爱岗敬业 要求会计人员热爱会计工作，敬重会计职业，并为做好本职工作锲而不舍，尽职尽责。

不同的会计岗位需要承担不同的责任和义务。会计人员要正确认识会计职业，尽职尽责地履行会计职能，自觉抵制各种诱惑，忠实地履行岗位职责，树立良好职业荣誉感与责任感，坚守岗位，以饱满的热情做好本职工作，确保单位财产安全完整，促进单位经营的健康发展。

2. 诚实守信 要求会计人员在职业活动中讲信用，保守秘密，对实际发生的经济业务进行真实、完整的会计核算。

会计人员在工作中应讲诚信、实事求是、正确核算，不得为了个人和小集团利益伪造账目，弄虚作假，损害国家和社会公众利益。我国有关法律制度对会计人员做了相关的规定，如财政部印发的《会计基础工作规范》第二十三条规定："会计人员应当保守本单位的商业秘密。除法律规定和单位领导人同意外，不能私自向外界提供或者泄露单位的会计信息。"会计人员未得到法律允许或未经单位按规定程序批准时，不得以任何借口或方式泄露单位商业秘密。

3. 廉洁自律 要求会计人员必须树立正确的人生观和价值观，做到公私分明、不贪不占、遵纪守法、自我约束、清正廉洁。

会计人员只有加强自我规范，做到自身廉洁，严格约束自己，才能要求他人廉洁，问心无愧地防止或阻止别人侵占集体利益，同时正确行使核算和监督职责，保证各项经济活动正常进行。

4. 客观公正 是指会计人员在处理经济业务时必须以客观事实为依据审核凭证的合法性，如实反映企业经济业务和财务状况。公正是指会计人员公平正直、不偏不倚地对待各方面利益相关者。

客观公正要求会计人员熟练掌握并严格遵守会计法律法规，实事求是，不得以情论事，要客观公正地处理会计业务，并客观公正地独立进行职业判断。客观公正应贯穿会计活动的整个过程，无论是会计核算、会计政策和方法的选择，还是财务报告的编报评价等，都要保持客观公正的态度。

5. 遵循准则 是指会计人员在处理业务过程中要严格按照国家相关法律法规的程序及要求，依法工作和办事。

遵循准则要求会计人员熟悉《中华人民共和国会计法》《中华人民共和国经济法》《中华人民共和国税法》等法律法规，并严格遵守相关规定。由于经济的发展和社会环境的变化，准则规范的内容也会不断变化和完善，会计人员需要经常学习，掌握准则的最新变化，了解本部门、本单位的实际情况，准确地理解和执行准则及掌握会计专业理论和技能，做出客观的职业判断，对不合法的经济业务坚决不予受理。会计人员应时刻遵循准则，把国家和社会公众利益放在首位，以维护正常的经济秩序。

6. 提高技能 是指会计人员要有意识地通过学习、培训和实践等途径，持续提高专业基础知识、会计理论、专业操作的创新能力、组织协调能力、主动更新知识的能力、提供会计信息的能力等专业知识和技能。

会计人员不能安于现状，应与时俱进，不断提高自身的业务素质、专业技能。要多了解时事，多加钻研，持之以恒地学习。以锲而不舍的"勤学"精神，不断提高自己的业务水平、理论水平、操作技能和职业判断能力，并在实践中总结经验，提高职业技能，以适应不断变化的新形势和新情况的需要。

7. 参与管理 要求会计人员在做好本职工作时，也要参加财务管理活动。

会计人员要熟悉单位的经营活动和业务流程，积极参与讨论，主动向单位领导反映本单位的财务、经营状况及存在的问题，提出宝贵的意见；积极参与监控，主动提出合理化建议；积极参与市场调研和预测；参与决策的执行、检查和监督，为领导者的经营管理和决策活动当好参谋助手。

8. 强化服务 要求会计人员具有文明的服务态度、强烈的服务意识和优良的服务质量，以维护和提升会计职业的良好社会形象，奉献社会。

会计工作涉及面广，会计人员要怀着为客户服务的心态，树立良好职业荣誉感与责任感。不仅要有热情、耐心、诚恳的工作态度，待人平等礼貌，而且要充分尊重服务对象和其他部门的意见。大事讲原则，小事讲风格，沟通讲策略，用语需准确，建议看场合。

📖 **知识链接**

会计的职业道德

2018 年 6 月初，有群众举报演员范某"阴阳合同"涉税问题，相关税务机关依法开展调查。从调查核实情况看，范某在其某部电影拍摄过程中，实际取得片酬 3 000 万元，其中 1 000 万元已经申报纳税，其余 2 000 万元以拆分合同的方式偷逃个人所得税 618 万元，少缴税金及附加 112 万元，合计 730 万元。此外，还查出范某及其担任法定代表人的企业少缴税款 2.48 亿元，其中偷逃税款 1.34 亿元。税务部门依据《中华人民共和国税收征管法》和《中华人民共和国税收征管法实施细则》的规定，对范某涉税事件追缴税款、滞纳金和罚款，总额超 8 亿元。经查，2018 年 6 月，在税务机关对范某及其经纪人牟某所控制的相关公司展开调查期间，牟某指使公司员工隐匿、故意销毁涉案公司会计凭证、会计账簿，阻挠税务机关依法调查，涉嫌犯罪。牟某等人已被公安机关依法采取强制措施。

依法纳税是公民的责任和义务，也是全社会的责任和义务。案例中会计人员在利益驱动下，法制观念淡薄，不顾职业操守，对现实妥协，损害国家和社会利益，必将受到法律严惩。

作为会计人员，在工作中要严格树立强烈的法律意识，遵纪守法，严守会计职业道德底线，履行好会计员的岗位职责。

（三）会计职业道德的作用

1. 促进会计职业活动健康有序进行　会计职业道德可以规范会计人员的职业行为，协调利益相关者的各种矛盾，维护正常的会计职业活动秩序，确保职业活动的正常进行，同时也促进了会计职业活动的健康发展。

2. 会计职业道德是会计从业人员事业成功的重要条件和保证　会计职业道德对会计人员的职业道德方面提出了具体要求，是对会计法律制度的重要补充。会计职业道德规范约束着会计人员的职业行为，使会计人员树立正确的职业观念，遵守职业道德，对引导会计人员加强自我修养，提高专业能力起着重要作用。

3. 会计职业道德是企业文化的重要组成部分，对社会道德风尚产生积极影响，是增强企业凝聚力的手段，可以提高企业的竞争力　会计职业道德自身具有延续性，它可以沉淀为企业文化，代代相传。会计行业的职业道德水准直接体现着社会道德风尚的面貌，将对社会道德风尚产生极大的影响。会计人员作为企业一员，自觉地遵守会计职业道德规范，可以优化企业形象，提升企业声誉，增强企业在社会上的可信度。

目标检测

答案解析

一、单选题

1. 会计从诞生到现在经历了 3 个阶段，会计发展史上的第一个里程碑是（　　　）。

　A. 卢卡·帕乔利《算术、几何、比及比例概要》出版

B. 苏格兰成立爱丁堡会计师协会

C. 现代会计形成管理会计和财务会计两大分支

D. 我国财政部发布《企业会计准则（2006）》

2. 下列属于会计监督职能的是（   ）。

  A. 记录经济活动的内容

  B. 确认经济活动是否应该或能够进行会计处理

  C. 审查经济活动是否违背内部控制制度或是否合法

  D. 通过编制财务报告的形式向有关方面和人员提供会计信息

3. （   ）是会计确认、计量和报告的前提。

  A. 会计要素　　　　　B. 会计基本假设　　　　C. 会计基础　　　　D. 会计等式

4. 企业会计的确认、计量和报告应当以（   ）为基础。

  A. 实质重于形式　　　B. 收付实现制　　　　　C. 谨慎性　　　　　D. 权责发生制

5. 下列各项中，属于企业资金投入的有（   ）。

  A. 销售产品　　　　　B. 偿还债务　　　　　　C. 建造厂房　　　　D. 向国家缴纳税金

6. 下列各项中，不属于会计核算专门方法的是（   ）。

  A. 财产清查　　　　　B. 成本计算　　　　　　C. 会计分析　　　　D. 编制会计报表

7. 下列不属于会计核算的基本前提的是（   ）。

  A. 会计客体　　　　　B. 持续经营　　　　　　C. 会计分期　　　　D. 货币计量

8. 会计核算中的（   ）要求对各种经济活动进行会计处理时，必须采取一套专门的方法进行互相联系地记录和科学地分类，进而系统地加工、整理和汇总。

  A. 完整性　　　　　　B. 连续性　　　　　　　C. 系统性　　　　　D. 及时性

9. 以下不属于我国新会计准则规定的会计信息质量要求的有（   ）。

  A. 特殊性　　　　　　B. 可比性　　　　　　　C. 重要性　　　　　D. 及时性

10. 会计目标要求会计信息应能充分反映（   ）受托责任的履行情况，帮助财务报告使用者做出经济决策。

  A. 上级部门　　　　　B. 企业财务人员　　　　C. 企业管理层　　　D. 企业各部门

二、多选题

1. 下列各项中，关于会计职能的表述正确的是（   ）。

  A. 核算职能是监督职能的基础　　　　　　B. 核算与监督是基本职能

  C. 监督职能是核算职能的保障　　　　　　D. 预测经济前景是拓展职能

2. 下列符合会计职业道德"提高技能"要求的有（   ）。

  A. 会计人员通过自学提高会计职业判断能力，精通经济政策

  B. 会计主管与单位其他会计人员交流隐瞒业务收入

  C. 会计人员积极参加会计职称培训

  D. 会计人员严格执行与会计相关的经济法律制度

3. 下列关于会计主体假设说法正确的是（   ）。

  A. 会计主体就是法律主体

  B. 会计主体可以是独立法人也可以是非法人

C. 会计主体是会计核算和监督的特定单位或组织

D. 会计主体假设明确了会计工作的空间范围

4. 下列关于会计对象说法正确的是（　　　）。

A. 会计对象是指会计所要核算与监督的内容

B. 特定主体能够用货币表现的经济活动都是会计对象

C. 企业日常所进行的活动都是会计核算和监督的内容

D. 会计对象就是社会再生产过程中的资金运动

5. 谨慎性原则要求企业进行会计核算时（　　　）。

A. 不低估负债　　　　B. 不高估资产　　　　C. 不低估收益　　　　D. 不低估费用

书网融合……

知识回顾　　　　微课　　　　习题

（胡良惠）

第二章　会计要素与会计等式

学习引导

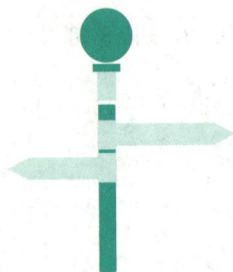

在数学中，数字是基本要素，数学家们用各种运算法则把数字组合在一起，形成了既有严格规则又丰富多彩的数学世界。在会计世界中亦是如此，会计学科在不断发展中逐渐形成了一套统一、详细的秩序，包括会计六大基本要素、会计等式以及代表各自身份编码的会计科目，它们一起组成了会计世界。

本章主要介绍会计六大基本要素、会计等式以及会计科目与账户，阐述会计系统中最基本的核算单位与核算方法，为后续深入阐述财会知识打下基础。

学习目标

1. **掌握**　会计要素的分类、会计等式。
2. **熟悉**　会计科目与会计账户的分类。
3. **了解**　会计要素的计量属性、会计账户的平行登记。

第一节　会计要素

PPT

企业的财务状况，就是某一特定时点企业各种经济资源的占有、运用和来源情况。所以要表明企业的财务状况必须要按照一定的标准对企业的各种经济资源进行分类，通过分类将它们反映在会计报表中。这种对会计对象的基本分类，就是会计要素。

会计要素是会计对象的基本分类，也是会计核算对象的具体化。会计要素作为反映企业财务状况和经营成果的基本单位，又是会计报表的基本构成条件。

会计要素的划分必须依据资金运动的不同状态和形式，同时又要满足经济管理上的需要。依据《企业会计准则》，我国将企业会计对象划分为资产、负债、所有者权益、收入、费用和利润六大类。其中，资产、负债和所有者权益反映企业的财务状况，是资产负债表的基本要素，概括的是资金运动的相对静止状态；收入、费用和利润反映的是企业的经营成果，是企业利润表的基本要素，概括了资金运动的动态表现。这六大要素可以全面反映企业的资产与经营状况。

一、资产

（一）资产的定义

资产是指企业过去的交易或事项形成的，由企业拥有或控制的，预期会给企业带来经济利益的资源。根据资产的定义，它具有以下特征。

1. 资产是由过去的交易或事项形成的　资产必须是现实的资产，而不能是预期的资产，是企业在过去一个时期里，通过交易或事项所形成的，是过去已经发生的交易或事项所产生的结果。只有过去发生的事项才能增加或减少企业的资产，处于谈判中的交易或计划中的经济业务不能用来确认资产。如 A 药房计划在某年 8 月份采购一批药品，虽然与销售方在同年 6 月份已签订合同，但 6 月份该批药品不能确定为药房的资产，而应该在 8 月份购买后再确定为资产。

2. 资产是为企业所拥有或控制的资源　资产都应为企业所拥有，或者即使不为企业所拥有，也是企业所控制的。这里所说的拥有或控制，是指财产物资的所有权，即其权力和风险都已进入本企业，包括已经取得并可依法行使的权利。如企业以融资租赁方式租入的一项固定资产，尽管企业并不拥有其所有权，但租赁期几乎接近该资产使用寿命周期，企业控制了该资产的使用及其所能带来的经济利益，则企业将其视为一项资产。

3. 资产预期会给企业带来经济利益　是指资产直接或间接地导致现金和现金等价物流入企业的能力。这种潜力可以来自企业日常经营活动，也可以是非日常活动。资产能为企业带来经济利益是资产的重要特征。如果一项经济资源不能再为企业带来经济利益，就不应当确认为资产。如厂房、机器、原材料等可以用于生产经营过程，制造出商品，出售后收回货款，这就为企业带来了经济利益，因此，它们都属于企业的资产。再如企业报废的生产线，不能用于企业的生产经营，不再带来经济利益，就不应再作为企业的资产。

知识链接

融资租赁

融资租赁是指出租人根据承租人对租赁物件的特定要求，向供货人购买租赁物件，并租给承租人使用。承租人则分期向出租人支付租金，在租赁期间租赁物件的所有权归出租人所有，承租人仅享有使用权。但是租赁物作为承租人的资产纳入资产负债表中，并对租赁物计提折旧。在租赁期届满时，出租物件的所有权转移给承租人。

融资租赁与传统租赁的主要区别在于它属于一种融资手段，传统租赁以承租人使用租赁物的时间长短来计算租金，而融资租赁以承租人占用融资成本的时间计算租金。

如现有 A 制药厂需要购入一台制药设备以供长期生产使用，但该制药厂没有足够的流动资金来购买这台设备。此时他们可以使用融资租赁的方式找到有足够资金的出租人 B 来购买他们需要的这台设备，然后向 B 租用设备。租赁时长通常为这台设备的使用寿命，在租赁期间，出租人 B 拥有设备的所有权，A 制药厂拥有设备的使用权。但在此期间出租人 B 不可将这台设备计入固定资产，也不可计提折旧，这台设备应纳入 A 制药厂的资产负债表中。

（二）资产的确认条件

将一项资源确认为企业的资产，不仅需要符合上述资产的定义，还需要同时满足下列条件：

1. 与该资源有关的经济利益很可能流入企业　能给企业带来经济利益是资产的一个基本特征。但在现实生活中，与资源有关的经济利益能否流入企业或者能够流入多少带有不确定性。因此，资产的确认还应与经济利益流入的不确定程度结合起来。如果与该资源有关的经济利益极有可能流入企业，那么就可以确定为企业资产。

2. 该资源的成本或价值能够可靠地计量 会计系统是一个确认、计量和报告的系统，其中计量起着枢纽作用，只有当有关资源的成本或价值能够可靠计量时，资产才能予以确认。如企业购买或生产的存货、企业购置的厂房或设备等，只要实际发生的购买成本或生产成本能够被可靠计量，就视为符合了资产确认的可计量条件。

（三）资产的分类

资产可以按照不同的标准进行分类，比较常见的是按照资产的流动性对资产进行分类，可以分为流动资产和非流动资产两大类（图2-1）。

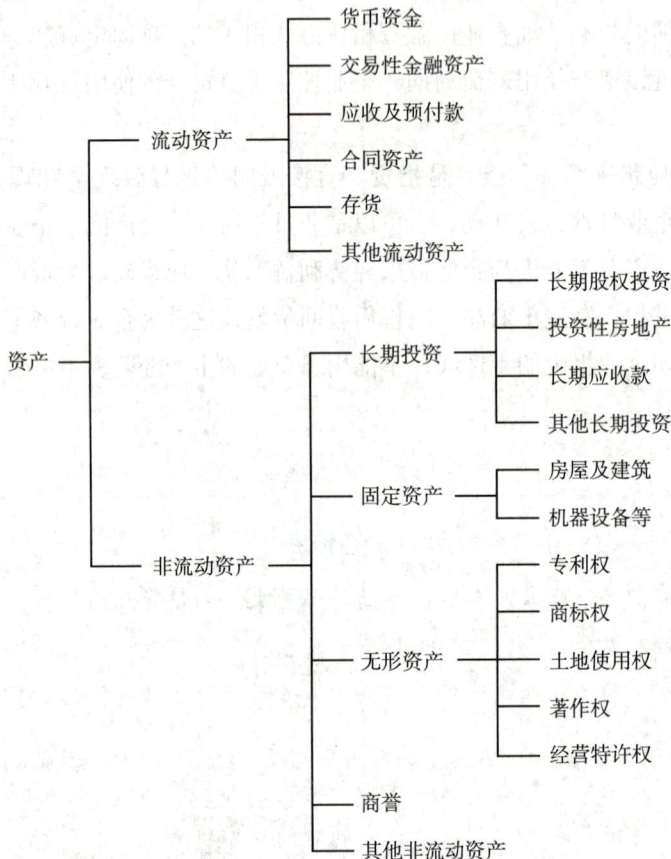

图2-1 资产分类

1. 流动资产 是指企业在一年或超过一年的一个营业周期内能够变现或运用的资产。主要包括货币资金、交易性金融资产、应收及预付款、存货、合同资产等。

（1）货币资金 包括库存现金、银行存款及其他货币资金（如外埠存款、银行汇票等）。

（2）交易性金融资产 又称短期投资，是指能够随时变现并且持有时间不准备超过1年的投资，包括股票、债券、基金等。

（3）应收及预付款项 是指应收但尚未能收回的账款和预付的购货款，它们属于企业的债权，包括应收票据、应收账款、其他应收款和预付货款等。

（4）合同资产 是指企业已向客户转让商品而有权收取对价的权利。合同资产除了信用风险外，还要承担其他的风险，如履约风险等。合同资产对收取款项的确定性要弱于应收账款。

（5）存货 是指企业在生产经营过程中为销售或耗用而储存的各种资产，包括各种库存商品、半成品、在产品及各类材料、燃料、包装物、低值易耗品等。

2. 非流动资产 是指流动资产以外的资产。

（1）**长期投资** 是指不准备在一年内变现的投资，包括长期股权投资、不能变现或不准备随时变现的债券、投资性房地产以及其他长期投资等。

（2）**固定资产** 是指使用年限在一年以上，为生产商品提供劳务、出租或经营管理而持有的有形资产。

（3）**无形资产** 是指企业长期使用而没有实物形态的资产，包括专利权、非专利技术、商标权、著作权、土地使用权、经营特许权等。企业为了获得无形资产需要付出代价，无形资产可在较长时期内使用，为企业提供收益。

（4）**其他非流动资产** 包括长期待摊费用和其他长期资产，长期待摊费用是指企业已经支付，但不能全部计入当年损益，应当在本年和以后年度内分期摊销的各项费用。如需要在一年以上摊销的数额较大的广告宣传费、股票发行费、租入固定资产的改良支出等。

即学即练 2-1

答案解析

某药房 2020 年 2 月 8 日与某医药公司签订了一份药品购买合同，准备向该医药公司购买一批药品，但该批药品实际是在 2020 年 6 月 25 日购买的。

请分析药房能否在 2 月将该批药品确认为资产。（分析题）

二、负债

（一）负债的定义

负债是指企业过去的交易或事项形成的，预期会导致经济利益流出企业的现时义务。负债具有以下特征。

1. 负债是企业承担的现时义务 负债必须是企业承担的现时义务，这是负债的一个基本特征。现时义务是指企业在现行条件下已承担的义务。未来发生的交易或事项形成的义务不属于现时义务，不应该确认为负债。

2. 负债预期会导致经济利益流出企业 负债的清偿通常需要企业放弃含有经济利益的资产以满足对方的需求。在履行现时义务清偿负债时，导致经济利益流出的形式有许多种，如用现金或实物资产偿还、以提供劳务形式偿还、将负债转为所有者权益等。

3. 负债是由企业过去的交易或事项形成的 负债应当是由企业过去的交易或事项形成的，企业在未来发生的承诺、签订的合同等交易或事项不形成负债。

（二）负债的确认条件

将一项现时义务确认为负债，需要符合负债的定义，还应当同时满足以下两个条件：①与该义务有关的经济利益很有可能流出企业；②未来流出的经济利益的金额能够可靠地计量。

（三）负债的分类

按照流动性对负债进行分类，可以分为流动负债和非流动负债（图 2-2）。

1. 流动负债 是指企业将在一年或者超过一年的一个营业周期内偿还的债务。包括短期借款、应

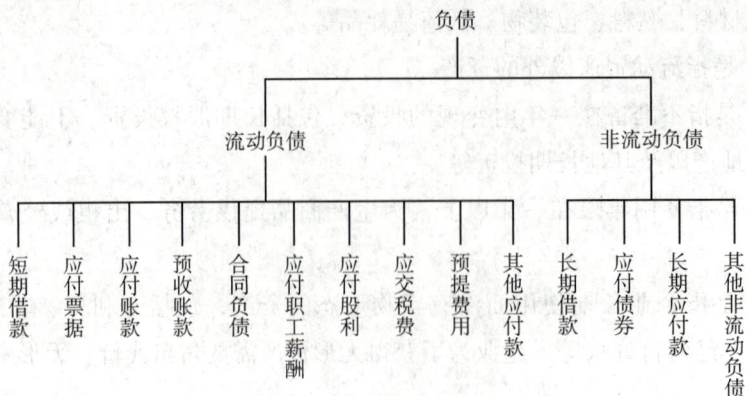

图2-2 负债分类

付票据、应付账款、预收账款、合同负债、应付职工薪酬、应付股利、应交税费、预提费用、其他应付款等。

（1）短期借款　是指企业向银行或者其他金融机构借入的期限在一年以下（含一年）的各种借款。

（2）应付票据　是指企业因购买原材料、商品和接受劳务供应等而开出、承兑的商业汇票，包括银行承兑汇票和商业承兑汇票。

（3）应付账款　是指企业因购买原材料、商品和接受劳务供应等而应付给供应单位的款项。

（4）预收账款　是指企业按照合同规定预收的款项，如收到销货订单时存入的保证金或定金、预收的租金或利息等。预收账款情况不多的，也可以不设置本科目，将预收的款项直接记入应收账款科目。预收账款与合同是否成立与是否具备转让商品义务无关。合同成立后，预收账款转合同负债。

（5）合同负债　是指企业已收或应收客户对价而应向客户转让商品的义务，按合同明细核算。合同成立前收款是预收账款。合同负债是在构成履约义务的前提下讨论和计量履约义务与客户付款的关系。

（6）应付职工薪酬　是指职工在职期间和离职后提供给职工的全部货币性薪酬和非货币性薪酬，既包括提供给职工本人的薪酬，也包括提供给职工配偶、子女或其他被赡养人的福利等。

（7）应付股利　是指企业经董事会或股东大会决议确定分配的现金股利、应付给国家及其他单位和个人的利润等，但不包括企业所分配的股票股利。

（8）应交税费　是指企业在某个会计期间内，按规定应向税务部门计缴的各种税款及其他应交款。

（9）预提费用　是指企业在日常经营活动中发生的已按期计提，计入当期费用，但尚未支付的金额，如预提的银行借款利息。

2. 非流动负债　是指偿还期在一年或超过一年的一个营业周期以上的债务，如长期借款、应付债券、长期应付款。

（1）长期借款　是指企业向银行或者其他金融机构借入的期限在一年以上或一个营业周期以上的债务。

（2）应付债券　是指公司为了筹集长期、大金额的资金而对外发行的一种有价证券，它是发行单位承诺在未来向债权人偿还债券本息的书面证明，具有法律效应。

（3）长期应付款　是指企业除长期借款和公司债券以外的各种长期负债，例如应付融资租赁固定资产的租赁费。

三、所有者权益

（一）所有者权益的定义

所有者权益是指企业资产扣除负债后，由所有者享有的剩余权益。公司的所有者权益又称为股东权益。所有者权益是所有者对企业资产的剩余索取权，既反映了所有者投入资本的保值增值情况，又体现了保护债权人的理念。所有者权益具有以下特征。

（1）除非发生减资、清算，否则企业不需要偿还所有者权益；

（2）企业在清算时，企业的全部资产应优先偿还债务，只有在清算完所有债务后，所有者权益才能返还给所有者；

（3）所有者凭借所有者权益能够参与利润分配。

（二）所有者权益的确认条件

所有者权益的确认主要依赖于其他会计要素，尤其是资产和负债的确认；所有者权益金额的确定也主要取决于资产和负债的计量。如企业接受投资人投入的资产，该资产符合资产确认条件时，就相应符合了所有者权益的确认条件；当该资产能够被可靠计量时，所有者权益的金额也相应可以确定了。

（三）所有者权益的构成

所有者权益的来源包括所有者投入的资本、直接计入所有者权益的利得和损失、留存收益等，通常由实收资本（或股本）、资本公积（含资本溢价或股本溢价、其他资本公积）、盈余公积和未分配利润构成（图2－3）。

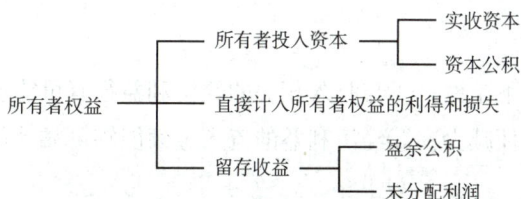

图 2－3 所有者权益的构成

1. 所有者投入的资本 是指所有者投入企业的资本部分，既包括实收资本，即构成企业注册资本或者股本部分的金额；也包括资本公积，即投入资本超过注册资本或者股本部分的金额。

2. 直接计入所有者权益的利得和损失 是指不应计入当期损益，会导致所有者权益发生增减变动的、与所有者投入资本或者向所有者分配利润无关的利得或者损失。利得是指由企业非日常活动所形成的、会导致所有者权益增加的、与所有者投入资本无关的经济利益的流入。损失是指由企业非日常活动所形成的、会导致所有者权益增加的、与所有者投入资本无关的经济利益的流出。

3. 留存收益 是企业历年实现的净利润留存于企业的部分，主要包括计提的盈余公积和未分配利润。

（1）盈余公积 是指按照国家有关规定从利润中提取的公积金。一般企业的盈余公积包括法定盈余公积、任意盈余公积和法定公益金。

（2）未分配利润 是指企业实现的净利润经过弥补亏损、提取盈余公积和向投资者分配利润后留存在企业的、历年结存的利润，通常用于留待以后年度向投资者进行分配。

从资金的来源看，实收资本、资本公积来源于企业的资本投入，而盈余公积和未分配利润来源于企业的资本增值，所以将盈余公积与未分配利润合称为留存收益。

四、收入

(一) 收入的定义

收入是指企业在日常活动中形成的、会导致所有者权益增加的、与投资者投入资本无关的经济利益的总流入，如销售商品收入、劳务收入、利息收入、租金收入、股利收入等，但不包括为第三方或者客户代收的款项。收入具有以下特征。

1. 收入是企业在日常活动中形成的　日常活动是指企业为完成其经营目标所从事的经常性活动以及与之相关的活动。如生产企业制造并销售商品，咨询公司提供咨询服务，租赁公司出租资产等，都属于企业的日常活动。明确界定日常活动是为了将收入与利得相区分，因为企业非日常活动所形成的经济利益的流入不能确认为收入，而应当计入利得。

2. 收入会导致所有者权益增加　与收入相关的经济利益的流入会导致所有者权益增加，因此不会导致所有者权益增加的经济利益的流入不符合收入的定义。如企业向银行借入款项，尽管这可以使企业的货币资金增加，导致经济利益流入，但是该流入不能确定为收入，因为它不会导致所有者权益增加，在货币资金增加的同时企业承担了一项现时义务，确认了一项负债。

3. 收入是与所有者投入资本无关的经济利益的总流入　经济利益的流入可能是收入导致的，也可能是所有者投入资本导致的，所有者投入资本的增加不能确认为收入，而应该直接确认为所有者权益。

(二) 收入确认的条件

收入的确认应至少符合以下条件：①与收入相关的经济利益很有可能流入企业；②经济利益流入企业的结果会导致资产增加或负债减少；③经济利益的流入金额能够可靠计量。

(三) 收入的构成

收入可以有不同的分类。按照收入的性质，可以分为商品销售收入、劳务收入、让渡资产使用权收入等。按照企业经营业务主次分类，可以分为主营业务收入和其他业务收入（图2-4）。

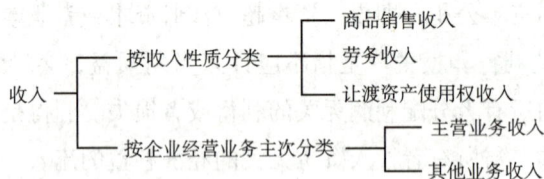

图 2-4　收入的构成

1. 按收入性质分类

（1）商品销售收入　是指企业取得货币资产的方式是销售商品、产品以及正常情况下以商品、产品抵偿债务交易的收入。

（2）劳务收入　是指企业为他人提供劳务时获得的收入。例如医院的门诊收入就属于劳务收入。

（3）让渡资产使用权收入　是指企业通过让渡资产使用权实现的收入，主要包括利息收入、使用费收入、租金收入，以及对外投资取得的股利收入等。

2. 按企业经营业务主次分类

（1）主营业务收入　是指企业经常性的、主要业务所产生的收入。不同行业其主营业务收入所包括的内容也不同，如制造业通过销售商品、提供工业性劳务取得收入，而商品流通企业通过销售商品取得收入。

（2）其他业务收入　是指企业主营业务收入以外的其他业务产生的收入，是企业从事一些规模小、非经常性的业务所产生的收入，如材料销售收入、包装物出租收入。

知识链接

咖啡连锁店财务虚增案

瑞幸咖啡成立于 2017 年 10 月，于 2019 年 5 月 17 日在美国纳斯达克上市。创始人兼 CEO 为瑞幸确立了"做每个人都喝得起、喝得到的好咖啡"的理念，把星巴克作为直接竞争对手和超越的对象。从成立时起，瑞幸咖啡就通过广告宣传、低价促销等手段走上了快速扩张的道路。2020 年 1 月，瑞幸咖啡宣布，公司直营门店达 4507 家，已经成为中国最大的咖啡连锁品牌。但好景不长，2020 年 1 月 13 日，瑞幸被指捏造财务和运营数据，其主要的造假手段为虚增收入：①夸大营业额，经调查发现同一家门店在同一天的在线订单数量夸大范围从 34 到 232 不等；②夸高实际销售单价，瑞幸财报显示，2019 年第 3 季度每件商品的净售价为 11.2 元。而匿名机构的 25843 张收据显示的净售价只有 9.97 元；③虚增支出，三方媒体跟踪显示，瑞幸将 2019 年第 3 季度的广告支出夸大了约 150%，其可能将夸大的费用用于增加收入和店面利润。

随着社会经济的不断发展，用人单位对会计人员的知识广度和深度的要求也越来越高，会计人员除了要掌握自己本专业的知识外，还必须掌握许多相关学科的知识，并且在从事财会工作的过程中严格遵守国家相关法律法规，真正做到"面面俱到"。

五、费用

（一）费用的定义

费用是企业在日常活动中发生的、会导致所有者权益减少的、与向所有者分配利润无关的经济利益总流出。费用具有以下特征。

1. 费用是企业在日常活动中形成的　日常活动的界定与收入定义中涉及的日常活动一致。因日常活动所产生的费用通常包括销售成本（营业成本）、管理费用等，将费用界定为日常所形成的，目的是将其与损失相区分。企业非日常活动所形成的经济利益流出应确认为损失而不是费用。

2. 费用会导致所有者权益减少　不会导致所有者权益减少的经济利益流出不符合费用的定义。如企业用货币资金 50 000 元购买生产用的原材料，尽管企业的经济利益在这笔交易中流出 50 000 元，但不会导致所有者权益减少，因为它使企业的另一项资产（存货）增加了。这种情况下不可以确认为费用。

3. 费用是与向所有者分配利润无关的经济利益的总流出　企业向所有者分配利润也会导致经济利益流出，而该经济利益的流出显然属于所有者权益的抵减项目，不应该确认为费用。

（二）费用的确认条件

费用的确认条件一是与费用相关的经济利益应该很有可能流出企业，二是经济利益流出企业的结果会导致资产减少或负债增加，三是经济利益的流出额能够可靠计量。

（三）费用的构成

费用按照用途可以分为计入产品成本的生产费用和直接计入当期损益的期间费用（图 2 - 5）。

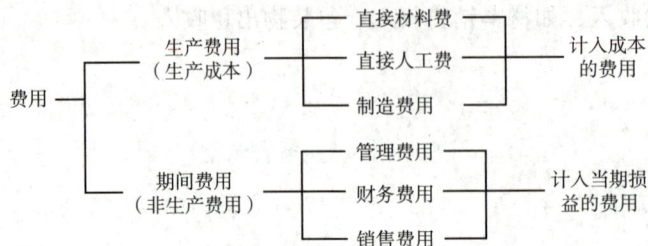

```
                        ┌── 直接材料费 ──┐
          ┌ 生产费用     │                │  计入成本
          │ （生产成本）─┤── 直接人工费 ──┤  的费用
          │              │                │
费用 ─────┤              └── 制造费用 ────┘
          │              ┌── 管理费用 ────┐
          │ 期间费用     │                │  计入当期损
          └ （非生产费用）┤── 财务费用 ────┤  益的费用
                         │                │
                         └── 销售费用 ────┘
```

图 2 - 5　费用的构成

1. 生产费用　是指企业发生的与产品生产直接相关的费用，它包括为生产产品而发生的直接材料费、直接人工费等直接费用和各生产单位为组织和管理本生产单位的生产而发生的各种间接费用。制造费用是指不能直接计入某一种产品的材料和人工费，需要按一定的标准由多种产品共同负担。

2. 期间费用　是指企业发生的与产品生产无直接关系，属于某一时期耗用的费用，包括管理费用、财务费用和销售费用。

（1）管理费用　是指企业行政管理部门为组织和管理企业生产经营活动而发生的费用。

（2）财务费用　是指企业为筹资而发生的费用，如银行借款利息。

（3）销售费用　是指企业为销售商品而发生的费用，如广告费用、包装费。

六、利润

（一）利润的定义

利润是指企业在一定会计期间内的经营成果。一般情况下，如果企业实现了利润，表明企业的所有者权益将增加，业绩提升；反之，如果企业发生了亏损（利润为负数），表明企业的所有者权益将减少，业绩下滑。利润往往是评价企业管理层业绩的一项重要指标，也是财务报告使用者进行决策时的重要参考指标。

（二）利润的确认条件

利润反映的是收入减去费用、利得减去损失后的净额。因此，利润的确认主要依赖于收入和费用以及利得和损失的确认，其金额的确定也主要取决于收入、费用、利得、损失金额的计量。

（三）利润的构成

按照利润的构成结构可以分为营业利润、利润总额和净利润 3 种。

1. 营业利润　营业利润＝营业收入 - 营业成本 - 税金及附加 - 管理费用 - 财务费用 - 销售费用 - 资产减值损失 + 投资收益（或 - 投资损失）+ 公允价值变动收益（或 - 公允价值变动损失）

2. 利润总额　利润总额＝营业利润 + 营业外收入 - 营业外支出

3. 净利润　净利润＝利润总额 - 所得税费用

第二节　会计等式

PPT

会计等式，又称会计恒等式，是指运用数学方程式的原理来描述会计要素之间内在经济联系的数学表达式。

会计等式揭示了各会计要素之间的联系和基本数量关系，是设置账户、复式记账和编制会计报表的理论依据，是会计核算方法的基础，也是提供会计信息的出发点。

一、会计等式的表现形式

（一）资产与负债、所有者权益

企业从事生产经营活动必须要拥有一些能够满足其业务活动需要的经济资源，也就是资产，如生产用的厂房、设备、材料等。

然而这些资产不可能凭空产生，它们是由财产拥有者提供的。为企业提供资金来源的人，他们可以要求定期收回对企业的利润，并在企业中享有其他权利等。这种权利在会计中被称为权益。

资产反映企业拥有哪些资源，权益反映这些资源是谁提供的。因此企业有多少资产就有多少权益，用公式表示为：

$$资产 = 权益$$

权益一般分为两部分。一部分是由债权人提供的，如应付账款、应付票据等。这类权益属于债权人的权益，又称"负债"。负债在没有偿还之前是企业资金的来源之一。另一部分权益是投资人投入的，称为"所有者权益"，是企业资金的主要来源。因此，会计等式又可以表示如下：

$$资产 = 负债 + 所有者权益$$

由于上述公式中的资产、负债和所有者权益反映企业的财务状况，是资金运动的相对静止状态，因此，这一等式也被称为静态会计等式。

［例 2 – 1］　××药房 2020 年 12 月 31 日的资产负债表如表 2 – 1 所示。

表 2 – 1　××药房 2020 年 12 月 31 日资产负债表

编制单位：××药房　　　　　　　　　　　2020 年 12 月 31 日　　　　　　　　　　　单位：元

资产		负债及所有者权益	
项目	金额	项目	金额
货币资金	80 000	负债：	
存货	230 000	长期借款	300 000
原材料	120 000	所有者权益：	
固定资产	480 000	实收资本	610 000
资产合计	910 000	负债及所有者权益合计	910 000

从上面的资产负债表中可以看出，该药房在 2020 年 12 月 31 日拥有 4 种资产，其中货币资金 80 000 元，存货 230 000 元，原材料 120 000 元，固定资产 480 000 元。4 种资产金额加起来为企业资产总额 910 000 元。

这张资产负债表中的权益有两个方面，一是企业欠债，长期借款 300 000 元；二是所有者权益，即企业实收资本 610 000 元。企业的负债和所有者权益总和为 910 000 元。

由此我们可以得出该药房的资产负债表满足"资产 = 负债 + 所有者权益"的会计恒等式。从这个例子我们可以看出资产负债表所反映的是企业在某一特定日期的财务状况，是从资产和权益两个方面反映企业资金的静态状况。

（二）利润与收入、费用

企业资金的运动过程是企业资产、负债、所有者权益发生增减变化的过程，也是企业取得收入、发生费用和获取利润的过程。收入、费用和利润三要素的数量关系可用下列公式表明：

$$收入 - 费用 = 利润$$

若收入 > 费用，则企业利润为正，所有者权益增加；

若收入 < 费用，则企业利润为负，所有者权益减少。

由于收入、费用、利润三者反映的是资金运动的动态状况，因此，这一等式也称为"动态会计等式"。它高度概括了企业在一定时期经营成果的形成过程，是计算经营成果和编制利润表的理论依据。

（三）资产、负债、所有者权益和收入、费用、利润的关系

"资产 = 负债 + 所有者权益"是最基本的等式。它反映的是企业在某一特定日期的财务状况。该等式是复式记账的理论基础，也是所有试算平衡和会计报表编制的理论依据。

"收入 - 费用 = 利润"说明了企业在某个会计期间所取得的财务成果情况。当把以上等式联系在一起观察，不难发现企业的一切资产都是为了维持经营，经营的结果就是取得相应的收入，在这个过程中资产也转化为费用，收入减去费用就得到了利润，利润将作为新一轮经营活动的资金。因此，可以把以上两公式关系表示为：

$$资产 = 负债 + 所有者权益 + 收入 - 费用$$

当某一会计期间结算时，利润和亏损都可以归入资产和所有者权益的变化，不会影响会计等式的平衡。因此，表达各会计要素之间关系的恒等式又成为：

$$资产 = 负债 + 所有者权益$$

二、经济业务对会计等式的影响 （e微课）

（一）经济业务的定义

企业的资金并非静止不动的，企业日常经营活动中的资金运动必然会引起会计要素的增减变化。引起会计要素增减变化的业务称为经济业务，也叫会计事项。

（二）经济业务引起会计要素变化的类型

企业经济业务的发生引起了会计要素的增减变化，这种变化会不会影响会计等式的平衡呢？当然不会。虽然企业经济业务种类繁多，错综复杂，但归纳起来不外乎四大类，无论哪种都不会破坏会计等式的平衡。（见图 2－6）

第 1 类是资产增加，权益等额增加；第 2 类是资产减少，权益等额减少；第 3 类是资产内部有增有减，增减数额相同，权益不变；第 4 类是资产不变，权益内部有增有减，增减数额相同。由于权益分为负债和所有权益两部分，我们可以进一步细分为 9 类情况（表 2－2）。

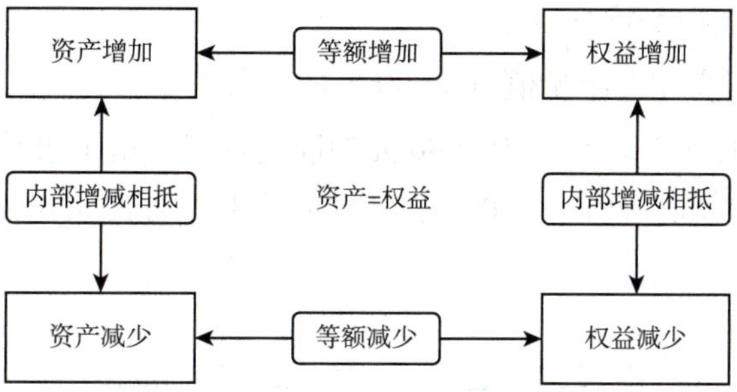

图 2-6　经济业务对会计等式的影响

表 2-2　会计事项类型

	类型	资产	负债	所有者权益
1	资产和负债同时等额增加	增加	增加	
2	资产和所有者权益同时等额增加	增加		增加
3	资产和负债同时等额减少	减少	减少	
4	资产和所有者权益同时等额减少	减少		减少
5	资产内部等额有增有减	增加、减少		
6	负债内部等额有增有减		增加、减少	
7	所有者权益内部等额有增有减			增加、减少
8	负债增加，所有者权益等额减少		增加	减少
9	负债减少，所有者权益等额增加		减少	增加

如××大药房 2020 年 11 月 1 日企业的资产、负债和所有者权益分别如表 2-3 中项目所示。

表 2-3　××大药房资产、负债、所有者权益信息表

单位：××大药房　　　　　　　　　　　2020 年 11 月 1 日　　　　　　　　　　　单位：元

资产		负债		所有者权益	
项目	金额	项目	金额	项目	金额
货币资金	250 000	短期借款	50 000	实收资本	250 000
应收账款	80 000	应付账款	110 000	未分配利润	50 000
存货	120 000			盈余公积	60 000
固定资产	70 000				
资产合计	520 000	负债合计	160 000	所有者权益合计	360 000

该药房 11 月 1 日后陆续发生下列经济业务：

1. 资产和负债同时等额增加

［例 2-2］　××大药房向银行借款 200 000 元，期限为 3 个月，款项已存入企业银行账户。

在这项经济业务中，企业资产中的银行存款增加了 200 000 元，负债中的短期借款同样增加了 200 000 元，企业资产合计变为 720 000 元，同时，负债和所有者权益合计也变为 720 000 元。会计恒等式左右两边的资产和权益增加额相等，因此，会计事项发生后，恒等式依然平衡。

2. 资产和所有者权益同时等额增加

[例2-3] 投资人追加投资了一批价值100 000元的设备。

这项经济业务中，企业的资产中多了100 000元的固定资产，相应的投资者以投入设备的形式追加投资，这意味着所有者权益等额增加了100 000元。此时企业总资产820 000元，负债和所有者权益合计也变为820 000元。

3. 资产和负债同时等额减少

[例2-4] ××大药房用银行存款里的50 000元偿还了短期借款。

此项经济业务中，企业资产中的银行存款减少了50 000元，总资产变为770 000元；同时因偿还了50 000元的短期贷款，负债相应减少，所以负债和所有者权益合计也变为770 000元。

4. 资产和所有者权益同时等额减少

[例2-5] 药房为增强品牌竞争力花费20 000元，用于广告宣传。

此项经济业务中企业支出了20 000元银行存款，总资产减少了20 000元，变为750 000元；同时这20 000元使得当期的销售费用相应增加，导致当期利润减少20 000元，所有者权益减少20 000元，所以负债和所有者权益合计也变为750 000元。

5. 资产内部等额有增有减

[例2-6] 为应对流感季节感冒药品市场需求量的增多，该药房采购了60 000元感冒药，以银行存款支付。

此项经济业务中企业支出60 000元银行存款，资产减少60 000元，但购入的感冒药存货仍属于资产要素，因此，资产相应又增加60 000元。最终结果是资产总值保持不变，负债和所有者权益保持不变。

6. 负债内部等额有增有减

[例2-7] 药房向银行借入为期2个月的短期贷款100 000元，直接用于偿还企业的应付账款。

此项经济业务中企业借入100 000元贷款，增加了短期负债，但该笔款项直接用于偿还企业原有的应付账款，使负债同时减少了100 000元。因此，在负债科目中总额保持不变，对资产和所有者权益也没有产生影响。

7. 所有者权益内部等额有增有减

[例2-8] 经企业管理层批准，将60 000元盈余公积转为实收资本。

此项经济业务发生后，企业实收资本增加60 000元，而盈余公积减少60 000元。这导致所有者权益要素以相等的金额一增一减，所有者权益总额未变，负债和资产未受到影响，等式继续保持平衡。

8. 负债增加，所有者权益等额减少

[例2-9] 公司宣告向股东分派股利50 000元，但是尚未支付。

此项经济业务中公司宣告要派发股利但尚未支付，因此，应计入应付股利，这使得负债科目增加了50 000元，股利从未分配利润中扣除，所有者权益减少50 000元。总体来看，权益内部一增一减，资产保持不变。

9. 负债减少，所有者权益等额增加

[例2-10] 企业应付账款中有10 000元因债权人撤销而无法支付，公司将该笔应付账款转销至资本公积。

此项经济业务中企业原来剩余的10 000元应付账款无需再支付，因此负债减少10 000元，转销至企业资本公积，所有者权益增加 10 000 元。因此，权益内部一增一减，资产保持不变。

以上 9 项经济业务对"资产＝负债＋所有者权益"公式的影响如表 2 - 4 所示。

表 2 - 4 经济业务对会计等式影响变化

题目编号	资产	负债	所有者权益
期初数	520 000	160 000	360 000
例 2 - 2	+200 000（银行存款）	+200 000（短期借款）	
例 2 - 3	+100 000（固定资产）		+100 000（实收资本）
例 2 - 4	-50 000（银行存款）	-50 000（短期借款）	
例 2 - 5	-20 000（银行存款）		-20 000（销售费用）
例 2 - 6	-60 000（银行存款） +60 000（存货）		
例 2 - 7		+100 000（短期借款） -100 000（应付账款）	
例 2 - 8			+60 000（实收资本） -60 000（盈余公积）
例 2 - 9		+50 000（应付股利）	-50 000（未分配利润）
例 2 - 10		-10 000（应付账款）	+10 000（资本公积）
合计	750 000	350 000	400 000

从上述案例中可知，无论企业的经济业务引起资产和权益发生怎样的变化，企业在任何时刻拥有的资产总额都与负债和所有者权益之和相等。

即学即练 2 - 2

下列经济业务会引起资产和负债同时减少的是（ ）。

A. 使用赊购的方式购买了一台设备　　B. 企业收回应收账款 10 万元，存入银行

C. 企业以银行存款直接偿还银行借款　　D. 将现金存入银行

答案解析

第三节　会计科目与账户

PPT

一、会计科目

会计科目，简称科目，是对会计要素具体内容进行分类核算的项目，是进行会计核算和提供会计信息的基础。会计科目可以按反映的经济内容（即所属会计要素）、提供信息的详细程度及其统驭关系分类。

（一）按反映的经济内容分类

会计科目按其反映的经济内容不同，可以分为资产类科目、负债类科目、共同类科目、所有者权益

类科目、成本类科目和损益类科目。其中每一类会计科目又可以按照一定标准再分为若干具体科目。

1. 资产类科目 是对资产要素的具体内容进行分类核算的项目，按资产的流动性分为反映流动资产的科目和反映非流动资产的科目。

（1）反映流动资产的科目主要有"库存现金""银行存款""应收账款""原材料""库存商品""短期投资"等。

（2）反映非流动资产的科目主要有"长期股权投资""长期应收款""固定资产""在建工程""工程物资""无形资产""研发费用"等。

2. 负债类科目 是对负债要素的具体内容进行分类核算的科目，按负债的偿还期限长短分为反映流动负债的科目和反映非流动负债的科目。

（1）反映流动负债的科目主要有"短期借款""应付账款""应付职工薪酬""应交税费""预收账款"等。

（2）反映非流动负债的科目主要有"长期借款""应付债券""长期应付款"等。

3. 共同类科目 是既有资产性质又有负债性质的科目，主要有"清算资金往来""货币兑换""套期工具""被套期项目"等。该类科目多为金融企业使用。

4. 所有者权益类科目 是对所有者权益要素的具体内容进行分类核算的科目，主要有"实收资本""资本公积""其他综合收益""盈余公积""本年利润""利润分配""库存股"等。

5. 成本类科目 是对产品生产成本、劳务成本等具体内容进行分类核算的科目，用于核算成本的发生和归集情况，主要有"生产成本""制造费用""劳务成本""研发支出"等。

6. 损益类科目 是对收入、费用等要素的具体内容进行分类核算的科目。按照损益不同，可以分为两类。其中，反映收入的科目主要有"主营业务收入""其他业务收入"等；反映费用的科目主要有"主营业务成本""其他业务成本""销售费用""管理费用""财务费用"等。

会计科目分类与会计要素分类相似，但不完全相同，我们可以通过图2-7来加深对会计科目分类的理解。"本年利润"属于利润类要素，但由于企业实现利润会增加所有者权益，因而归为所有者权益类科目。

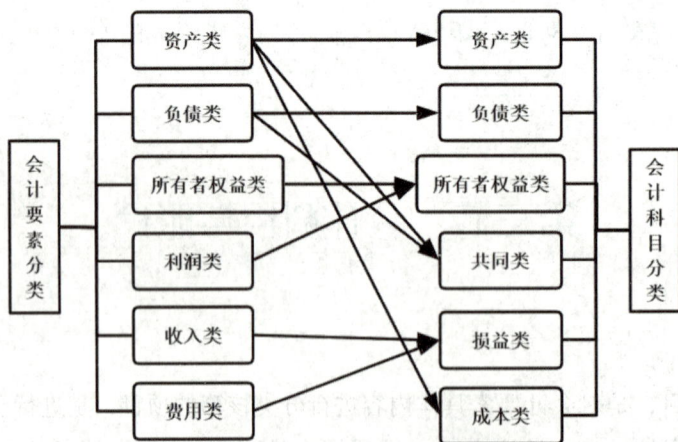

图2-7　会计要素分类与会计科目分类

国家财政部门统一制定了会计科目分类，并按会计科目表中科目分类排列次序对每一科目进行了编号。现行常用的会计科目见表2-5。

表 2 – 5　常用会计科目表

编号	科目名称	编号	科目名称
一、资产类		2203	预收账款
1001	库存现金	2204	合同负债
1002	银行存款	2211	应付职工薪酬
1012	其他货币资金	2221	应交税费
1101	交易性金融资产	2231	应付股利
1121	应收票据	2232	应付利息
1122	应收账款	2241	其他应付款
1123	预付账款	2501	递延收益
1131	应收股利	2601	长期借款
1132	应收利息	2602	应付债券
1221	其他应收款	2701	长期应付款
1231	坏账准备	三、共同类	
1301	贴现资产	3001	清算资金往来
1401	材料采购	3101	衍生工具
1402	在途物资	3201	套期工具
1403	原材料	四、所有者权益类	
1404	材料成本差异	4001	实收资本
1405	库存商品	4002	资本公积
1408	委托加工物资	4101	盈余公积
1411	周转材料	4103	本年利润
1461	存货跌价准备	4104	利润分配
1462	合同资产	五、成本类	
1524	长期股权投资	5001	生产成本
1525	长期股权投资减值准备	5101	制造费用
1526	投资性房地产	5201	劳务成本
1531	长期应收款	5301	研发支出
1601	固定资产	六、损益类	
1602	累计折旧	6001	主营业务收入
1603	固定资产减值准备	6051	其他业务收入
1604	在建工程	6101	公允价值变动损益
1605	工程物资	6111	投资收益
1606	固定资产清理	6301	营业外收入
1701	无形资产	6401	主营业务成本
1702	累计摊销	6402	其他业务成本
1703	无形资产减值准备	6403	税金及附加
1711	商誉	6601	销售费用
1801	长期待摊费用	6602	管理费用
1901	待处理财产损溢	6603	财务费用
二、负债类		6701	资产减值损失
2001	短期借款	6711	营业外支出
2201	应付票据	6801	所得税费用
2202	应付账款		

（二）按提供信息的详细程度及其统驭关系分类

会计科目按其提供信息的详细程度及其统驭关系，可分为总分类科目和明细分类科目，二级明细科目是对总分类科目进一步分类的科目，三级明细科目是对二级明细科目进一步分类的科目。如企业在购买原材料时可以设置总账科目"原材料"，在总账科目下可以设置二级明细科目"主要材料"和"辅助材料"，根据需要又可在二级明细科目下设置三级明细科目，将主要材料分为"主要材料（甲材料）"和"主要材料（乙材料）"，见表2-6。

表2-6　总分类科目与明细分类科目示例

总分类科目（一级科目）	明细分类科目	
	二级明细科目	三级明细科目
原材料	主要材料	主要材料（甲材料）
		主要材料（乙材料）
	辅助材料	辅助材料（A材料）
		辅助材料（B材料）

（三）会计科目设置的原则

会计科目种类繁多，企业通常要根据实际情况来进行选用，会计科目在进行设置时通常应符合以下3种原则：

1. 合法性原则　是指我们在设置会计科目的过程中必须要遵循国家统一的会计制度相关规定。总分类科目是由国家财政部统一制定的；明细分类科目除会计准则规定设置的以外，可以根据本单位经济管理的需要和经济业务的具体内容自行设置。

2. 相关性原则　是指会计科目的设置要能够满足相关利益主体使用会计信息的需求，即能够为企业对外报送会计信息，对内进行会计管理。

3. 实用性原则　是指会计科目的设置必须要符合企业的实际情况。企业的组织形式、所处行业各有不同，在设置会计科目时亦应有所区别，如根据企业的生产经营特点、生产规模大小以及一些特殊行业要求等来设置科目。

二、会计账户

（一）会计账户的概念

账户是指按照规定的会计科目在账簿中对各项经济业务进行分类、系统、连续记录的一种工具。

会计科目只是对会计要素进行分类核算的项目或标志，而不具有一定格式的记账实体，很难用其对所发生的经济业务进行综合的反映和记录，也不便于编制会计报表。所以，设置会计科目后必须根据设置的会计科目开设相应的账户，在账户上分类记录各项经济业务的增减变化情况。

设置会计账户是会计核算的一种专门方法。如根据"库存现金"科目在账簿中开设"库存现金"账户，相关的每一笔收入、支出都应该按照顺序登记在账户中，每日结算现金的余额。"库存现金"账户可以提供一定时期现金的增减变动及其结果。

（二）会计账户与会计科目的关系

1. 会计账户与会计科目的联系　①两者都对经济业务进行分类，并反映了一定的经济业务内容；

②会计科目是设置会计账户的基础和依据，会计科目是会计账户的名称。

2. 会计账户与会计科目的区别 会计科目是对经济业务进行分类的标志，而会计账户却是具体记录经济业务内容，可以提供具体的数据资料，具有登记增减变化的不同结构的一种核算形式。

（三）会计账户的结构与格式

虽然企业日常发生的经济业务纷繁复杂，但从价值量的角度上看，不外乎是增加、减少两种情况，增量减去减量，即为余额。为了记录经济业务的发生所引起的会计要素和会计科目的增减变化情况，必须设置一系列账户，并为账户设置一定的格式和结构，如实地反映各会计要素增减变动的方向、金额及结果。

1. 会计账户的基本内容 一般来说，账户的结构应包括以下内容。如表 2 - 7 所示。

（1）账户的名称，即会计科目；

（2）日期，即经济业务发生的时间；

（3）凭证种类和号数，即账户记录的来源和依据；

（4）摘要，即经济业务发生的内容；

（5）增加和减少的金额及余额。

表 2 - 7 账户结构

账户名称

日期	凭证号数	摘要	借方金额	贷方金额	余额

2. T 型账户结构 为了便于理解和学习，教材中通常采用简化格式的"T 型账户"（或称"丁型账户"）来说明账户结构。这种账户省略了日期、摘要等内容，只保留了账户名称、左右两方金额及余额。如表 2 - 8 所示。

表 2 - 8 T 型账户格式

左方	账户名称（会计科目）	右方

账户左右两方记录的内容是该账户期初余额、本期增加额、本期减少额及期末余额。"期"是指会计报告期，一般的会计报告期分为月、季、年。本期增加额和减少额记录的是本期该账户发生的变化，也可称"本期增加发生额"和"本期减少发生额"。而期初余额和期末余额是为了反映每一个账户一定期间内的结果，期初余额是指本期开始时原有的数据，在此基础上加入本期增加额，再减去本期减少额，其结果就是期末余额。如果将本期期末余额转入下一期，就是下一期的期初余额。这 4 项金额的关系可以用公式来表示：

$$本期期末余额 = 本期期初余额 + 本期增加发生额 - 本期减少发生额$$

与此同时，由于所记录的经济内容不同，不同账户的记录方式也有所不同。但是其左右两方都是按相反方向来记录增加额和减少额。存在以下两种情况：

（1）若规定在左方记录增加额，右方就应该记录减少额，这种情况下会得到如表 2 - 9 所示的 T 型账户。

表 2-9　左方记录增加额，右方记录减少额的账户结构

左方	账户名称（会计科目）		右方
期初余额	×××		
增加额	×××	减少额	×××
本期增加发生额	×××	本期减少发生额	×××
期末余额	×××		

（2）若规定在左方记录减少额，右方就应该记录增加额，这种情况下会得到如表 2-10 所示的 T 型账户。

表 2-10　左方记录减少额，右方记录增加额的账户结构

左方	账户名称（会计科目）		右方
		期初余额	×××
减少额	×××	增加额	×××
本期减少发生额	×××	本期增加发生额	×××
		期末余额	×××

实例分析

实例　××大药房在 2020 年 12 月 1 日公司的资产、负债及所有者权益情况如表 2-11。

表 2-11

账户	金额（元）	账户	金额（元）
库存现金	54 000	长期投资	100 000
短期借款	60 000	固定资产	220 000
银行存款	230 000	应付账款	76 000
实收资本	340 000	库存商品	85 000
预付账款	27 000	资本公积	58 000
盈余公积	86 000	应付职工薪酬	96 000

问题　1. 请将表中的账户进行分类，清算公司在 12 月初时的资产、负债及所有者权益的总额分别是多少，并分析是否满足会计等式。

2. 在 12 月中发生了下列经济业务，需要对下列经济业务进行整理分类以便进一步编制明细账户和财务报表。请根据经济业务的描述在表 2-12 中填入相对应经济业务的会计要素增减的情况，并验算最终企业的会计等式是否平衡。（表中已给出第 1 项经济业务作为示例。）

（1）2 日，公司从银行取出 20 000 元用于偿还部分应付账款；

（2）3 日，接受投资者投入资金 50 000 元，直接存入公司银行账户；

（3）6 日，以银行存款支付银行借款利息 3 000 元；

（4）11 日，从甲公司处购买一批设备，80 000 元货款尚未支付；

（5）12 日，以银行存款支付乙广告公司宣传费 4 000 元；

答案解析

（6）15 日，以现金发放应付职工薪酬 96 000 元；

（7）23 日，销售一批产品，售价 300 000 元已到账，商品成本 120 000 元。

表 2 – 12

序号	资产	负债	所有者权益	收入	费用	利润
1	银行存款 －20 000	应付账款 －20 000				
2						
3						
4						
5						
6						
7						

目标检测

答案解析

一、单选题

1. 下列选项中属于资产项目的是（　　）。

    A. 实收资本　　　　　　B. 短期借款　　　　　　C. 预付账款　　　　　　D. 预提费用

2. 对会计要素的具体内容进行会计分类核算的项目是（　　）。

    A. 会计科目　　　　　　B. 会计账簿　　　　　　C. 会计对象　　　　　　D. 会计本质

3. 下列不属于企业负债类会计科目的是（　　）。

    A. 预收账款　　　　　　B. 累计折旧　　　　　　C. 应付股利　　　　　　D. 短期借款

4. 下列关于所有者权益的表述中，不正确的是（　　）。

    A. 权益分为债权人权益和所有者权益，而债权人权益优先于所有者权益

    B. 所有者权益又称净资产，是指企业资产扣除负债后由所有者享有的剩余权益

    C. 企业不需要偿还所有者权益，除非发生减资清算

    D. 所有者权益的来源包括投资者投入的资本、债权人投入的资本、留存收益等

5. 下列项目中属于主营业务收入的是（　　）。

    A. 销售商品取得的收入　　　　　　　　　　B. 销售原材料取得的收入

    C. 接受捐赠取得的收入　　　　　　　　　　D. 包装物出租取得的收入

6. 下列不属于所有者权益的是（　　）。

    A. 留存收益　　　　　　B. 长期股权投资　　　　C. 未分配利润　　　　　D. 实收资本

7. 若一项经济业务发生后，引起银行存款减少 5 000 元，则下列不可能同时发生的事项是（　　）。

    A. 固定资产增加 5 000 元　　　　　　　　　B. 短期借款减少 5 000 元

    C. 现金增加 5 000 元　　　　　　　　　　　D. 应付账款增加 5 000 元

8. 下列会引起资产和负债同时减少的经济业务是（　　　）。

    A. 将现金存入银行　　　　　　　　　　　B. 用银行存款偿还应付债券

    C. 借入短期借款用于偿还应付账款　　　　D. 以赊购的方式购入一批原材料

9. 下列（　　　）经济业务的发生不会使得"资产＝负债＋所有者权益"这一会计等式左右两方的总额发生变动。

    A. 赊购固定资产　　　　　　　　　　　　B. 用银行存款偿还长期借款

    C. 用资本公积转增实收资本　　　　　　　D. 投资者向企业投入现金资本

10. 某公司 2019 年 12 月份发生如下业务：

    （1）销售商品 900 万元；（2）销售积压原材料 12 万元；（3）偿还贷款 10 万元；

    （4）销售产品成本 370 万元；（5）支付产品广告费用 5 万元；

    （6）支付管理费用 15 万元；（7）支付利息 3 万元。

    该公司 12 月份的利润总额为（　　　）。

    A. 509 万元　　　　　B. 519 万元　　　　　C. 529 万元　　　　　D. 569 万元

二、多选题

1. 收入按照性质不同，可以分为（　　　）。

    A. 销售商品收入　　　　　　　　　　　　B. 提供劳务收入

    C. 让渡资产使用权收入　　　　　　　　　D. 出售固定资产所有权收入

2. 下列关于费用要素的说法正确的是（　　　）。

    A. 费用是企业在日常活动中发生的，会导致所有者权益减少的，与向所有者分配利润无关的经济利益的总流出

    B. 企业的对外捐赠应计入费用

    C. 费用按与收入的配比关系可分为生产费用和期间费用

    D. 费用的发生表现为资产的增加或负债的减少

3. 会计科目设置的原则有（　　　）。

    A. 合法性原则　　　　B. 实用性原则　　　　C. 简洁性原则　　　　D. 相关性原则

4. 账户的基本结构具体应包括（　　　）。

    A. 会计科目　　　　　　　　　　　　　　B. 经济业务摘要

    C. 增减金额和余额　　　　　　　　　　　D. 记录经济业务的日期

5. 下列账户中，属于所有者权益账户的有（　　　）。

    A. 主营业务收入　　　　B. 实收资本　　　　C. 本年利润　　　　D. 利润分配

书网融合……

      知识回顾　　　　　微课　　　　　习题

（侯凌云）

第三章 复式记账

学习引导

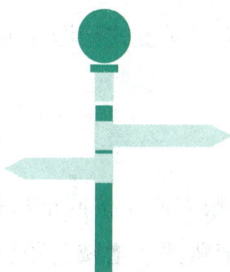

会计的工作就如同"搭房子",有着严格的流程与结构,每一个环节都前后紧密相连、必不可少。通过前面章节的学习,我们已经认识了"搭房子"所用到的基本材料,即会计要素、会计科目与账户等基本知识。在实际的会计工作中,"房子"要搭建起来还需要我们进一步掌握建房子的方法与步骤,即通过一定的会计规则将前面的知识点运用起来。

本章主要介绍简单经济业务的账务处理、总账和明细分类账的基础知识,讲述借贷记账的记账方法,为后续章节特别是"企业主要经济业务核算"章节的学习奠定基础,并为登记账簿这一环节提供保障。

学习目标

1. **掌握** 借贷记账法的账户结构、记账规则及借贷记账法下会计分录及账户结构的应用。
2. **熟悉** 简单会计分录与复合会计分录之间的转换关系。
3. **了解** 借贷记账法的基本概念,借贷记账法试算平衡的编制方法,总账与明细账之间的关系以及二者平行登记要点。

第一节 复式记账法

PPT

设置会计科目和账户,仅仅是对会计要素做出的进一步分类,为加工会计信息提供了一定的"场地"和工具,但要想记录大量的经济业务所引起资金的增减变化情况,就不单单是会计科目和账户所能够解决的问题了。应在科学设置账户的基础上,采用科学的记账方法去记录经济业务,明确经济责任。

一、复式记账法概述

(一)复式记账法的概念

复式记账法是指对发生的每项经济业务,都以相等的金额同时在两个或两个以上相互联系的账户中进行登记的一种记账方法。

如企业向银行借入 3 个月的贷款 20 000 元直接存入企业银行账户,这项经济业务的发生,一方面使银行存款增加了 20 000 元，另一方面使短期借款增加了 20 000 元。采用复式记账方法，在记录经济业务时，应以相等的金额在"银行存款"和"短期借款"这两个相互联系的账户中进行登记。

这样登记的结果，不仅可以反映经济业务的来龙去脉，而且通过对账户完整、系统地记录，还可以反映经济活动的过程和结果。同时，由于对每项经济业务都以相等的金额在两个或两个以上相互联系的账户中进行记录，使得账户之间在数字上客观地产生了相互核对、相互平衡的关系，用以检查账户记录的正确性。

（二）复式记账法的理论依据

复式记账法是以"资产 = 负债 + 所有者权益"这个会计基本等式为理论基础创立的。任何一笔经济业务的发生，都会引起会计要素发生相应数量的增减变化，虽然经济业务内容复杂，类型多样，但无论其怎样变化，都离不开引起会计要素变化的 4 种类型。因此可以说会计基本等式是复式记账法的理论依据。

（三）复式记账法的种类

复式记账法是人们在长期的生产实践中总结出来的，是一种比较科学的记账方法。按照记账符号、账户结构、记账规则和试算平衡方法的不同，我国采用过的复式记账法有借贷记账法、增减记账法和收付记账法。现在国家财政部颁布的《企业会计准则——基本准则》中明确规定了"企业应当采用借贷记账法记账"。

📱 知识链接 ┄┄

记账方法的发展史

在我国，会计记账方法经历了从最初的原始简单的记录计量，到单式记账，再到初创时期的复式记账等系列演变。后来又加入西方会计文化，最终形成了现在通用的复式记账法。

单式记账法是对发生的每项经济业务只在一个账户中进行记录的方法。只记录现金的增减变动，而不记录实物的增减变动。这种记账方法手续简单，不能全面、系统地反映经济业务的来龙去脉，也不便于检查账户记录的正确性与完整性。

我国曾采用过增减记账法和收付记账法、借贷记账法，其中，我国事业单位曾经采用过资金收付记账法，金融行业曾经使用过现金收付记账法，而农村普遍采用财产收付记账法。为了与国际惯例取得一致，促进我国的对外开放，《企业会计准则》规定会计记账"采用借贷记账法"。

任何一个学科的发展都是在不断试验中得到完善的，我国会计的记账方法经历了不同的时期，采用过多种不同的方式，在实践中找到了最适合企业管理并适应中国改革开放需求的方法。会计从业者也应该保持对学科的探索精神，不断在实践中去学习并检验真知，促进会计学科在中国特色社会主义道路下的完善与发展。

二、借贷记账法

借贷记账法是以"借""贷"两字作为记账符号的一种复式记账方法。其基本内容包括记账符号、账户结构、记账规则和试算平衡等。

（一）记账符号

借贷记账法以"借"和"贷"作为记账符号。这个记账符号只是用来表明账户的记账方向。在不同性质的账户中，同是"借方"或"贷方"，所反映的经济内容是不同的。

（二）账户结构 🅔微课

第二章已经简单介绍了一般账户的基本结构和内容，并指出由于记账方法不同，账户的结构也不同。在借贷记账法下，任何账户都有借贷两方，基本结构见表 3－1；为方便起见，可将账户用"T 型账户"表示，左边为借方，右边为贷方，见表 3－2。

表 3－1　账户结构

账户名称（会计科目）

年		凭证		摘要	借方	贷方	余额
月	日	字	号				

表 3－2　T 型账户

借方	账户名称（会计科目）	贷方

在借贷记账法下，账户的一方登记增加金额，另一方登记减少金额。至于账户的借贷两方，哪一方登记增加额，哪一方登记减少额，要根据账户的性质来确定。以下就不同性质的账户结构，分别予以说明。

1. 资产、负债和所有者权益类账户的结构和格式　根据会计基本等式的平衡关系，资产增加的同时，负债和所有者权益必须增加。资产类账户的余额一般在账户的借方，负债和所有者权益类账户的余额一般在账户的贷方。同样，资产增加额登记在账户借方，减少额登记在账户贷方。相反，负债和所有者权益增加额应该登记在贷方，减少额登记在借方。

（1）资产类账户一般以借方登记账户的增加，贷方登记账户的减少，余额一般在借方，表示资产的结存额。具体见表 3－3。

表 3－3　资产类账户结构

借方		账户名称	贷方	
期初余额	×××			
本期增加额	×××	本期减少额	×××	
本期发生额合计	×××	本期发生额合计	×××	
期末余额	×××			

资产类账户的期末余额与本期发生额之间的关系，可用下列公式表示：

期末（借方）余额＝期初（借方）余额＋本期借方发生额－本期贷方发生额

现以"银行存款"账户为例说明资产类账户的结构和登记方法。如表 3－4 所示。

表 3－4　银行存款账户

借方	银行存款		贷方
期初余额	12 500		
（1）收入	20 000	（2）支出	30 000
（2）收入	70 000	（5）支出	65 000
（3）收入	12 000		
本期发生额	102 000	本期发生额	95 000
期末余额	19 500		

依照资产类账户的借贷方向，"银行存款"账户的借方登记本期增加额，贷方登记本期减少额，因此期末余额为：

借方余额 = 12 500 + 102 000 - 95 000 = 19 500（元）

（2）负债及所有者权益类账户一般以贷方登记权益的增加，借方登记权益的减少，余额一般在贷方，表示权益的实际数额。见表 3－5。

表 3－5　负债及所有者权益类账户结构

借方	账户名称		贷方
		期初余额	×××
本期减少额	×××	本期增加额	×××
本期发生额合计	×××	本期发生额合计	×××
		期末余额	×××

权益类账户的期末余额与本期发生额之间的关系可用下列公式表示：

期末（贷方）余额 = 期初（贷方）余额 + 本期贷方发生额 - 本期借方发生额

现以"应付账款"账户为例，说明权益类账户的结构和登记方法。如表 3－6 所示。

表 3－6　应付账款账户

借方	应付账款		贷方
		期初余额	79 000
（1）偿还欠款	35 000	（2）购商品欠款	46 000
（3）偿还欠款	65 300	（4）购商品欠款	120 000
本期发生额	100 300	本期发生额	166 000
		期末余额	144 700

依照权益类账户的借贷方向，"应付账款"账户的本期增加额记在贷方，本期减少额记在借方，因此期末余额为：

贷方余额 = 79 000 + 166 000 - 100 300 = 144 700（元）

2. 收入类账户的结构和格式　收入类账户的结构与所有者权益类账户的结构相似。企业所取得的收入可看作所有者权益的增加。但这个账户的期末无余额。期末时，要将本期收入增加额与本期收入减少额的差额通过账户的借方转入"本年利润"账户的贷方。如表 3－7 所示。

表3-7 收入类账户结构

借方	账户名称	贷方
本期收入减少额 ×××	本期收入增加额 ×××	
转入"本年利润"		

3. 成本、费用类账户的结构和格式 成本、费用类账户的结构与所有者权益类账户的结构正好相反，企业发生费用会使所有者权益减少，所以费用的增加可看作是所有者权益减少，期末时要将收入、成本、费用账户余额全部转入"本年利润"账户，结转后期末均无余额。如表3-8所示。

表3-8 成本费用类账户结构

借方	账户名称	贷方
本期费用增加额 ×××	本期费用减少额	
	转入"本年利润"	

综上所述，借贷记账法下，各类账户的结构可归纳如表3-9所示。

表3-9 所有账户的结构总结表

借方	账户名称（会计科目）	贷方
资产增加 负债减少 所有者权益减少 收入减少 成本费用增加		资产减少 负债增加 所有者权益增加 收入增加 成本费用减少

为了便于记忆，我们可以根据会计第三等式将各账户分为两类，来记忆借贷的方向。

$$费用（成本）+资产＝负债+所有者权益+收入$$

等式左边账户为同一记账方向，即"借增贷减"；而等式右边的账户刚好与左边相反，应为"借减贷增"。

（三）记账规则

记账规则是指运用记账方法记录经济业务时应当遵守的规则。借贷记账法以"有借必有贷，借贷必相等"作为记账规则。对于发生的每项经济业务，在记入一个账户借方的同时，要记入另一个或几个账户的贷方；或者在记入一个账户贷方的同时，要记入另一个或几个账户的借方，并且记入账户借方的金额一定要等于记入账户贷方的金额。

如企业以银行存款20 000元偿还前欠某单位货款，这笔经济业务发生后，"银行存款"和"应付账款"两个账户同时发生变化，在记入"应付账款"账户借方的同时，必须记入"银行存款"账户的贷方，并且金额相等，都是20 000元。具体账户结构如表3-10、表3-11所示。

表3-10 应付账款账户结构

借方	应付账款	贷方
	期初余额	
偿还欠款 20 000		

表 3-11 银行存款账户结构

借方	银行存款		贷方
期初余额			
	偿还欠款		20 000

（四）账户的对应关系及会计分录

1. 账户的对应关系 是指运用借贷记账法记录一项经济业务，表现为有关账户之间应借、应贷的对应关系。发生对应关系的账户，我们称之为对应账户。如用银行存款 30 000 元偿还前欠某单位货款。这项经济业务的发生，一方面引起负债类"应付账款"账户的减少，应记入"应付账款"账户借方 30 000 元；另一方面引起资产类"银行存款"账户的减少，应记入"银行存款"账户贷方 30 000 元。此时，这两个账户发生了应借应贷的对应关系。这两个账户的对应关系诠释了应付账款的减少是由于企业用银行存款偿付的结果，也就是企业减少了银行存款是因为偿付了前欠款。

2. 会计分录 是指确定每项经济业务应借、应贷账户的名称、记账方向（借方、贷方）和入账金额的一种记录。在实际工作中，会计分录都是根据经济业务的原始凭证进行编制的，需要按照规定的格式在记账凭证上进行登记，会计分录包括 3 个要素，分别是会计科目、记账符号和记账金额。

编制会计分录时应该按照以下步骤进行：

（1）分析该项经济事项涉及哪些账户的变化；

（2）分析涉及账户的性质，即它们各属于什么会计要素，位于会计等式的左边还是右边；

（3）判断这些账户中的金额是增加还是减少了；

（4）根据账户的性质及其增减变化情况，确定金额记入账户的借方还是贷方；

（5）最后按照会计分录的格式要求，完成分录的编制。

在日常练习中，会计分录的书写有以下几项要求：

（1）上借下贷，借贷分行；

（2）贷方的文字和数字均退后两格书写；

（3）同方向涉及多个账户时，文字和金额要对齐；

（4）账户名称要规范、标准，不能随意增减文字或随意命名。

3. 借贷记账法的记账规则 "有借必有贷，借贷必相等"；"先借后贷，上借下贷"。

下面举例说明会计分录的编制方法。

某企业 2020 年 9 月份发生下列部分经济业务：

［例 3-1］企业从银行提取现金 25 000 元备用。

这项经济业务的发生，使企业资产类账户"库存现金"增加 25 000 元，记入借方；同时资产类账户"银行存款"减少了 25 000 元，记入贷方。此时会计分录如下：

借：库存现金 25 000

　　贷：银行存款 25 000

［例 3-2］企业向银行借入 3 个月到期的借款 500 000 元，款项当即存入银行。

这项经济业务的发生，使企业资产类账户"银行存款"增加了 500 000 元，记入借方；同时负债类账户"短期借款"也增加了 500 000 元，记入贷方。此时会计分录如下：

借：银行存款 500 000

　　贷：短期借款　　　　　　　　　　　　　　　　　　　　　　　　　　　500 000

　　［例3－3］企业从某工厂购入原材料（甲）200 000元，材料已验收入库，其中120 000元以银行存款支付，其余暂欠（暂不考虑增值税）。

　　这项经济业务的发生，使企业的资产类账户"原材料"增加了200 000元，记入借方；同时资产类账户"银行存款"减少了120 000元，记入贷方；负债类账户"应付账款"增加了80 000，记入贷方。此时会计分录如下：

　　借：原材料——甲　　　　　　　　　　　　　　　　　　　　　　　　　200 000

　　　　贷：银行存款　　　　　　　　　　　　　　　　　　　　　　　　　120 000

　　　　　　应付账款——某工厂　　　　　　　　　　　　　　　　　　　　 80 000

　　以上经济业务［例3－1］［例3－2］属于简单会计分录（一借一贷），经济业务［例3－3］属于复合会计分录。编制复合会计分录对应关系清晰，既能够反映发生的某项经济业务的全貌，又能减少记账凭证的数量，简化记账工作。

　　值得注意的是，在实际工作中不能把不存在对应关系的账户结合起来编制成一个复合会计分录，这样会混淆经济业务发生的实际情况。

（五）借贷记账法的运用

1. 确定会计分录　企业在经济业务发生以后，必然要登记账户，为了保证会计核算的正确性，应先确定会计分录，也就是确定好会计分录的三要素。

　　现以某企业2020年9月份发生的部分经济业务为例进行说明。期初余额见表3－12。

表3－12　总分类账户期初余额表

2020年9月1日　　　　　　　　　　　　　　　　　　　　　　　　　　　单位：元

资产类账户	金额	负债及所有者权益类账户	金额
库存现金	20 000	短期借款	20 000
银行存款	50 000	应付账款	60 000
应收账款	80 000	应交税费	2 000
库存商品	54 000	实收资本	250 000
固定资产	150 000	盈余公积	22 000
合计	354 000	合计	354 000

　　［例3－4］2日，某投资者投入机器设备一台，价值50 000元，设备验收合格，已交付有关部门使用。

　　借：固定资产　　　　　　　　　　　　　　　　　　　　　　　　　　　 50 000

　　　　贷：实收资本　　　　　　　　　　　　　　　　　　　　　　　　　 50 000

　　［例3－5］5日，从本市某单位购进商品一批，价值100 000元，款项尚未支付（暂不考虑增值税）。

　　借：库存商品　　　　　　　　　　　　　　　　　　　　　　　　　　　100 000

　　　　贷：应付账款　　　　　　　　　　　　　　　　　　　　　　　　　100 000

　　［例3－6］9日，开出转账支票一张20 000元，偿还前欠货款。

　　借：应付账款　　　　　　　　　　　　　　　　　　　　　　　　　　　 20 000

　　　　贷：银行存款　　　　　　　　　　　　　　　　　　　　　　　　　 20 000

　　［例3－7］18日，企业收到外单位前欠款45 000元，当即存入银行。

借：银行存款　　　　　　　　　　　　　　　　　　　　　　　　　45 000

　　贷：应收账款　　　　　　　　　　　　　　　　　　　　　　　　　　45 000

2. 登记账户　各项经济业务编制会计分录以后，应记录有关账户，这个步骤通常称为"过账"。过账以后一般要在月末结账，目的是结算出各账户的本期发生额和期末余额。

上述 4 项经济业务的 T 型账户结构分别如表 3－13、表 3－14、表 3－15、表 3－16、表 3－17、表 3－18 所示。

表 3－13　［例 3－4］固定资产 T 型账户结构

借		固定资产	贷
期初余额	150 000		
（1）	50 000		
本期发生额	50 000	本期发生额	0
期末余额	200 000		

表 3－14　［例 3－4］实收资本 T 型账户结构

借		实收资本	贷
		期初余额	250 000
		（1）	50 000
本期发生额	0	本期发生额	50 000
		期末余额	300 000

表 3－15　［例 3－5］库存商品 T 型账户结构

借		库存商品	贷
期初余额	54 000		
（2）	100 000		
本期发生额	100 000	本期发生额	0
期末余额	154 000		

表 3－16　［例 3－6］银行存款 T 型账户结构

借		银行存款	贷
期初余额	50 000		
（4）	45 000	（3）	20 000
本期发生额	45 000	本期发生额	20 000
期末余额	75 000		

表 3－17　［例 3－6］应付账款 T 型账户结构

借		应付账款	贷
		期初余额	60 000
（3）	20 000	（2）	100 000
本期发生额	20 000	本期发生额	100 000
		期末余额	140 000

表3-18 ［例3-7］应收账款T型账户结构

借		应收账款		贷
期初余额	80 000			
		（4）	45 000	
本期发生额	0	本期发生额	45 000	
期末余额	35 000			

（六）试算平衡

试算平衡是用来检查账户记录是否正确的一种方法。借贷记账法的试算平衡是以会计要素的平衡关系以及借贷记账法的记账规则为理论依据的。

由于在借贷记账法下，对每项经济业务都是用借贷相等的金额来记录，因此无论是每项经济业务的发生额，全部经济业务在会计期间的累计发生额，还是账户期末余额，借方和贷方自始至终都是平衡的，即全部账户借方发生额合计数一定等于贷方发生额合计数，全部账户的期末借方余额与贷方余额也必然相等。可用下列平衡公式来表示：

1. 发生额平衡公式

全部账户本期借方发生额合计数 = 全部账户本期贷方发生额合计数

2. 余额平衡公式

全部账户借方期末余额合计数 = 全部账户贷方期末余额合计数

以上两个平衡公式是账户试算平衡的依据。在记账过程中，如果借贷不平衡，账户就一定存在错误。

现将表3-12至表3-18进行合并，编制一张简单试算平衡表。见表3-19。

表3-19 试算平衡表

账户名称	期初余额		本期发生额		期末余额	
	借方	贷方	借方	贷方	借方	贷方
库存现金	20 000				20 000	
银行存款	50 000		45 000	20 000	75 000	
应收账款	80 000			45 000	35 000	
库存商品	54 000		100 000		154 000	
固定资产	150 000		50 000		200 000	
短期借款		20 000				20 000
应付票据		60 000	20 000	100 000		140 000
应交税费		2 000				2 000
实收资本		250 000		50 000		300 000
盈余公积		22 000				22 000
合计	354 000	354 000	215 000	215 000	484 000	484 000

值得注意的是，虽然通过试算平衡表能够检查出账户的错误，但并不是所有账户的错误都能利用试算平衡表来检验。如果遇到经济业务漏记或重记、账户的记账方向记录颠倒、账户名称用错等情况，试算平衡表是无法检验账户记录的正确性的，此时必须采用其他方法进行检验。

即学即练 3 – 1

某企业在 12 月 17 日领用生产产品的原材料 50 吨，每吨 1 000 元，下列会计分录登记正确的是（　　）。

A. 借：原材料　　　　　　　　　　　　　　　　　　　50 000

　　贷：生产成本　　　　　　　　　　　　　　　　　　　　　50 000

B. 借：生产成本　　　　　　　　　　　　　　　　　　50 000

　　贷：原材料　　　　　　　　　　　　　　　　　　　　　　50 000

C. 借：原材料　　　　　　　　　　　　　　　　　　　50 000

　　贷：库存商品　　　　　　　　　　　　　　　　　　　　　50 000

D. 借：库存商品　　　　　　　　　　　　　　　　　　50 000

　　贷：原材料　　　　　　　　　　　　　　　　　　　　　　50 000

答案解析

第二节　总分类账户与其所属明细分类账户

PPT

一、总分类账户与其所属明细分类账户的关系

账户是根据会计科目开立的户头，因此账户的设置应与会计科目相一致。会计科目有总分类科目和明细分类科目之分，为了满足经济管理对会计资料的不同需要，账户也应该开设总分类账户和明细分类账户。

总分类账户是根据总分类科目开设的，又称为一级账户或总账账户。它总括反映企业资产、负债、所有者权益、收入、费用和利润各要素增减变动的相关资料，此账户只进行金额核算，提供总括的金额指标。明细分类账户是根据子目（二级科目）和细目（三级科目）开设的，又称为明细账户。它不但进行金额核算，提供较详细的金额指标，还依数量反映、实物核算需要提供数量、实物指标。如原材料、库存商品等总账账户，反映了企业全部原材料、库存商品的购入、销售及结余情况，提供的是原材料、库存商品总括的核算指标，没有数量只有金额。如果需要详细反映每种材料的数量、单价，就必须在原材料总账下按照原材料的具体名称设置"甲材料"和"乙材料"等若干个明细分类账户，分别用来核算每种材料的购入、耗用和结存情况。

由此可见，总分类账户和明细分类账户二者的关系是：总分类账户是其所属明细分类账户的概括和综合，对明细分类账户起到统驭和控制的作用；而明细分类账户则是总分类账户的具体化，对其所属的总分类账户起着补充说明的作用。总分类账户和所属明细分类账户所记录的经济业务内容是相同的，二者结合起来，总括而详细地反映经济业务的增减变动及结存情况。二者所不同的只是所提供的核算资料详简不同。

二、总分类账户与其所属明细分类账户的平行登记

企业发生的每一笔经济业务，根据相关凭证登记入账时，一方面要在总分类账户中进行登记，另

一方面还要在其所属的明细分类账户中进行登记,这种登记是采用平行登记的方法进行的,其要点如下:

1. 记账方向相同　将经济业务登记总分类账户和明细分类账户时,借贷方向必须一致。在登记总分类账户借方的同时,也要记入其所属明细分类账户的借方;登记总分类账户贷方的同时,也要记入其所属明细分类账户的贷方。

2. 记账期间相同　对企业发生的经济业务,登记总分类账户和其所属明细分类账户的过程中不必同时进行,但必须在同一个会计期间全部完成。

3. 登记金额相等　将经济业务记入总分类账户的金额,应与记入其所属明细分类账户的金额合计相等。

总分类账户与其所属明细分类账户通过平行登记,在金额上形成了如下等式关系:

(1) 总分类账户借方(或贷方)发生额 = 所属各明细分类账户借方(或贷方)发生额之和

(2) 总分类账户借方(或贷方)余额 = 所属各明细分类账户借方(或贷方)余额之和

以上两个平衡等式是总分类账户与其所属明细分类账户相互核对的理论依据。

现以"原材料"为例,说明总分类账户与其所属明细分类账户的平行登记。

例:某制药企业9月初"原材料"总账余额为20 000元,其所属明细账余额如下:金银花200千克,单价40元/千克,计8 000元;甘草700千克,单价10元/千克,计7 000元;黄芪500千克,单价10元/千克,计5 000元。

开设原材料总账户和明细账户,见表3-20、表3-21、表3-22、表3-23。

9月份该企业有关库存原材料收付业务如下:

[例3-8] 9月4日,企业购入金银花1 000千克,单价40元/千克,计40 000元;购入黄芪400千克,单价10元/千克,计4 000元。商品验收入库,款项以银行存款支付(暂不考虑增值税)。该笔经济业务的会计分录如下:

借:原材料——金银花　　　　　　　　　　　　　　　　　　　　40 000
　　　原材料——黄芪　　　　　　　　　　　　　　　　　　　　　4 000
　　贷:银行存款　　　　　　　　　　　　　　　　　　　　　　　44 000

[例3-9] 9月12日,企业向A企业购入甘草1 500千克,单价10元/千克,计15 000元,货款未付(暂不考虑增值税)。该笔经济业务的会计分录如下:

借:原材料——甘草　　　　　　　　　　　　　　　　　　　　　15 000
　　贷:应付账款——A企业　　　　　　　　　　　　　　　　　　15 000

[例3-10] 9月30日,企业某车间生产药品领用金银花1 000千克,单价40元/千克,计40 000元;甘草1 000千克,单价10元/千克,计10 000元;黄芪800千克,单价10元/千克,计8 000元。该笔经济业务的会计分录如下:

借:生产成本——某车间　　　　　　　　　　　　　　　　　　　58 000
　　贷:原材料——金银花　　　　　　　　　　　　　　　　　　　40 000
　　　原材料——甘草　　　　　　　　　　　　　　　　　　　　10 000
　　　原材料——黄芪　　　　　　　　　　　　　　　　　　　　　8 000

根据上述资料,登记库存商品总账及其所属明细账。

表3-20　总分类账户表

账户名称：原材料　　　　　　　　　　　　　　　　　　　　　　　　　　　　　　金额：元

年		凭证		摘要	借方	贷方	借或贷	余额
月	日	字	号					
9	1			期初余额			借	20 000
	4			购入	44 000		借	64 000
	12		略	购入	15 000		借	79 000
	30			生产领用		58 000	借	21 000
	30			本期发生额及余额	59 000	58 000	借	21 000

表3-21　原材料明细分类账户表

商品名称：金银花　　　　　　　　　　　　　　　　　　　　　　　计量单位：千克　金额：元

年		凭证		摘要	收入			发出			结存		
月	日	字	号		数量	单价	金额	数量	单价	金额	数量	单价	金额
9	1			期初余额							200	40	8 000
	4			购入	1 000	40	40 000				1 200	40	48 000
	30	略	略	生产领用				1 000	40	40 000	200	40	8 000
	31			本期发生额及余额	1 000		40 000	1 000		40 000	200		8 000

表3-22　原材料明细分类账户表

商品名称：甘草　　　　　　　　　　　　　　　　　　　　　　　　计量单位：千克　金额：元

年		凭证		摘要	收入			发出			结存		
月	日	字	号		数量	单价	金额	数量	单价	金额	数量	单价	金额
9	1			期初余额							700	10	7 000
	12			购入	1 500	10	15 000				2 200	10	22 000
	30	略	略	生产领用				1 000	10	10 000	1 200	10	12 000
	30			本期发生额及余额	1 500		15 000	1 000		10 000	1 200		12 000

表3-23　原材料明细分类账户表

商品名称：黄芪　　　　　　　　　　　　　　　　　　　　　　　　计量单位：千克　金额：元

年		凭证		摘要	收入			发出			结存		
月	日	字	号		数量	单价	金额	数量	单价	金额	数量	单价	金额
9	1			期初余额							500	10	5 000
	4			购入	400	10	4 000				900	10	9 000
	30	略	略	生产领用				800	10	8 000	100	10	1 000
	30			本期发生额及余额	400		4 000	800		8 000	100		1 000

从上述平行登记的结果可以看出，"原材料"总分类账户的期初和期末余额及本期借方和贷方发生额，与其所属明细分类账户的期初期末余额之和以及本期借方和贷方发生额之和都是相等的。

和试算平衡表一样，利用这种平衡关系，同样可以检查总分类账户和其所属明细分类账户的登记是否正确。

三、总分类账户与其所属明细分类账户的核对表

在总分类账户及其所属的明细分类账户登记完毕后，我们通常需要编制核对表来验证登记过程是否正确。核对表根据总分类账户及其所属的明细分类账户在金额上形成的等式关系来进行编制。通常核对表的格式如表3－24所示。

表3－24 总分类账户与其所属明细分类账户的核对表 单位：元

账户名称		期初余额		本期发生额		期末余额	
总分类账户	明细分类账户	借方	贷方	借方	贷方	借方	贷方
	合计						

下面以经济业务［例3－8］［例3－9］［例3－10］的"原材料"账户为例，来说明总账与明细账核对表的编制过程。根据表3－20至表3－23，即原材料总账及其明细账，编制两者的核对表，如表3－25所示。

表3－25 原材料总分类账户与其所属明细分类账户核对表 单位：元

原材料		期初余额		本期发生额		期末余额	
总分类账户	明细分类账户	借方	贷方	借方	贷方	借方	贷方
原材料	金银花	8 000		40 000	40 000	8 000	
	甘草	7 000		15 000	10 000	12 000	
	黄芪	5 000		4 000	8 000	1 000	
	合计	20 000		59 000	58 000	21 000	

从上述总账与明细账的核对表中我们可以看出，"原材料"总分类账户中期初与期末余额及本期借贷两方的发生额，与其所属明细账户的期初与期末余额及本期借贷两方的发生额之总和是相等的，说明账户的平行登记无误。如果两者不相等，要及时查明原因，更正账户记录，以保证会计资料的正确性。

即学即练3－2

下列关于总分类账户和明细分类账户的说法错误的是（　　　）。

A. 登记同一项经济业务时，总分类账户及其所辖的明细分类账户登记方向相同

B. 总分类账户的余额一定等于所辖明细分类账户的余额合计数

C. 在实际运用中，所有总分类账户都需要设置明细分类账户

D. 对于同一经济业务，在总分类账户中记入借方，在其所辖明细分类账户中也应计入借方

答案解析

实例分析

实例 某医药企业2020年6月全部资产、负债及所有者权益相关账户的期初余额如表3－26所示。

表3－26 单位：元

资产类账户	金额	负债及所有者权益类账户	金额
库存现金	2 000	短期借款	50 000
银行存款	80 000	应付账款	46 000
短期投资	50 000	应付工资	20 000
应收票据	20 000	应付福利费	2 800
应收账款	35 000	应交税费	1 200
其他应收款	3 000	实收资本	350 000
库存商品	40 000	资本公积	10 000
固定资产	250 000		
合计	480 000	合计	480 000

企业6月份发生下列经济业务：

（1）从银行提取现金20 000元备用。

（2）收到投资人追加投入资本100 000元，款项存入银行。

（3）向银行借入3个月到期的借款60 000元，款项存入银行。

（4）以银行存款45 000元偿还前欠甲公司货款。

（5）购入一批商品60 000元，商品已到，验收入库。其中40 000元以银行存款支付，其余暂欠（暂不考虑增值税）。

（6）收到乙企业前欠货款35 000元，款项存入银行。

（7）预付下半年报纸杂志费8 000元，以存款支付。

（8）销售一批商品，售价70 000元，款项尚未收（暂不考虑增值税）。

（9）用银行存款上缴税费24 000元。

（10）结转本月已销售产品的实际成本52 000元。

问题 1. 根据上述资料编制会计分录。

2. 根据期初余额设置T型账户，并登记各经济业务涉及的各类账户，结算出账户的本期发生额和期末余额。

3. 根据各账户发生额编制本期发生额试算平衡表。

答案解析

目标检测

答案解析

一、单项选择题

1. 复式记账法的理论依据是（ ）。

    A. 会计等式   B. 会计基本等式   C. 会计试算等式   D. 会计动态等式

2. 我国财政部于 1992 年 11 月 30 日发布的《企业会计准则》中，明确规定了企业会计记账采用（　　）。

    A. 试算平衡记账法   B. 增减记账法   C. 收付记账法   D. 借贷记账法

3. 一般情况下，期末余额在借方的账户有（　　）。

    A. 资产类账户   B. 收入类账户   C. 所有者权益类账户   D. 负债类账户

4. 一般情况下，以下账户期末无余额的是（　　）。

    A. 资产类账户   B. 费用类账户   C. 负债类账户   D. 所有者权益类账户

5. 资产类账户期末余额的计算公式为（　　）。

    A. 期末余额 = 期初贷方余额 + 本期贷方发生额 – 本期借方发生额

    B. 期末余额 = 本期借方发生额 – 本期贷方发生额

    C. 期末余额 = 本期贷方发生额 – 本期借方发生额

    D. 期末余额 = 期初借方余额 + 本期借方发生额 – 本期贷方发生额

6. "应收账款"账户的期初余额 3 000 元，本期借方发生额 9 000 元，本期贷方发生额 8 000 元，则该账户的期末余额为（　　）。

    A. 借方 4 000 元   B. 贷方 4 000 元   C. 贷方 5 000 元   D. 借方 8 000 元

7. 下列关于借贷记账法的表述中，错误的是（　　）。

    A. 借贷记账法是一种复式记账方法

    B. 在借贷记账法下，借贷记账法遵循"有借必有贷，借贷必相等"的记账规则

    C. "借"表示增加，"贷"表示减少

    D. 借贷记账法以"借"和"贷"作为记账符号

8. 已知"长期股权投资"账户期初余额 63 000 元，本期贷方发生额 20 000 元，期末余额 100 000 元，则该账户的本期借方发生额为（　　）。

    A. 183 000 元   B. 17 000 元   C. 57 000 元   D. 143 000 元

9. 下列选项中，能通过编制试算平衡表判断的记账差错是（　　）。

    A. 漏记了某项经济业务

    B. 错误地使用了应借记的会计科目

    C. 只登记了会计分录的借方或贷方，漏记了另一方

    D. 颠倒了记账方向

10. 简单会计分录的形式是（　　）。

    A. 一借多贷   B. 一借一贷   C. 一贷多借   D. 多借多贷

二、多项选择题

1. 下列项目中期末余额一般在借方的有（　　）。

    A. 实收资本   B. 固定资产   C. 应收账款   D. 待摊费用

    E. 库存商品

2. 会计分录三要素有（　　）。

    A. 记账方向   B. 账户名称   C. 账户格式   D. 账户结构

    E. 记账金额

3. 会计期末账户记录错误，一般有下列情况（　　）。

A. 试算平衡表不正确　　B. 漏记　　　　　　C. 重记　　　　　　　　D. 记账方向错误

E. 账户名称用错

4. 总分类账户与其所属明细分类账户平行登记的要点有（　　　）。

　A. 方向相同　　　　　B. 空间相同　　　　　C. 期间相同　　　　　D. 金额相等

　E. 余额相等

5. 下列公式可以表示账户中余额与发生额之间的关系的是（　　　）。

　A. 本期期初余额＝上期期末余额

　B. 本期期末余额＝上期期初余额

　C. 本期期末余额＝期初余额＋本期增加发生额－本期减少发生额

　D. 本期期末余额＝本期增加发生额－本期减少发生额

　E. 本期期末余额－期初余额＝本期增加发生额－本期减少发生额

书网融合……

知识回顾　　　微课　　　习题

（邹　宇　侯凌云）

第四章 企业主要经济业务核算

学习引导

新中国成立以来，特别是改革开放后，国家有关部门对会计工作做出了重要部署和重要指示。经济越发展，会计越重要。生产越发展，生产的社会化程度越高，企业经营过程及经济业务越复杂，会计工作就越重要。会计作为经济计量的支柱，从内容到形式总是体现着经济的面貌，反映企业在经营过程中发生的主要交易或事项。

本章介绍企业主要经营业务核算的内容，通过对筹集资金、采购过程、生产过程、销售过程、利润形成及分配业务进行会计核算，阐述各经营业务的活动内容、账户的设置和主要业务的账户对应关系。

学习目标

1. **掌握** 企业主要经济业务过程的会计核算及相应会计分录的编制。
2. **熟悉** 企业主要经济业务过程所涉及的账户名称、借贷方登记的项目、余额方向。
3. **了解** 企业主要经济业务的内容。

第一节 筹集资金主要经济业务核算 微课

PPT

一、筹集资金业务概述

企业为了进行正常的生产经营活动，需要以资金作为从事生产经营活动的物质基础。资金主要来源于两个方面：一是所有者（投资者）投入的资金，二是从债权人（金融机构或其他单位）借入的资金。因此企业在筹集资金过程中发生的主要经济业务包括：所有者投入资金的核算、从债权人借入资金的核算。

核算使用的主要账户有：实收资本或股本、资本公积、短期（长期）借款、应付债券，其对应账户为各种资产类账户：库存现金、银行存款、固定资产、原材料、无形资产等。

二、所有者投入资金的核算

（一）账户设置

1. **"实收资本"账户** 属于所有者权益类账户，核算企业的投资者投入形成企业法定资本的各种资产的价值。借方登记实收资本的减少数额，贷方登记实收资本的增加数额，余额在贷方，表示企业期末实收资本的实有数额。其账户结构如表4-1所示：

表4-1 "实收资本"账户的核算内容及结构表

借方	实收资本	贷方
		期初余额：上期末实有数额
本期投资人收回的资本		本期收到的资本投入、资本公积转增金额
		期末余额：投入的资本总额

2. **"股本"账户** 属于所有者权益类账户，核算股份有限公司投入资本的增减变动情况。贷方登记股本的增加数额，借方登记股本的减少数额，贷方登记股本的增加额，余额在贷方，表示股东投入的股本。其账户结构如表4-2所示。

表4-2 "股本"账户的核算内容及结构表

借方	股本	贷方
		期初余额：上期末实有数额
股本的减少额		股本的增加额
		期末余额：股东投入的股本

3. **"资本公积"账户** 属于所有者权益类账户，核算企业收到投资者超出其在企业的注册资本（股本）中所占份额的投资，以及直接计入所有者权益的利得和损失等。除了资本（股本）溢价项目以外的资本公积都记入"其他资本公积"明细账户。借方登记资本公积的减少额，贷方登记资本公积的增加额，余额在贷方，表示资本公积的结余数。其账户结构如表4-3所示。

表4-3 "资本公积"账户的核算内容及结构表

借方	资本公积	贷方
		期初余额：上期末实有数额
资本公积的减少额		资本公积的增加额
		期末余额：资本公积的结余数

4. **"银行存款"账户** 属于资产类账户，核算企业存入银行和其他金融机构的各种款项。借方登记银行存款的增加数额，贷方登记银行存款的减少数额，余额一般在借方，表示期末银行存款余额。本账户可以按币种或银行户名进行明细分类核算。其账户结构如表4-4所示。

表4-4 "银行存款"账户的核算内容及结构表

借方	银行存款	贷方
期初余额：上期末实有数额		
增加的款项		减少的款项
期末余额：银行存款余额		

5. **"库存现金"账户** 属于资产类账户，核算企业库存现金的增减变动及结存情况。借方登记库存现金的增加额，贷方登记库存现金的减少额，余额在借方，表示库存现金的实有数。其账户结构如表4-5所示。

表 4 – 5 "库存现金"账户的核算内容及结构表

借方	库存现金	贷方
期初余额：上期末实有数额		
本期库存现金的增加额	本期库存现金的减少额	
期末余额：库存现金的实有数		

6. "固定资产"账户 属于资产类账户，核算企业现有固定资产的原价。借方登记增加固定资产的原价，贷方登记减少固定资产的原价，余额在借方，表示结存固定资产的原价。可按固定资产的类别进行明细分类核算。其账户结构如表 4 – 6 所示。

表 4 – 6 "固定资产"账户的核算内容及结构表

借方	固定资产	贷方
期初余额：上期末实有数额		
本期增加的固定资产	本期减少的固定资产	
期末余额：结存的固定资产		

7. "无形资产"账户 属于资产类账户，核算企业持有的无形资产成本，包括专利权、非专利技术、商标权、著作权等。借方登记增加的无形资产，贷方登记减少的无形资产，余额在借方，表示结存的无形资产。本账户依无形资产的项目不同设明细分类账户。其账户结构如表 4 – 7 所示。

表 4 – 7 "无形资产"账户的核算内容及结构表

借方	无形资产	贷方
期初余额：上期末实有数额		
本期增加的无形资产	本期减少的无形资产	
期末余额：结存的无形资产		

(二)会计核算

1. 接受投资的账务处理

借：银行存款（以实际收到金额作为投资入账）

固定资产（合同或协议约定的价值）

贷：实收资本（或股本，投资合同或协议约定的投资者在企业注册资本或股本中所占份额的部分）

资本公积——资本溢价（或资本公积——股本溢价，实际收到的金额超过投资者在企业注册资本或股本中所占份额的部分）

［例 4 – 1］由 A、B 共同投资成立甲企业，注册资本为 2 000 000 元，出资人的出资比例各为 50%，其中 A 投资款 1 000 000 元已存入银行，B 以机器设备 1 000 000 元投资。编制的会计分录如下：

借：银行存款　　　　　　　　　　　　　　　　　　　　　　　　1 000 000

　　固定资产　　　　　　　　　　　　　　　　　　　　　　　　1 000 000

　　贷：实收资本——A　　　　　　　　　　　　　　　　　　　　　　1 000 000

　　　　　　——B　　　　　　　　　　　　　　　　　　　　　　1 000 000

［例 4 – 2］承［例 4 – 1］，为扩大经营规模，经批准甲企业注册资本扩大为 2 500 000 元，假设 C 愿意出资获取 1/5 的股份。C 以一台设备作为资本投入，该批设备投资合同约定价值 800 000 元，不考

虑相关税费。编制的会计分录如下：

借：固定资产   800 000

    贷：实收资本——C   500 000

        资本公积——资本溢价   300 000

2. 投资减少的账务处理 企业减少实收资本的原因有两种：一是资本过剩，二是发生重大亏损需要减少实收资本。

借：实收资本（实际返还金额）

    贷：银行存款

［例4-3］假设甲企业经批准减少实收资本500 000元。编制的会计分录如下：

借：实收资本   500 000

    贷：银行存款   500 000

三、从债权人借入资金的核算

（一）账户设置

1. "短期（长期）借款"账户 属于负债类账户，核算短期（长期）借款的取得和归还情况。贷方登记取得借款金额，借方登记归还借款金额，余额在贷方，表示尚未归还的借款金额。可以按债权人名称进行明细分类核算。其账户结构如表4-8所示。

表4-8 "短期（长期）借款"账户的核算内容及结构表

借方	短期（长期）借款	贷方
		期初余额：上期末实有数额
已归还的借款	借得的款项	
		期末余额：尚未归还的借款

2. "应付债券"账户 属于负债类账户，核算企业为筹集资金而对外发行的期限在1年以上的债券，是约定在一定期限内还本付息的一种书面承诺。贷方登记发行债券时的金额，借方登记债券到期时的金额，余额在贷方，表示尚未到期的债券金额。其账户结构如表4-9所示。

表4-9 "应付债券"账户的核算内容及结构表

借方	应付债券	贷方
		期初余额：上期末实有数额
到期债券	发行债券	
		期末余额：尚未到期的债券

（二）会计核算

企业借入短期（长期）借款、发生应付债券的账务处理：

借：银行存款

    贷：短期（长期）借款、应付债券

［例4-4］由于战略性物资储备需要，甲企业临时向银行借入短期借款50 000元，借款期限为2个

月；向银行借入长期借款 40 000 元，借款期限 2 年；发行债券 100 000 股，每股面值 3 元，按照面值发行，收入均存入银行。编制的会计分录如下：

借：银行存款　　　　　　　　　　　　　　　　　　　　　　390 000
　　贷：短期借款　　　　　　　　　　　　　　　　　　　　　　50 000
　　　　长期借款　　　　　　　　　　　　　　　　　　　　　　40 000
　　　　应付债券　　　　　　　　　　　　　　　　　　　　　300 000

即学即练 4－1

根据以下资料，编制会计分录：
1. 甲企业收到国家投入资本 200 000 元，存入银行。
2. 甲企业收到投资人投入的全新运输汽车 1 辆，价值 250 000 元。
3. 甲企业发行普通股 500 000 股，每股面值 8 元，按照面值发行，股票收入已存入银行。
4. 甲企业按每股 12 元发行面值为 10 元的股票 100 000 股，股票收入存入银行。

答案解析

第二节　采购过程主要经济业务核算

PPT

一、采购过程业务概述

企业筹集到所需资金后，需要采购固定资产和原材料进行正常的生产经营活动，这是将企业资金转化为企业资产的过程。因此，采购过程业务主要包括固定资产采购业务和材料采购业务。

核算使用的主要账户有"在建工程""应交税费""应交税费——应交增值税""在途物资""原材料""应付账款""应付票据""预付账款""合同资产"等。

二、固定资产采购业务的核算

（一）账户设置

1. "在建工程"账户　属于资产类账户，核算企业基建、更新改造等在建工程发生的支出。借方登记企业各项在建工程的实际支出，贷方登记工程达到预定可使用状态时转出的成本等。期末余额在借方，反映企业期末尚未达到预定可使用状态的在建工程的成本。其账户结构如表 4－10 所示。

表 4－10　"在建工程"账户的核算内容及结构表

借方	在建工程	贷方
期初余额：上期末实有数额		
各项在建工程的实际支出	工程达到预定可使用状态时转出的成本	
期末余额：尚未达到预定可使用状态的在建工程的成本		

2. "应交税费"账户　属于负债类账户，核算企业实际缴纳和应缴纳税费增减变化情况。借方登记

已缴纳的各种税费，贷方登记应缴纳的各种税费。期末余额一般在贷方，表示企业尚未缴纳的税费；期末余额如在借方，表示企业多缴纳的税费。其账户结构如表 4 - 11 所示。

表 4 - 11 "应交税费"账户的核算内容及结构表

借方　　　　　　　　　　　　应交税费　　　　　　　　　　　　贷方		
期初余额：上期末多缴纳的税费		期初余额：上期末尚未缴纳的税费
已缴纳的各种税费		应缴纳的各种税费
期末余额：多缴纳的税费		期末余额：尚未缴纳的税费

3. "应交税费——应交增值税"账户　属于负债类账户，核算企业应交和实交增值税情况的账户，属于"应交税费"的明细账户。增值税的计算采用抵扣的方式，即"应纳增值税额 = 当期销项税额 - 当期进项税额"。企业购买材料时向供应单位支付的增值税称为进项税额，记入该账户的借方；企业在销售商品时向购买单位收取的增值税称为销项税额，记入该账户的贷方。期末余额如果在贷方，表示企业应缴而未缴的增值税；期末余额如果在借方，则表示企业本期尚未抵扣的增值税。其账户结构如表 4 - 12 所示。

表 4 - 12 "应交税费——应交增值税"账户的核算内容及结构表

借方　　　　　　　应交税费——应交增值税　　　　　　　贷方		
期初余额：上期末尚未抵扣的增值税		期初余额：上期末尚未缴纳的增值税
进项税额、已交税金、转出未交增值税		销项税额、进项税额转出、转出多交增值税
期末余额：尚未抵扣的增值税		期末余额：尚未缴纳的增值税

知识链接

关于深化增值税改革有关政策的公告（摘要）

财政部　税务总局　海关总署公告 2019 年第 39 号

为贯彻落实党中央、国务院决策部署，推进增值税实质性减税，现将 2019 年增值税改革有关事项公告如下：

一、增值税一般纳税人（以下称纳税人）发生增值税应税销售行为或者进口货物，原适用 16% 税率的，税率调整为 13%；原适用 10% 税率的，税率调整为 9%。

二、纳税人购进农产品，原适用 10% 扣除率的，扣除率调整为 9%。纳税人购进用于生产或者委托加工 13% 税率货物的农产品，按照 10% 的扣除率计算进项税额。

三、原适用 16% 税率且出口退税率为 16% 的出口货物劳务，出口退税率调整为 13%；原适用 10% 税率且出口退税率为 10% 的出口货物、跨境应税行为，出口退税率调整为 9%。

四、适用 13% 税率的境外旅客购物离境退税物品，退税率为 11%；适用 9% 税率的境外旅客购物离境退税物品，退税率为 8%。

（二）会计核算

1. 不需要安装的固定资产账务处理　企业应按购入固定资产时实际支付的买价、运输费、装卸费、专业人员服务费和其他相关税费等作为固定资产的成本。

借：固定资产（固定资产的成本）

应交税费——应交增值税（进项税额）

贷：银行存款（支付的全部价款）

[例4-5]甲企业购入一台不需要安装的设备，已验收使用。取得增值税专用发票上注明设备买价为20 000元，增值税税额为2 600元，支付运杂费400元。编制的会计分录如下：

借：固定资产 20 400

应交税费——应交增值税（进项税额） 2 600

贷：银行存款 23 000

2. 需要安装的固定资产账务处理　购入需要安装的固定资产，采购支出以及发生的安装费用等均应通过"在建工程"科目核算，待安装完毕达到预定可使用状态时，从"在建工程"账户转入"固定资产"账户。

（1）企业购入固定资产时：

借：在建工程（实际支付的买价、运输费、装卸费和其他相关税费等）

应交税费——应交增值税（进项税额）

贷：银行存款（实际支付的全部价款）

（2）发生安装费时：

借：在建工程

贷：银行存款（实际支付的款项）

（3）安装完毕，达到预定可使用状态时：

借：固定资产（确定的固定资产的实际成本）

贷：在建工程

[例4-6]甲企业购入一台需要安装的设备，取得增值税专用发票上注明的买价为20 000元，增值税税额为2 600元，支付运杂费400元。配送人员对其进行安装，安装完毕达到预定可使用状态，发生安装费1 000元。款项全部以银行存款支付。编制的会计分录如下：

（1）支付设备价款、运输费和增值税：

借：在建工程 20 400

应交税费——应交增值税（进项税额） 2 600

贷：银行存款 23 000

（2）支付安装费：

借：在建工程 1 000

贷：银行存款 1 000

（3）安装完毕达到预定可使用状态时：

借：固定资产 21 400

贷：在建工程 21 400

三、材料采购业务的核算

（一）账户设置

1. "在途物资"账户　属于资产类账户，核算企业购入材料的采购成本。借方登记发生的采购成本，贷方登记由于已验收入库而减少的材料数。期末余额在借方，反映尚未入库的实际采购成本，其账户结构如表 4 – 13 所示。

表 4 – 13　"在途物资"账户的核算内容及结构表

借方	在途物资	贷方
期初余额：上期末实有数额		
发生的采购成本	由于已验收入库而减少的材料数	
期末余额：尚未入库的实际采购成本		

2. "原材料"账户　属于资产类账户，核算企业库存的各种材料。借方登记已验收入库材料的成本，贷方登记发出材料的成本。期末余额在借方，反映库存材料的计划成本或实际成本，其账户结构如表 4 – 14 所示。

表 4 – 14　"原材料"账户的核算内容及结构表

借方	原材料	贷方
期初余额：上期末实有数额		
已验收入库材料的成本	发出材料的成本	
期末余额：库存材料成本		

3. "应付账款"账户　属于负债类账户，核算企业购买材料、商品和接受劳务等应支付的款项。贷方登记应付的债务款项，借方登记已偿还的债务款项。期末余额一般在贷方，反映企业期末尚未支付的款项，借方期末余额反映企业预付的款项，其账户结构如表 4 – 15 所示。

表 4 – 15　"应付账款"账户的核算内容及结构表

借方	应付账款	贷方
期初余额：上期末预付的款项	期初余额：上期末尚未支付的款项	
已偿还的债务款项	应付的债务款项	
期末余额：预付的款项	期末余额：尚未支付的款项	

4. "应付票据"账户　属于负债类账户，核算企业购买材料、商品和接受劳务等开出、承兑的商业汇票，包括银行承兑汇票和商业承兑汇票。贷方登记企业开出、承兑的商业汇票，借方登记企业已经支付或者到期无力支付的商业汇票。期末余额在贷方，反映尚未到期的商业汇票的票面金额，其账户结构如表 4 – 16 所示。

表 4 – 16　"应付票据"账户的核算内容及结构表

借方	应付票据	贷方
	期初余额：上期末实有数额	
已支付或者到期无力支付的商业汇票	开出、承兑的商业汇票	
	期末余额：尚未到期的商业汇票的票面金额	

5. "预付账款"账户　属于资产类账户，核算企业按照合同规定预付的款项。预付款项情况不多的企业，也可以不设置该账户，将预付的款项直接记入"应付账款"账户。借方登记企业因购货等业务

预付的款项，贷方登记企业收到货物后应支付的款项等。借方期末余额反映企业预付的款项，贷方期末余额反映企业尚需补付的款项，其账户结构如表4-17所示。

表4-17 "预付账款"账户的核算内容及结构表

借方	预付账款	贷方
期初余额：上期末预付的款项		期初余额：上期末尚需补付的款项
因购货等业务预付的款项		收到货物后应支付的款项
期末余额：预付的款项		期末余额：尚需补付的款项

6. "合同资产"账户 属于资产类账户，核算企业已向客户转让商品而有权收取对价的权利，且该权利取决于时间流逝之外的其他因素（如履行合同中的其他履约义务）。借方登记因已转让商品而有权收取的对价金额，贷方登记取得无条件收款权的金额。借方期末余额反映企业已向客户转让商品而有权收取的对价金额，该账户可按合同进行明细核算，其账户结构如表4-18所示。

表4-18 "合同资产"账户的核算内容及结构表

借方	合同资产	贷方
期初余额：上期末实有数额		
因已转让商品而有权收取的对价金额		取得无条件收款权的金额
期末余额：已向客户转让商品而有权收取的对价金额		

（二）会计核算

反映材料的收、发、结存情况的账户有："在途物资""原材料"；反映企业结算材料款的账户有"库存现金""银行存款""应付账款""应付票据""预付账款""合同资产"；涉及税费的账户有"应交税费——应交增值税（进项税额）"。

［例4-7］甲企业向A药厂购入甲材料，已验收入库，货款8 000元，增值税1 040元及运杂费160元未付。编制的会计分录如下：

    借：原材料——甲材料   8 160
        应交税费——应交增值税（进项税额）   1 040
        贷：应付账款——A药厂   9 200

［例4-8］甲企业在B药厂购买乙材料10 000元，增值税1 300元，开具商业承兑汇票，材料尚未验收入库。编制的会计分录如下：

    借：在途物资——乙材料   10 000
        应交税费——应交增值税（进项税额）   1 300
        贷：应付票据   11 300

即学即练4-2

答案解析

根据以下资料，编制会计分录：

1. 收到甲企业运来的A材料，价值3 000元，货款已办理预付，材料验收已办理入库。

2. 甲企业向B药厂购买的乙材料，价值10 000元，已完成验收入库手续。

第三节　生产过程主要经济业务核算

PPT

一、生产过程业务概述

　　企业在生产过程中发生的费用，是企业为获得收入而预先垫支并需要得到补偿的资金耗费，主要包括生产产品所消耗的原材料、辅助材料、燃料和动力，生产工人的工资和福利费，厂房和机器设备等固定资产的折旧费，以及管理和组织生产、为生产服务而发生的各种费用。通过核算生产费用的发生和分配，来计算产品成本。其中，计入产品成本的费用有直接材料、直接人工和制造费用；不计入产品成本而直接计入当期损益的费用有管理费用、销售费用和财务费用。

　　核算使用的主要账户有"生产成本""制造费用""应付职工薪酬""管理费用""销售费用""财务费用""库存商品"。

二、生产耗费的核算

（一）账户设置

1. "生产成本"账户　属于成本类账户，核算企业在生产过程中为生产各种产品而发生的，按不同产品分别计算归集所得出的，为生产某种产品而耗用的费用。借方登记应计入产品生产成本的各项费用，包括产品生产时发生的直接材料、直接人工、其他直接支出和间接费用，贷方登记结转的已生产完工并已验收入库产成品的实际生产成本。期末余额在借方，反映尚未完工的在产品成本，其账户结构如表4-19所示。

表4-19　"生产成本"账户的核算内容及结构表

借方	生产成本	贷方
期初余额：上期末实有数额		
产品生产时发生的直接材料、直接人工、其他直接支出和间接费用	结转的已生产完工并已验收入库产成品的实际生产成本	
期末余额：尚未完工的在产品成本		

2. "制造费用"账户　属于成本类账户，核算归集和分配企业为生产产品和提供劳务而发生的各项间接费用。借方登记各项间接费用（车间等生产成本管理部门耗费的），贷方登记结转入"生产成本"由各种产品负担的费用。期末结转后，该账户一般无余额，其账户结构如表4-20所示。

表4-20　"制造费用"账户的核算内容及结构表

借方	制造费用	贷方
各项间接费用（车间等生产成本管理部门耗费的）	结转入"生产成本"由各种产品负担的费用	

3. "应付职工薪酬"账户　属于负债类账户，核算企业应付职工薪酬的提取、结算、使用等情况。贷方登记分配计入有关成本费用项目的职工薪酬数额，借方登记实际支付、使用的职工薪酬。贷方期末

余额，反映应付未付的职工薪酬，其账户结构如表 4 – 21 所示。

表 4 – 21　"应付职工薪酬"账户的核算内容及结构表

借方	应付职工薪酬	贷方
		期初余额：上期末实有数额
实际支付、使用的职工薪酬		分配计入有关成本费用项目的职工薪酬数额
		期末余额：应付未付的职工薪酬

4. "管理费用"账户　属于损益类账户，核算企业行政管理部门组织和管理生产经营活动而发生的费用。借方登记发生的各项管理费用，贷方登记期末转入"本年利润"账户的管理费用，期末结转后本账户应无余额，其账户结构如表 4 – 22 所示。

表 4 – 22　"管理费用"账户的核算内容及结构表

借方	管理费用	贷方
行政管理部门发生的各项管理费用		转入"本年利润"账户

5. "销售费用"账户　属于损益类账户，核算企业在销售商品过程中发生的各项费用，包括运输费、装卸费、包装费、保险费、展览费和广告费，以及为销售商品而专设的销售部门的职工工资及福利费、业务费等经营费用。借方登记本期发生的各项销售费用，贷方登记期末转入"本年利润"账户的数额，结转后本账户应无余额，其账户结构如表 4 – 23 所示。

表 4 – 23　"销售费用"账户的核算内容及结构表

借方	销售费用	贷方
销售部门发生的各项销售费用		转入"本年利润"账户

6. "财务费用"账户　属于损益类账户，核算企业为筹集生产经营所需资金等而发生的费用。借方登记企业发生的各项财务费用，贷方登记期末转入"本年利润"账户的财务费用，期末结转后本账户无余额财务费用，其账户结构如表 4 – 24 所示。

表 4 – 24　"财务费用"账户的核算内容及结构表

借方	财务费用	贷方
利息支出（减利息收入）、汇兑损失（减汇兑收益）、金融机构的手续费		转入"本年利润"账户

（二）会计核算

1. 材料费用的账务处理　对于直接用于某种产品生产的材料费用，应直接计入该产品生产成本；对于由多种产品共同耗用，应由这些产品共同负担的材料费用，应选择适当的标准在这些产品之间进行分配，按分担的金额计入相应的成本计算对象。在确定材料费用时，应根据领料凭证区分车间、部门和不同用途后，按照确定的金额将发出材料进行账务处理：

借：生产成本（生产产品耗用的材料费用）

制造费用（车间一般耗用的材料费用）

管理费用（管理部门耗用的材料费用）

销售费用（销售部门耗用的材料费用）

其他业务成本（对外销售材料的成本）

贷：原材料

[例4-9] 甲企业根据当月的领料凭证，分配材料费用，编制当月材料耗用汇总表如表4-25所示。

表4-25 甲企业材料耗用汇总表

项目	甲材料		乙材料		丙材料		合计	
	数量（千克）	金额（元）	数量（千克）	金额（元）	数量（千克）	金额（元）	数量（千克）	金额（元）
制造A产品耗用	1 000	8 000	600	2 400	2 000	20 000		30 400
制造B产品耗用	1 000	8 000	300	1 200	1 000	10 000		19 200
小计	2 000	16 000	900	3 600	3 000	30 000		49 600
车间一般耗用	500	4 000			100	1 000		5 000
行政管理部门领用			100	400				400
合计	2 500	20 000	1 000	4 000	3 100	31 000		55 000

甲企业根据上述材料耗用汇总表。编制会计分录如下：

借：生产成本——A产品　　　　　　　　　　　　　　　　　　　　　30 400

　　　　　　——B产品　　　　　　　　　　　　　　　　　　　　　19 200

　　制造费用　　　　　　　　　　　　　　　　　　　　　　　　　　5 000

　　管理费用　　　　　　　　　　　　　　　　　　　　　　　　　　400

　　贷：原材料——甲材料　　　　　　　　　　　　　　　　　　　　20 000

　　　　　　　——乙材料　　　　　　　　　　　　　　　　　　　　4 000

　　　　　　　——丙材料　　　　　　　　　　　　　　　　　　　　31 000

2. 人工费用的账务处理　企业应当根据职工提供服务的受益对象，分别按下列情况处理职工薪酬：

借：生产成本（生产部门人员的职工薪酬）

　　制造费用（车间管理人员的职工薪酬）

　　管理费用（管理部门人员的职工薪酬）

　　销售费用（销售人员的职工薪酬）

　　贷：应付职工薪酬

[例4-10] 甲企业结算本月应付职工工资24 200元，其中，制造A产品工人工资12 000元，制造B产品工人工资8 000元，车间管理人员工资1 400元，厂部管理人员工资2 800元。编制的会计分录如下：

借：生产成本——A产品　　　　　　　　　　　　　　　　　　　　　12 000

　　　　　　——B产品　　　　　　　　　　　　　　　　　　　　　8 000

　　制造费用　　　　　　　　　　　　　　　　　　　　　　　　　　1 400

　　管理费用　　　　　　　　　　　　　　　　　　　　　　　　　　2 800

　　贷：应付职工薪酬　　　　　　　　　　　　　　　　　　　　　　24 200

[例 4 – 11] 甲企业以银行存款 24 200 元发放职工工资，支付银行手续费 80 元。编制的会计分录如下：

借：应付职工薪酬　　　　　　　　　　　　　　　　　　　　　　　　　24 200

　　财务费用　　　　　　　　　　　　　　　　　　　　　　　　　　　　　 80

　　贷：银行存款　　　　　　　　　　　　　　　　　　　　　　　　　　　　　24 280

三、产品形成的核算

（一）账户设置

"库存商品"账户　属于资产类账户，核算库存商品实际成本增减变动及结存情况。借方登记已完工并验收入库商品的实际生产成本，贷方登记已经出售的商品的实际生产成本，借方期末余额表示库存商品的实际生产成本，其账户结构如表 4 – 26 所示。

表 4 – 26　"库存商品"账户的核算内容及结构表

借方	库存商品	贷方
期初余额：上期末实有数额		
已完工并验收入库商品的实际生产成本	已经出售的商品的实际生产成本	
期末余额：库存商品的实际生产成本		

（二）会计核算

1. 分配制造费用时

借：生产成本

　　贷：制造费用

2. 产品生产完成并验收入库时

借：库存商品（完工产品生产成本）

　　贷：生产成本

[例 4 – 12] 将本月发生的制造费用 6 400 元分配计入产品成本。

借：生产成本　　　　　　　　　　　　　　　　　　　　　　　　　　　6 400

　　贷：制造费用　　　　　　　　　　　　　　　　　　　　　　　　　　　　6 400

[例 4 – 13] 甲企业本月产品成本全部制造完工，并已入库，按其实际生产成本 76 000 元结转。编制的会计分录如下：

借：库存商品　　　　　　　　　　　　　　　　　　　　　　　　　　　76 000

　　贷：生产成本　　　　　　　　　　　　　　　　　　　　　　　　　　　76 000

> **即学即练 4 – 3**
>
> 根据以下资料，编制会计分录：
>
> 1. 以银行存款支付本月由行政管理负担的书报杂志费 400 元。
> 2. 以银行存款支付由企业管理部门负担的短期借款利息 800 元。
> 3. 结算并以银行存款支付本月职工修理费工资 5 640 元，其中车间修理费 3 600 元，行政管理部门修理费 2 040 元，另付银行手续费 10 元。
>
> 答案解析

第四节　销售过程主要经济业务核算

一、销售过程业务概述

销售过程是企业生产经营过程的最后阶段，也是企业产品价值的实现阶段，资金的回收就是通过扩大再生产的销售过程实现的。销售过程的经济业务核算主要核算产品销售收入、结算情况，核算销售产品应负担的产品销售成本、销售费用、税金及附加。

核算使用的主要账户有"主营业务收入""主营业务成本""销售费用""税金及附加""应收账款""预收账款""合同负债""应收票据""其他业务收入""其他业务成本"。

二、销售过程的核算

（一）账户设置

1. "主营业务收入"账户　属于损益类账户，核算企业销售产品、提供劳务等所取得的收入。贷方登记实现的产品销售收入，借方登记结转入"本年利润"账户的数额，期末结转后本账户应无余额。其账户结构如表 4 – 27 所示。

表 4 – 27　"主营业务收入"账户的核算内容及结构表

借方	主营业务收入	贷方
转入"本年利润"账户		实现的产品销售收入

2. "主营业务成本"账户　属于损益类账户，核算企业因销售商品、提供劳务或让渡资产使用权等日常活动而发生的实际成本。借方登记已销售产品的成本，贷方登记转入"本年利润"账户的数额，结转后本账户无余额。该账户应根据产品类别分别设置明细分类账户，进行明细分类核算。其账户结构如表 4 – 28 所示。

表 4 – 28　"主营业务成本"账户的核算内容及结构表

借方	主营业务成本	贷方
已销售产品的成本		转入"本年利润"账户

3. "销售费用"账户　属于损益类账户，核算企业在销售过程中发生的各项费用。借方登记销售过程发生的运输费、包装费、广告费及销售机构的职工工资、业务费等费用，贷方登记转入"本年利润"账户的数额，期末结转后本账户应无余额。其账户结构如表 4 – 29 所示。

表 4 – 29　"销售费用"账户的核算内容及结构表

借方	销售费用	贷方
销售过程发生的运输费、包装费、广告费、销售机构经费。		转入"本年利润"账户

4. "税金及附加"账户　属于损益类账户，核算企业按规定计算确定的与经营活动相关的税费。借方登记应缴纳的消费税、资源税、城市维护建设税和教育费附加等相关税费，贷方登记转入"本年利润"账户的与经营活动相关的税费，期末结转后，该账户无余额。其账户结构如表4－30所示。

表4－30　"税金及附加"账户的核算内容及结构表

借方	税金及附加	贷方
应缴纳的消费税、资源税、城市维护建设税和教育费附加等相关税费		转入"本年利润"账户

5. "应收账款"账户　属于资产类账户，核算企业因销售商品、提供劳务等经营活动应收取的款项。借方登记企业对外销售应收回的款项，贷方登记已收回的款项。期末余额通常在借方，反映企业尚未收回的应收账款；期末余额如果在贷方，反映企业预收不符合《企业会计准则第14号——收入》（2017）先收款后履约的款项。其账户结构如表4－31所示。

表4－31　"应收账款"账户的核算内容及结构表

借方	应收账款	贷方
期初余额：上期末尚未收回的应收账款		期初余额：上期末预收的款项
企业对外销售应收回的款项		已收回的款项
期末余额：企业尚未收回的应收账款		期末余额：企业预收的款项

6. "预收账款"账户　属于负债类账户，核算企业按合同的规定预收购买单位或接受劳务单位款项的增减变动及结余情况。贷方登记发生的预收账款，借方登记发货后与购买单位结算的款项。期末余额如在贷方，表示企业预收账款的结余额；如在借方，表示购货单位或接受劳务单位应补付给本企业的款项。其账户结构如表4－32所示。

表4－32　"预收账款"账户的核算内容及结构表

借方	预收账款	贷方
期初余额：上期末购货单位或接受劳务单位应补付给本企业的款项		期初余额：上期末预收账款的结余额
发货后与购买单位结算的款项		发生的预收账款
期末余额：购货单位或接受劳务单位应补付给本企业的款项		期末余额：预收账款的结余额

7. "合同负债"账户　属于负债类账户，核算企业已收或应收客户对价而应向客户转让商品的义务。贷方登记企业在向客户转让商品之前，已经收到货并已经取得无条件收取合同对价权利的金额，借方登记企业向客户转让商品时冲销的金额。贷方期末余额反映企业在向客户转让商品之前，已经收到的合同对价或已经取得的无条件收取合同对价权利的金额。该账户按合同进行明细核算。其账户结构如表4－33所示。

表4-33 "合同负债"账户的核算内容及结构表

借方	合同负债	贷方
		期初余额：上期末实有数额
向客户转让商品时冲销的金额		在向客户转让商品之前，已经收到货并已经取得无条件收取合同对价权利的金额
		期末余额：在向客户转让商品之前，已经收到的合同对价或已经取得的无条件收取合同对价权利的金额

8. "应收票据"账户 属于资产类账户，核算企业因销售商品、提供劳务等业务而收到的商业汇票。借方登记企业收到的应收票据，贷方登记票据到期转销的应收票据。期末余额在借方，反映企业持有的商业汇票的票面金额。其账户结构如表4-34所示。

表4-34 "应收票据"账户的核算内容及结构表

借方	应收票据	贷方
期初余额：上期末实有数额		
收到的应收票据		票据到期转销的应收票据
期末余额：持有的商业汇票的票面金额		

9. "其他业务收入"账户 属于损益类账户，核算企业确认的除主营业务活动以外的其他经营活动实现的收入。贷方登记企业实现的其他业务收入，包括材料的销售收入、包装物出租收入、固定资产出租收入等，借方登记转入"本年利润"账户的其他业务收入。期末结转后，该账户无余额。其账户结构如表4-35所示。

表4-35 "其他业务收入"账户的核算内容及结构表

借方	其他业务收入	贷方
转入"本年利润"账户		材料的销售收入、包装物出租收入、固定资产出租收入

10. "其他业务成本"账户 属于损益类账户，核算企业确认的除主营业务活动以外的其他经营活动所发生的支出。借方登记除主营业务活动以外的其他经营活动所发生的支出，包括销售材料的成本、出租包装物的成本、出租固定资产的折旧额和出租无形资产的摊销额等，贷方登记转入"本年利润"账户的其他业务支出。期末结转后，该账户无余额。其账户结构如表4-36所示。

表4-36 "其他业务成本"账户的核算内容及结构表

借方	其他业务成本	贷方
销售材料的成本、出租包装物的成本、出租固定资产的折旧额和出租无形资产的摊销额		转入"本年利润"账户

（二）会计核算

[例4-14]甲企业向乙企业销售A产品30台，每台售价2 000元，合计60 000元，货款已存入银

行。编制的会计分录如下：

借：银行存款 60 000
　　贷：主营业务收入——A产品 60 000

［例4-15］甲企业出售B产品10件，每件售价200元，共计2 000元，货款未收到。编制的会计分录如下：

借：应收账款 2 000
　　贷：主营业务收入——B产品 2 000

［例4-16］甲企业销售过程中发生的运输费800元，以银行存款支付。编制的会计分录如下：

借：销售费用 800
　　贷：银行存款 800

［例4-17］甲企业根据合同预收丙企业购买产品货款12 000元，已存入银行。编制的会计分录如下：

借：银行存款 12 000
　　贷：合同负债 12 000

［例4-18］甲企业结转已售A产品30台的实际生产成本31 400元，已售B产品10件的实际生产成本1 200元。编制的会计分录如下：

借：主营业务成本——A产品 31 400
　　主营业务成本——B产品 1 200
　　贷：库存商品——A产品 31 400
　　　　库存商品——B产品 1 200

［例4-19］甲企业结算已售A、B产品应交纳产品税费1 800元。编制的会计分录如下：

借：税金及附加 1 800
　　贷：应交税费 1 800

［例4-20］甲企业向丁企业销售一批原材料，甲企业收到丁企业支付的款项80 000元，存入银行。编制的会计分录如下：

借：银行存款 80 000
　　贷：其他业务收入 80 000

［例4-21］甲企业向丁企业销售的原材料的实际成本为60 000元，丁企业收到原材料并验收入库。编制的会计分录如下：

借：其他业务成本 60 000
　　贷：原材料 60 000

即学即练 4-4

答案解析

根据以下资料，编制会计分录：

1. 甲企业向乙企业销售A产品30台，每台售价3 000元，合计90 000元，增值税为15 300元，货款已存入银行。

2. 甲企业出售B产品10件，每件售价500元，共计5 000元，增值税为850元，货款未收到。

第五节 利润形成及分配业务的核算

PPT

一、利润形成及分配业务概述

利润是企业的最终经营成果，它是反映企业工作质量的一个重要指标。企业在扩大再生产过程中，除了销售产品会形成主营业务利润，还可能进行其他经营业务（如出售材料、出租包装物）形成其他业务利润；对外进行债券或股票投资，实现投资收益，也可能发生一些与营业无关的营业外收支。

核算使用的主要账户有"本年利润""投资收益""营业外收入""营业外支出""利润分配""盈余公积""应付股利""所得税费用"。

二、利润形成的核算

（一）账户设置

1."本年利润"账户 属于所有者权益类账户，核算企业本年度实现的利润或亏损总额。贷方登记结转入的各项收入，借方登记结转入的各项成本、费用。贷方期末余额表示企业的净利润，借方期末余额表示企业的净亏损。年末应将该账户的余额转入"利润分配"账户，经过结转之后，该账户年末没有余额。其账户结构如表4-37所示。

表4-37 "本年利润"账户的核算内容及结构表

借方	本年利润	贷方
期初余额：上期末净亏损		期初余额：上期末净利润
结转入的各项成本、费用		结转入的各项收入
期末余额：企业的净亏损		期末余额：企业的净利润

2."投资收益"账户 属于损益类账户，核算企业对外投资取得的收入或发生的损失。贷方登记发生的投资收益和结转入"本年利润"账户的投资净损失，借方登记发生的投资损失和结转入"本年利润"账户的投资净收益。期末结转后，该账户无余额。其账户结构如表4-38所示。

表4-38 "投资收益"账户的核算内容及结构表

借方	投资收益	贷方
发生的投资损失和结转入"本年利润"账户的投资净收益		发生的投资收益和结转入"本年利润"账户的投资净损失

3."营业外收入"账户 属于损益类账户，核算企业发生的各项营业外收入。贷方登记营业外收入的实现，包括确实无法支付应付账款、固定资产盘盈、罚款净收入等，借方登记结转入"本年利润"的营业外收入。期末结转后，该账户无余额。其账户结构如表4-39所示。

表4-39 "营业外收入"账户的核算内容及结构表

借方	营业外收入	贷方
转入"本年利润"账户		确实无法支付应付账款、固定资产盘盈、罚款净收入

4. "营业外支出"账户　属于损益类账户，核算企业发生的各项营业外支出。借方登记营业外支出的发生额，包括固定资产盘亏、公益性捐赠支出、赔偿金、违约金等，贷方登记转入"本年利润"账户的营业外支出。期末结转后，该账户无余额。其账户结构如表4-40所示。

表4-40　"营业外支出"账户的核算内容及结构表

借方	营业外支出	贷方
固定资产盘亏、公益性捐赠支出、赔偿金、违约金	转入"本年利润"账户	

（二）会计核算

[例4-22]甲企业以银行存款支付非正常事故的善后处理费1 200元。编制的会计分录如下：

借：营业外支出　　　　　　　　　　　　　　　　　　　1 200
　　贷：银行存款　　　　　　　　　　　　　　　　　　1 200

[例4-23]甲企业处理无法支付的应付A药厂的应付账款1 000元。编制的会计分录如下：

借：应付账款　　　　　　　　　　　　　　　　　　　　1 000
　　贷：营业外收入　　　　　　　　　　　　　　　　　1 000

[例4-24]甲企业投资收益年末余额为100 000元，年末结转至"本年利润"账户。编制的会计分录如下：

借：投资收益　　　　　　　　　　　　　　　　　　　100 000
　　贷：本年利润　　　　　　　　　　　　　　　　　100 000

三、利润分配的核算

（一）账户设置

1. "利润分配"账户　属于所有者权益类账户，核算企业利润的分配（或亏损的弥补）和历年分配（或弥补亏损）后的余额。贷方登记由"本年利润"转入的盈余数，借方登记由"本年利润"转入的亏损数、计提的盈余公积、计提应支付的股利或利润。期末，"利润分配"账户下的其他明细账户的余额转入"利润分配——未分配利润"明细账户，结转后，除"利润分配——未分配利润"明细账户可能有余额外，其他各个明细账户均无余额。其账户结构如表4-41所示。

表4-41　"利润分配"账户的核算内容及结构表

借方	利润分配	贷方
期初余额：上期末未弥补的亏损数	期初余额：上期末未分配的利润数	
由"本年利润"转入的亏损数、计提的盈余公积、计提应支付的股利或利润	由"本年利润"转入的盈余数	
期末余额：未弥补的亏损数	期末余额：未分配的利润数	

2. "盈余公积"账户　属于所有者权益类账户，核算企业从净利润中提取的盈余公积。贷方登记从利润中提取的盈余公积，借方登记转增资本和弥补亏损数。期末余额在贷方，反映尚未转增资本和弥补亏损数。其账户结构如表4-42所示。

表4-42 "盈余公积"账户的核算内容及结构表

借方	盈余公积	贷方
	期初余额：上期末实有数额	
转增资本和弥补亏损数	从利润中提取的盈余公积	
	期末余额：尚未转增资本和弥补亏损数	

3. "应付股利"账户 属于负债类账户，核算企业分配的现金股利或利润。贷方登记应付给投资者的股利或利润，借方登记实际支付给投资者的股利或利润。期末余额在贷方，反映企业应付未付的股利或利润。其账户结构如表4-43所示。

表4-43 "应付股利"账户的核算内容及结构表

借方	应付股利	贷方
	期初余额：上期末实有数额	
实际支付给投资者支付的股利或利润	应付给投资者的股利或利润	
	期末余额：应付未付的股利或利润	

4. "所得税费用"账户 属于损益类账户，核算企业确认的应从当期利润总额中扣除的所得税费用。借方登记企业计算的应缴纳的所得税，贷方登记企业期末转入"本年利润"账户的所得税。期末转入"本年利润"账户后，该账户无余额。其账户结构如表4-44所示。

表4-44 "所得税费用"账户的核算内容及结构表

借方	所得税费用	贷方
企业计算的应缴纳的所得税	转入"本年利润"账户的所得税	

（二）会计核算

企业当年实现的净利润，首先是弥补以前年度的亏损，然后按顺序分配。

1. 提取法定盈余公积 一般按当年实现净利润的10%提取。

2. 向投资者分配利润或股利 其中，股份制企业向投资者分配利润时，按以下顺序：

（1）支付优先股股利；

（2）提取任意盈余公积金；

（3）支付普通股股利。

［例4-25］甲企业按规定计算应付给投资者8 000元股利。编制的会计分录如下：

借：利润分配——应付现金股利   8 000

    贷：应付股利   8 000

［例4-26］甲企业通过银行转账方式向投资者支付股利8 000元。编制的会计分录如下：

借：应付股利   8 000

    贷：银行存款   8 000

［例4-27］甲企业按年末净利润900 000元的10%计提法定盈余公积。编制的会计分录如下：

计提的法定盈余公积 = 900 000 × 10% = 90 000（元）

借：利润分配——提取法定盈余公积   90 000

    贷：盈余公积——法定盈余公积   90 000

［例4-28］甲企业按年末净利润900 000元的5%计提任意盈余公积。编制的会计分录如下：

计提的任意盈余公积=900 000×5%=45 000（元）

借：利润分配——提取任意盈余公积　　　　　　　　　　　　　　45 000

　　贷：盈余公积——任意盈余公积　　　　　　　　　　　　　　　　45 000

［例4-29］甲企业将"利润分配"所属其他明细科目的余额结转至"未分配利润"明细科目。编制的会计分录如下：

借：利润分配——未分配利润　　　　　　　　　　　　　　　　143 000

　　贷：利润分配——提取法定盈余公积　　　　　　　　　　　　　90 000

　　　　　　　　——提取任意盈余公积　　　　　　　　　　　　　45 000

　　　　　　　　——应付现金股利　　　　　　　　　　　　　　　8 000

▶▶ 实例分析

实例　甲企业在6月期间发生下列经济业务：

（1）6月6日，向乙企业购入材料20 000元，已验收入库，货款未付。

（2）6月10日，以银行存款归还银行短期借款50 000元。

（3）6月10日，收到丙股东追加投入资金50 000元，存入银行。

（4）6月10日，以银行存款发放工资80 000元。

（5）6月20日，将向其他企业借入的短期借款50 000元转为股本。

（6）6月21日，已到期的应付票据2 500元因无力支付转为应付账款。

（7）6月22日，生产车间领用材料10 000元投入生产。

问题　请试着编制上述经济业务相关的会计分录。

答案解析

目标检测

答案解析

一、单选题

1. 用银行存款购入一台笔记本电脑，下列（　　）分录正确。

A. 借：固定资产　　　　　　　　　　B. 借：银行存款
　　　贷：银行存款　　　　　　　　　　　　贷：固定资产

C. 借：库存现金　　　　　　　　　　D. 借：固定资产
　　　贷：固定资产　　　　　　　　　　　　贷：实收资本

2. 投入新资金存入公司银行账户，下列（　　）分录正确。

A. 借：实收资本　　　　　　　　　　B. 借：库存现金
　　　贷：银行存款　　　　　　　　　　　　贷：实收资本

C. 借：银行存款　　　　　　　　　　D. 借：实收资本
　　　贷：实收资本　　　　　　　　　　　　贷：库存现金

3. "本年利润"账户的期初余额为100 000元，借方发生额为60 000元，贷方发生额为80 000元，本月"本年利润"账户的期末余额是（　　）元。

A. 40 000   B. 120 000   C. 80 000   D. 20 000

4. 下列费用中，应计入产品成本的是（   ）。

 A. 提取的车间管理人员福利费   B. 医务和福利部门人员的工资

 C. 劳动保险费   D. 广告费

5. 企业销售产品实现了收入，应（   ）。

 A. 借记"主营业务收入"账户   B. 贷记"主营业务收入"账户

 C. 贷记"本年利润"账户   D. 贷记"营业外收入"账户

6. 购入材料的市内运杂费，一般应计入（   ）。

 A. 材料运输成本   B. 产品生产成本   C. 制造费用   D. 管理费用

7. 下列应计入产品成本的费用是（   ）。

 A. 车间机器设备的修理费   B. 工会经费

 C. 企业行政管理部门设备的折旧费   D. 业务招待费

8. 能够直接确定并计入某种产品成本的费用称为（   ）。

 A. 期间费用   B. 间接费用   C. 直接费用   D. 制造费用

9. 企业支付为销售本企业产品而专设销售机构的经费应计入（   ）。

 A. 财务费用   B. 经营费用   C. 管理费用   D. 销售费用

10. 出售废旧物资取得的收入应计入（   ）账户。

 A. "投资收益"   B. "营业外收入"

 C. "主营业务收入"   D. "其他业务收入"

二、多选题

1. 下列账户中，期末余额为零的有（   ）。

 A. "生产成本"   B. "制造费用"   C. "管理费用"   D. "财务费用"

2. 下列不属于流动负债的是（   ）。

 A. 应付债券   B. 合同资产   C. 应付票据   D. 应付账款

3. 期间费用包括（   ）。

 A. 销售费用   B. 财务费用   C. 管理费用   D. 制造费用

4. 下列属于资产的是（   ）。

 A. 应收账款   B. 银行存款   C. 预付账款   D. 合同负债

5. 企业应该在月末计算本月应支付给职工的工资总额，并形成一项负债，应该借记（   ）账户，贷记"应付职工"薪酬账户。

 A. "生产成本"   B. "制造费用"   C. "财务费用"   D. "销售费用"

书网融合……

 知识回顾 微课 习题

（郑镇宁）

第五章　会计凭证

学习引导

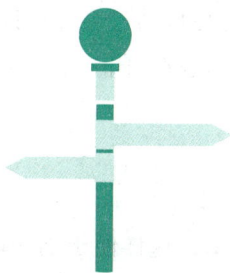

在日常生活中，人们习惯在购买高价商品时向商家索要发票，因为发票是我们购买商品的一种凭证，倘若商品出现问题，购买者就可凭借发票找寻商家，来维护自己的权益。需要进行独立核算的特定经济组织，在处理任何一项经济业务时，都必须及时取得或填制真实、有效的书面证明，做到"有凭有据"。

本章主要介绍会计凭证的概念、分类、填制与审核等相关内容，培养学生填制与审核会计凭证的基本技能和综合运用知识的能力，为后续学习专业课程和从事实际工作奠定基础。

学习目标

1. **掌握**　原始凭证、记账凭证填制和审核的方法。
2. **熟悉**　原始凭证、记账凭证的基本格式和内容以及会计凭证的种类。
3. **了解**　会计凭证存在的意义、会计凭证的传递程序和保管方法。

第一节　会计凭证概述

PPT

一、会计凭证的概念

会计凭证是记录经济业务、明确经济责任，按一定格式编制的，并作为记账依据的一种书面证明。为了保证会计记录的真实性和可靠性，进行独立核算的经济组织在处理经济业务时，都必须及时取得或填制真实、准确的书面证明，以书面形式的凭证来证明经济业务的发生和完成情况，并以此为依据进行会计的核算工作。合法取得、正确填制和审核会计凭证是会计核算工作的基础，也是会计核算的基本方法之一。

作为核算依据的会计凭证种类繁多，形式多样。例如，购买商品的发票，出差购买的飞机票、火车票，入住酒店的住宿发票等，都属会计凭证。

> **即学即练 5 – 1**
>
> 在药店购药，收银员在电脑上打印的购物小票是顾客购买药品的证明，它属于会计凭证吗？（问答题）
>
> 答案解析

二、会计凭证的意义

取得、填制和审核会计凭证是会计核算工作的起点。如实反映经济业务的内容，有效监督经济业务的合理性和合法性，可以在源头上保证会计资料的真实性和完整性，对会计管理工作效能的发挥有着重要意义。

（一）可以记录经济业务，提供记账依据

取得、填制和审核会计凭证是会计工作的开始环节。会计凭证能够证明经济业务的发生和完成情况，各企、事业单位日常经营活动中每天都有可能发生各项经济业务，会计部门可以通过会计凭证将这些经济业务及时、真实地记录下来，并通过整理、分类和汇总，为登记账簿提供依据。因此审核无误的会计凭证对保证会计账簿记录的真实性和正确性起着关键的作用。

（二）可以明确经济责任，强化内部控制

会计凭证除了记录经济业务的基本内容以外，还需要由相关部门、人员签章，这样便于划清职责，明确责任，可促使经济业务的经办单位和经办人对经济业务的真实性、合法性负责，强化了工作的责任感。同时在会计凭证的传递过程中，还起到了相互监督、相互制约的作用，加强了单位内部的控制，有利于改善经营管理水平。

（三）可以监督经济活动，确保财产安全

通过会计凭证的审核，可以监督各项经济业务的合法性、合理性。会计凭证的审核可以检查相关人员的工作情况，查明每项经济业务是否符合国家的法律、法规、财经制度，是否符合单位的目标实现和预算执行；检查相关人员和企业有无违法乱纪、铺张浪费等侵害国家财产的行为；及时发现和纠正经营管理中存在的问题和漏洞，进行事中控制，保护国家和集体的财产安全。

三、会计凭证的种类

经济业务的复杂性决定了会计凭证的多样性。为了正确使用会计凭证，充分发挥会计凭证的作用，必须按照一定的分类标准对其分类。通常按照会计凭证的填制程序和用途将其划分为两类，即原始凭证和记账凭证。而原始凭证与记账凭证又可根据不同的标准进行更具体的分类，如图 5 - 1 所示。

四、原始凭证和记账凭证的区别

原始凭证和记账凭证都称为会计凭证，但是原始凭证记录的是经济信息，它是编制记账凭证的依据，是会计核算的基础。而记账凭证记录的是会计信息，它是登记账簿的依据。原始凭证和记账凭证的主要区别体现在以下几个方面：

1. 填制的人员不同　原始凭证大多数由本单位或外单位业务经办人员填制，而记账凭证是由会计人员填制的。

2. 填制的依据不同　原始凭证是根据已发生或完成的经济业务填制的，而记账凭证则是根据审核后的原始凭证填制的。

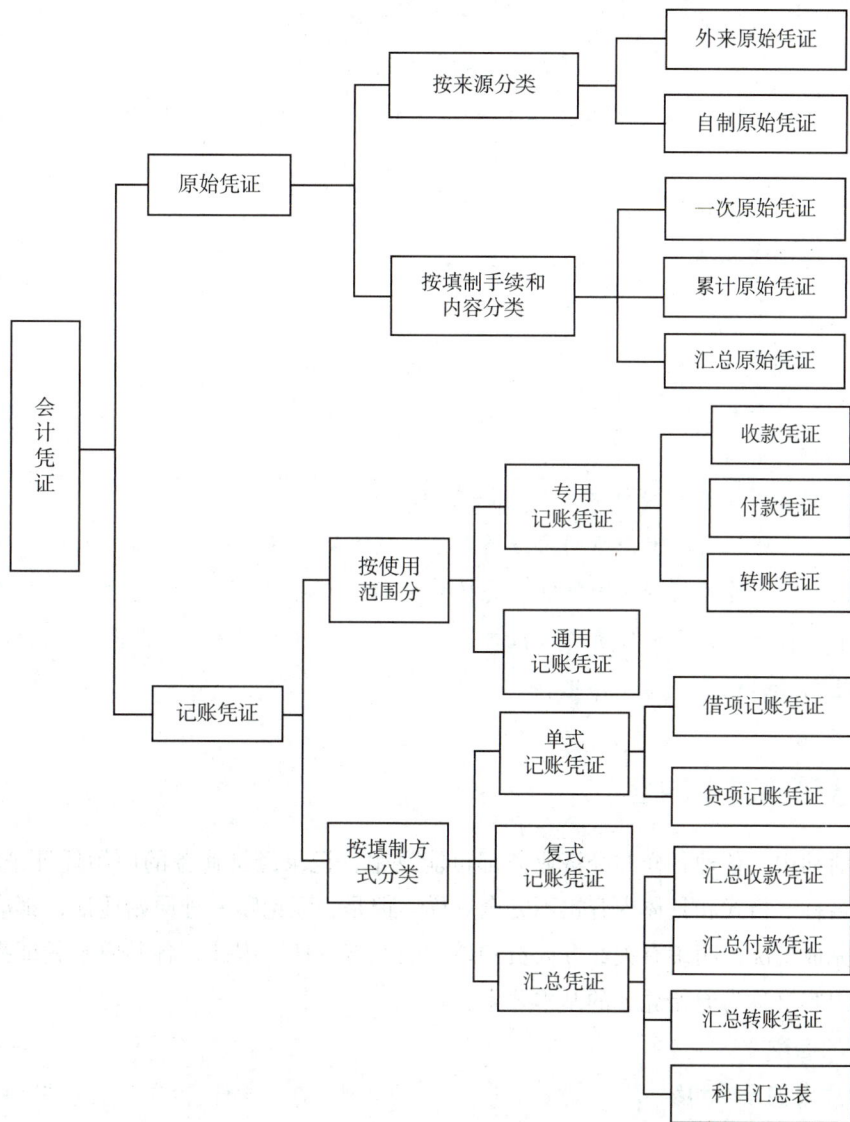

图 5 – 1 会计凭证的分类

3. 填制的内容不同　原始凭证只是记录经济业务已发生或完成情况的原始证明，而记账凭证则要根据会计账户对已经发生或完成的经济业务进行归类、整理。

4. 发挥的作用不同　原始凭证是记账凭证的附件和填制记账凭证的依据，而记账凭证是登记账簿的依据。

第二节　原始凭证的填制和审核

PPT

原始凭证是在经济业务发生或完成时取得或填制的，用以记录、证明经济业务已经发生或完成情况的书面文件。原始凭证是填制记账凭证和登记账簿的原始依据，是会计核算的重要原始资料。如借款单、工资表、产品入库、出库单等，都属于原始凭证。

📱 **知识链接** ··

原始凭证的相关经济事项

原始凭证是填制记账凭证的依据，它决定了会计信息的质量。为了更好地对经济业务进行核算，《中华人民共和国会计法》第十条明确规定：下列经济事项应与办理会计手续进行核算：

1. 款项和有价证券的收付；

2. 财物的收发、增减和使用；

3. 债权债务的发生和结算；

4. 资本、基金的增减；

5. 收入、支出、费用、成本的计算；

6. 财务成果的计算和处理；

7. 需要办理会计手续、进行会计核算的其他事项。

第十四条规定：办理本法第十条所列的经济业务事项，必须填制或者取得原始凭证并及时送交会计机构。会计机构、会计人员必须按照国家统一会计制度的规定对原始凭证进行审核。对不真实、不合法的原始凭证有权不予接受，并向单位负责人报告；对记载不准确、不完整的原始凭证予以退回，并要求按国家统一的会计制度的规定更正、补充。

··

一、原始凭证的基本内容

在单位经济活动中，各种各样的经济业务都可能发生，记录经济业务的原始凭证来源于四面八方，每种原始凭证的名称、格式和具体内容也不完全一样。但是，无论哪一种原始凭证，都应该说明有关经济业务的执行和完成情况，明确有关经办人员和单位的经济责任。因此，各种原始凭证都必须具备以下基本内容，这些内容又称为原始凭证的基本要素：

1. 原始凭证的名称

2. 填制原始凭证的日期和编号

3. 接受原始凭证的单位名称

4. 经济业务的基本内容 包括品种、数量、单价和金额等。

5. 填制原始凭证的单位名称或者填制人姓名

6. 填制单位及有关人员签名或盖章 有些原始凭证具有一定的特殊性，如出于习惯或使用单位认为不易伪造，则不加盖公章，但这种凭证一般应有固定的特殊标志，如火车票、飞机票等。

在实际工作中，除上述基本内容外，还可根据经营管理和特殊业务的需要，进行一定的内容补充，或按照原始凭证应具备的基本内容，设计和印制适合本单位需要的原始凭证。为了加强宏观管理，强化监督，主管部门可为同类经济业务设计统一的凭证格式，在特定的单位统一使用。如由税务部门设计的统一发票，财政部门统一印制的行政、事业单位使用的收款收据，中国人民银行统一制定的现金支票、转账支票等。

以增值税专用发票为例，原始凭证所应具备的基本要素如图 5-2 所示。

二、原始凭证的种类

（一）按照来源不同分类

原始凭证按其来源不同，可分为外来原始凭证和自制原始凭证两类。

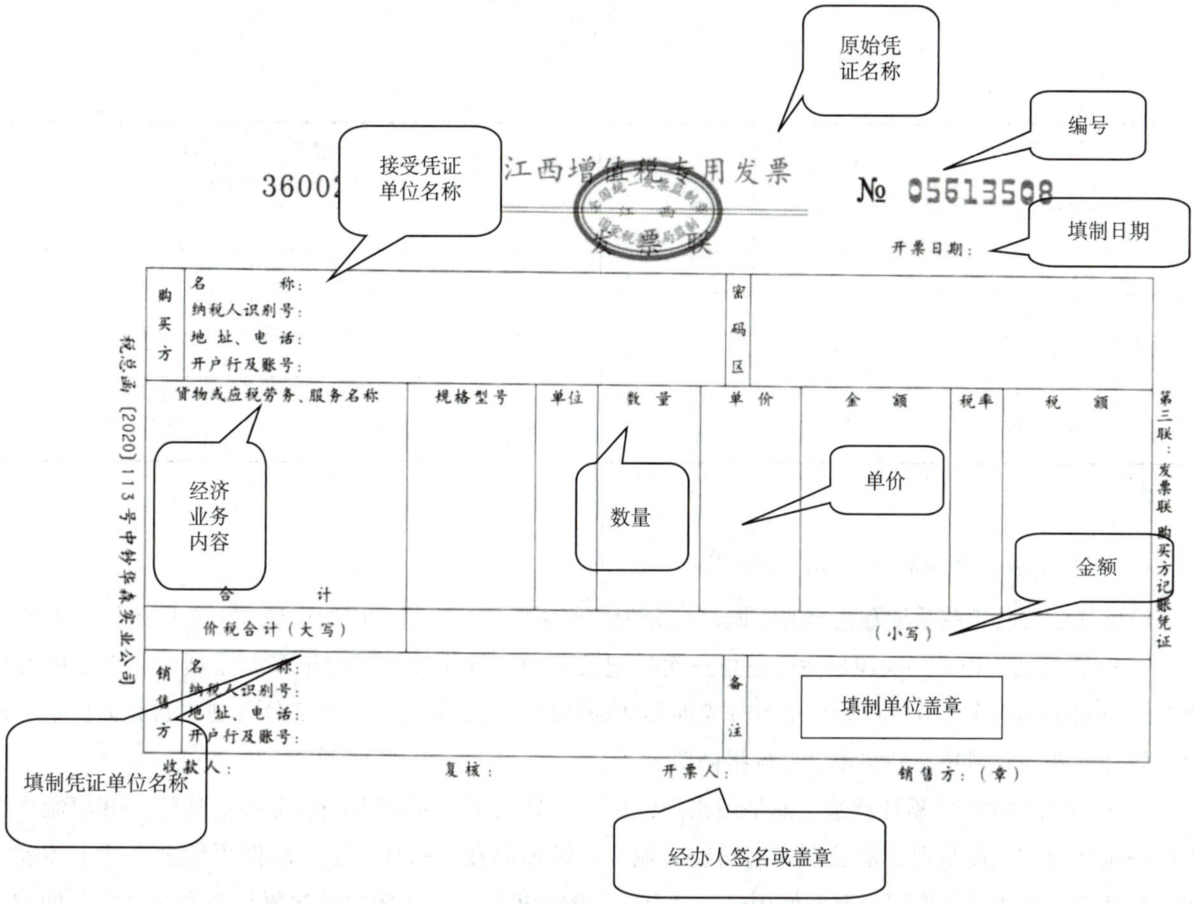

图 5-2 增值税专用发票中的基本要素

1. 外来原始凭证 外来原始凭证是指在经济业务发生或完成时，由业务经办人员从外单位取得的原始凭证。如购货发票、增值税专用发票、银行收账通知单、职工出差取得的火车票或飞机票等。

2. 自制原始凭证 自制原始凭证是指本单位内部经办业务的部门和人员在执行或完成某项经济业务时所填制的原始凭证。如购进材料入库时由仓库保管人员填制的收料单，出差人员填写的差旅费报销单；商品销售或材料出库时由业务部门开出的产品出库单、领料单等。部分自制原始凭证的格式如表 5-1、5-2 所示。

表 5-1 收料单

发票号码：　　　　　　　　　　　　　　　　　　　　　　　　　　收料单号：
供应单位：　　　　　　　　　　　　年　月　日
材料类别：　　　　　　　　　　　　　　　　　　　　　　　　　　收料仓库：

编号	名称	规格	单位	数量		实际成本			
				应收	实收	买价		运费	其他	合计
						单价	金额			
合计										

采购员：　　　　　　检验员：　　　　　　记账员：　　　　　　保管员：

表 5 – 2　差旅费报销单

年　月　日

事　　由：

部　　门：　　　　　　　姓名：　　　　　　　　　　职务：　　　　　　　　　　　　单据　张

起止时间				起止地点	车船费	市内交通	住宿费	其他费用（　）	出差补贴		合计
月	日	月	日						天数	金额	
金额小计				大写：					¥		
报销金额				大写：			预借款		补领金额：		
									退还金额：		

部门主管：　　　　　财务主管：　　　　会计：　　　　　出纳：　　　　　　经手人：

（二）原始凭证按填制手续和内容分类

原始凭证按其填制手续和内容的不同，可分为一次原始凭证、累计原始凭证和汇总原始凭证 3 种。

1. 一次原始凭证　一次原始凭证是指一次只记录一项经济业务或同时记录若干项同类性质的经济业务，填制手续一次完成的原始凭证。外来原始凭证都是一次原始凭证，大部分自制原始凭证也是一次原始凭证，例如收料单、领料单、差旅报销单等。

2. 累计原始凭证　累计原始凭证是用来连续记录一定时期若干同类经济业务的凭证。其填制手续不是一次完成的，而是把经常发生的相同经济业务连续填制在一张凭证上，填制手续需在期末才能完成。其特点是在规定的期限内有效使用多次，有一定的额度控制，可随时结出累计数及结余数，期末按照实际发生额记账。比较有代表性的累计原始凭证，如限额领料单，表样如表 5 – 3 所示。

表 5 – 3　限额领料单

材料科目：　　　　　　　　　　　　　　　　　材料类别：

领料车间（部门）：　　　　　　　　　　　　　编号：

用途：　　　　　　　　　　　　年　月　日　仓库：

材料编号	材料名称	规格	计量单位	领用限额	实际领用		
					数量	单位成本	金额
日期	领用		实发		退回		限额结余数量
	数量	领料单位	数量	发料人	领料人	数量	领料人	退料人	

日期	领用 数量	领用 领料单位	实发 数量	实发 发料人	实发 领料人	退回 数量	退回 领料人	退回 退料人	限额结余数量
合计									

生产计划部门负责人：　　　　　　　供应部门负责人：　　　　　　　仓库保管员：

3. 汇总原始凭证　汇总原始凭证是用来汇总一定时期内反映同类经济业务的原始凭证。对于收发、填写原始凭证数量较多的企业，可以通过编制汇总原始凭证合并同类型的经济业务，既可集中反映某项经济业务的总括情况，又能简化记账凭证的填制工作。常用的汇总原始凭证有工资汇总表、收料凭证汇总表、发料凭证汇总表等。发料凭证汇总表如表 5 – 4 所示。

表 5-4 发料凭证汇总表

编号：　　　　　　　　　　　　　　年　月　　　　　　　　　　计量单位：　金额单位：元

会计科目（用途）	领料部门	原材料	辅助材料	合计
生产成本	第一车间			
	第二车间			
	小计			
制造费用	车间一般耗用			
管理费用	管理部门耗用			
合计				

会计主管：　　　　　　　　　复核：　　　　　　　　　制表：

即学即练 5-2

下列属于外来原始凭证的是（　　　　）。

A. 收料单　　　　　B. 银行收账通知单　　　　　C. 工资表　　　　　D. 发货票据

答案解析

三、原始凭证的填制要求

原始凭证是进行会计核算工作的原始依据。为了让会计核算资料能真实、正确和及时地反映相关信息，填制的原始凭证必须符合以下基本要求。

1. 记录真实　原始凭证所填制的日期、经济业务内容和数字应真实可靠，必须如实记载，不得弄虚作假。

2. 内容完整　每张原始凭证都必须按照规定项目逐项填写完整，不得遗漏和省略；有关部门和人员的签名和盖章必须齐全。

3. 填制及时　各种凭证都应遵循及时性会计原则要求，及时填写或取得，并按规定程序及时送交会计部门审核、记账，以保证会计资料、经济信息的时效性。

4. 书写规范　文字要简洁，字迹要清楚，易于辨认，应使用国家有关部门推出的规范标准汉字，大小写金额必须相符且填写规范。

5. 编号连续　如果原始凭证已预先印定编号，在填制时应按照编号顺序使用，写坏或跳号的凭证应加盖"作废"戳记，连同存根一起保管，不得撕毁。

四、原始凭证的审核

在日常的会计核算中，只有经过审核无误的原始凭证，才能作为编制记账凭证和登记账簿的依据。为了如实反映经济业务的发生和完成情况，提高会计信息质量，各单位的会计部门对各种原始凭证都要进行严格审核，以保证原始凭证的正确、真实、完整、合法、合理。原始凭证的审核，主要应从以下 5个方面进行：

（一）真实性审核

原始凭证作为会计信息的基本信息源，其真实性对会计信息的质量具有至关重要的影响。审核原始凭证真实性是指审核发生经济业务的双方单位和当事人是否真实，审核原始凭证上所记载的经济业务内容、数据和填制凭证的日期是否真实。此外，对于通用的原始凭证，还应审核凭证本身的真实性，查验凭证的真伪，防止以假冒的原始凭证记账。

（二）合法性审核

审核原始凭证合法性是指审核原始凭证所记录的经济业务是否违反国家法律法规，是否符合规定的审批权限，是否履行了规定的凭证传递和审核程序，有无违反财经纪律以及贪污犯罪、虚报冒领、伪造凭证等违法乱纪行为。

（三）完整性审核

审核原始凭证的完整性，主要是审核原始凭证上所记载的经济活动的各项内容是否符合规定的要求，审批的手续是否健全；原始凭证上的每个项目的填列是否全面、清楚，有无遗漏；附件是否完整。例如购买实物的原始凭证必须有验收证明；支付款项的原始凭证须有收款的证明；一式多联的原始凭证应当注明各联的用途，且只能以一联为报销凭证，书写时还必须用复写纸套写或自带复写功能；职工因公出差的借款收据，必须附在记账凭证上，收回借款时应另开收据，不得退回原借据；发生销售退回时，除填制退货发票外，还必须有退货验收证明，退款时还必须取得对方的收款收据或者汇款银行的凭证，并附上当地主管税务机关开具的"进货退出或索取折让证明单"，不得以退货发票代替收据。审核原始凭证时，还须审核凭证中应有的印章、签名是否齐全，从外单位取得的原始凭证必须盖有填制单位公章，从个人取得的原始凭证必须有填制人员签名或盖章。自制的原始凭证必须有经办单位负责人或其指定人的签名或盖章。对外开出的原始凭证必须加盖本单位公章。

（四）正确性审核

审核原始凭证的正确性，是指根据原始凭证的填制要求，审核原始凭证填制手续是否正确；填制的项目、数据的计量计算是否准确；凭证中的文字、数字是否规范，大写和小写金额是否相符；凭证中有书写错误时，是否采取了正确的方法更正；凭证上有无任意涂改、刮擦、挖补等。

（五）合理性审核

原始凭证的合理性审核是指审核原始凭证所记录的经济业务是否符合企业经营活动的需要，是否符合有关的计划和预算等。

原始凭证的审核必须坚持依法依规办事的原则，对不真实、不合法、不合理的原始凭证，会计人员有权不予受理，并向单位负责人报告。对于填写不齐全、手续不完备、书写不规范、数据不准确、附件不完整的原始凭证，应退回经办人补办完整或更正达标后再予以受理。

📱 **知识链接** ─────────────────────────────────

原始凭证的规范书写

为了体现会计岗位的专业性，培养会计人员严谨细致的作风，原始凭证的书写应按照《会计基础工作规范》的要求。原始凭证中的文字和数字书写必须遵循一定的规定，具体要求如下：

1. 要使用蓝、黑墨水笔或特殊书写笔填写，字迹必须清晰、工整。

2. 汉字的大写数字金额，一律用正楷或行书字体书写，大写金额的规范写法如下：壹、贰、叁、肆、伍、陆、柒、捌、玖、拾、佰、仟、万、亿、元、角、分、零、整（正）。大写金额前还应加注

"人民币""美元"等币值单位，大写金额应紧靠币值单位书写；大写金额最后为"元"或"角"的应加写"整"字或"正"字，如"6元"，应写成"陆元整"，"3.5元"，应写成"叁元伍角整"；金额最高位为"1"，应在金额前面加写"壹"字，如"15.6元"的正确写法是"壹拾伍元陆角整"；阿拉伯数字金额中间有"0"时，汉字大写金额应写"零"字，如"￥706.80"，汉字大写金额应写成"人民币柒佰零陆元捌角整"；阿拉伯金额数字中间连续有几个"0"，汉字大写金额中可以只写一个"零"字，如"￥8 007.56"，汉字大写金额应写成"人民币捌仟零柒元伍角陆分"。原始凭证上书写大写金额的位置，金额前后有空位的，应写"零"或划"×"注销，如"3 116.50元"，应写为"零拾零万叁仟壹佰壹拾陆元伍角零分"。

3. 原始凭证中阿拉伯金额数字不能连笔书写。小写金额最高位前面应写货币币种符号，如人民币"￥"货币币种符号与阿拉伯数字之间不得留有空白，阿拉伯金额数字前有人民币符号"￥"的，数字后面不再写"元"字。对于以人民币为单位，且没有数位分隔线的原始凭证，小写金额以元为单位的一律写到角、分，并在元后面点上小数点；金额为整数，角位和分位填写"0"或"—"，如"7.00"或"7.—"；分位为"0"时，分位就写"0"，如"7.50"，不得写"7.5-"；只有分位金额的，在元和角位上各写一个"0"，如"0.08"元。有数位分隔线的原始凭证小写金额，金额是整数的，在角和分位都写上"0"；数字分位为"0"的，在分位上写"0"；只有分位金额，写分位金额，分位之前不用再写"0"；只有角位或分位金额的，在元位及元位之前不用写"0"。

五、原始凭证的更正

原始凭证种类繁多，格式多样，填写过程中难免会出现填写错误的情况，为了更好地规范原始凭证的填制，《中华人民共和国会计法》对更正填写错误的会计凭证有一定的要求，总结如下。

（1）原始凭证所记载的各项内容出现错误，不得随意涂抹、刮擦或挖补。采取上述方式进行修改的原始凭证属于无效凭证，不能作为填制记账凭证或登记会计账簿的依据。

（2）原始凭证内容填写错误，应当由开出单位重开或者更正，并且在更正处加盖开出单位的公章。

（3）原始凭证金额填写有误，不得更正，错误凭证应当由开出单位进行作废处理，并重新开具正确的原始凭证。

（4）开往银行的支票类原始凭证填写错误，不得更正，应当作废并重新填写。

第三节 记账凭证的填制和审核

PPT

一、记账凭证的基本内容 微课

记账凭证是登记账簿的直接依据，由于各单位规模大小及会计核算繁简程度不同，选用的记账凭证格式也会有所不同。为保证记账凭证的正确性和业务内容的完整性，按照我国的《会计基础工作规范》的规定，记账凭证必须具备以下基本要素：

（1）记账凭证的名称 如收款凭证、付款凭证、转账凭证等。

（2）记账凭证的填制日期和编号 填制日期一般用年月日表示，编号按月按顺序进行统一编制。

（3）经济业务事项的内容摘要。

（4）经济业务事项所涉及的会计科目、金额以及记账方向。

（5）所附原始凭证的张数。

（6）有关责任人的签名或者盖章。

（7）记账符号，或称记账标记。

二、记账凭证的种类

在实际工作中，原始凭证种类繁多，格式多样，不能清楚地表明应记录账户的名称和方向。为了便于登记账簿，以及对账和查账，在记账前需要将原始凭证加以归类、整理，编制好记账凭证。记账凭证是指单位财务部门根据已审核无误的原始凭证，按照经济业务事项的内容加以归类，并据以确定会计分录后所填制的作为记账依据的一种会计凭证。

（一）按照使用范围分类

记账凭证按照其使用范围的不同，一般可以分为专用记账凭证和通用记账凭证两类。

1. 专用记账凭证　是用来专门记录某一特定种类经济业务的记账凭证。专用记账凭证又可以按其所记录的经济业务与现金和银行存款收付是否有关划分为收款凭证、付款凭证、转账凭证 3 种。为了便于识别，会计实务中通俗的做法是将收款、付款、转账凭证分别用红、蓝、绿 3 种颜色区分（如今转账凭证也会印刷成黑色）。

（1）收款凭证　是用于记录现金和银行存款收款业务的会计凭证。收款凭证是出纳人员收取款项的依据，同时也是登记总账、现金日记账、银行日记账以及有关明细账的依据。收款凭证一般按现金和银行存款收款业务的原始凭证分别填制。根据反映现金收入的原始凭证编制的记账凭证为现金收款凭证，根据反映银行存款收入业务的原始凭证编制的记账凭证为银行存款收款凭证。收款凭证格式如表 5-5 所示。

表 5-5　收款凭证　　　　　　　　　　　　总字第　号

借方科目：　　　　　　　　　　　　年　月　日　　　　　　　　　　　字第　号

摘要	贷方科目		√	金额									
	总账科目	明细科目		千	百	十	万	千	百	十	元	角	分
人民币（大写）													

财务主管：　　　　记账：　　　　出纳：　　　　复核：　　　　制单：

附单据　张

（2）付款凭证　是用于记录现金和银行存款付款业务的会计凭证。付款凭证是出纳人员支付款项的依据，并与收款凭证一样，是登记总账、现金日记账、银行日记账以及有关明细账的依据。付款凭证是按现金和银行存款付款业务的原始凭证分别填制的，可以分为现金付款凭证和银行存款付款凭证两种。付款凭证的格式如表 5-6 所示。

表 5-6　付款凭证　　　　　　　　　　　　　　总字第　号

贷方科目：　　　　　　　　　　　　　　　年　月　日　　　　　　　　　　字第　号

摘要	借方科目		√	金额										附单据张
	总账科目	明细科目		千	百	十	万	千	百	十	元	角	分	
人民币（大写）														

财务主管：　　　　记账：　　　　出纳：　　　　复核：　　　　制单：

（3）转账凭证　是用于记录不涉及现金和银行存款业务的会计凭证。转账凭证是根据不需要收付货币资金的各项业务原始凭证填制的，它是登记总账和有关明细账的依据。转账凭证格式如表 5-7 所示。

表 5-7　转账凭证　　　　　　　　　　　　　总字第　号

年　月　日　　　　　　　　　　　　　　转字第　号

摘要	总账科目	明细科目	借方金额									贷方金额									√	附单据张
			百	十	万	千	百	十	元	角	分	百	十	万	千	百	十	元	角	分		
合计																						

财务主管：　　　　记账：　　　　复核：　　　　制单：

2. 通用记账凭证　是指各类经济业务共同使用统一格式的记账凭证。经济业务比较简单的企业，由于业务量较小、凭证不多，为了简化凭证，无论是收款业务、付款业务，还是转账业务，均使用格式统一的通用记账凭证。通用记账凭证的格式与转账凭证的格式基本相同，只是抬头名称为"记账凭证"。通用记账凭证格式如表 5-8 所示。

表 5-8　记账凭证

年　月　日　　　　　　　　　　　　　　　第　号

摘要	总账科目	明细科目	借方金额									贷方金额									√	附单据张
			百	十	万	千	百	十	元	角	分	百	十	万	千	百	十	元	角	分		
合计																						

财务主管：　　　　记账：　　　　出纳：　　　　复核：　　　　制单：

（二）按照填制方式分类

记账凭证按其填制的方式的不同，可以分为单式记账凭证、复式记账凭证和汇总凭证。

1. 单式记账凭证 也叫单科目记账凭证，是把某项经济业务所涉及的会计科目分别登记在两张或两张以上的记账凭证上，每张单式记账凭证上只填列一个会计科目的记账凭证。单式记账凭证上的对应科目名称仅作参考，并不作为记账依据。填列借方科目的凭证称"借项记账凭证"，填列贷方科目的凭证称为"贷项记账凭证"，具体格式分别如表5-9、表5-10所示。单式记账凭证的优点是便于科目汇总，有利于分工记账；缺点是不利于从一张记账凭证中了解经济业务的全貌，且凭证数量较多，填制的工作量大。这种记账凭证一般适用于业务量较大、会计部门内部分工较细单位。

表5-9　借项记账凭证

对应科目：　　　　　　　　　　　　　　　年　月　日　　　　　　　　　　　　　　单字　号

摘要	一级科目	明细科目	金额	记账	附件
					张

会计主管：　　　　记账：　　　　复核：　　　　出纳：　　　　填制：

表5-10　贷项记账凭证

对应科目：　　　　　　　　　　　　　　　年　月　日　　　　　　　　　　　　　　单字　号

摘要	一级科目	明细科目	金额	记账	附件
					张

会计主管：　　　　记账：　　　　复核：　　　　出纳：　　　　填制：

2. 复式记账凭证 又称多科目记账凭证，它是把某项经济业务所涉及的全部科目都集中填列在一张凭证上的记账凭证。如上述的收款凭证、付款凭证、转账凭证和通用记账凭证，都属于复式记账凭证。复式记账凭证能在一张凭证上集中体现账户的对应关系，有利于了解经济业务的全貌，同时，相对于单式记账凭证而言也可以减少填制记账凭证的数量，简化工作程序。复式记账凭证的缺点是不利于分工记账和归类汇总。

3. 汇总凭证 是将许多同类型专用记账凭证或所有的记账凭证定期加以汇总后编制的凭证。将同类型的专用凭证分别汇总，可形成汇总收款凭证、汇总付款凭证和汇总转账凭证；将一定时期的所有记账凭证按相同会计科目的借方和贷方分别汇总，可编制成记账凭证汇总表（又称"科目汇总表"）。因此，汇总凭证有汇总收款凭证、汇总付款凭证、汇总转账凭证和科目汇总表。编制汇总凭证主要是为了简化登记总分类账的工作。部分汇总凭证（如汇总收款凭证、科目汇总表）格式见表5-11、表5-12。

表5-11　汇总收款凭证

借方科目：　　　　　　　　　　　　　　　年　月　日　　　　　　　　　　　　　　汇字　号

贷方科目	金额				总账页码	
	1-10日银收字×号至×号共×张	11-20日银收字×号至×号共×张	21-31日银收字×号至×号共×张	合计	借方	贷方
合计						

表 5 – 12　科目汇总表

年　月

科目名称	本期发生额		总账页次
	借方	贷方	
银行存款			
原材料			
库存商品			
应付账款			
预收账款			
应付薪酬			
主营业务收入			
主营业务成本			
管理费用			
……			
合计			

三、记账凭证的填制

（一）记账凭证填制的要求

根据审核无误原始凭证填制记账凭证是会计记录程序的首要步骤。错误的记账凭证不仅会影响到账簿的登记，还会影响到经费的收入、费用的汇集、成本的计算和财务报表的编制。因此，为了保证会计信息的正确性，填制记账凭证应符合以下要求。

1. 依据真实，附件齐全　记账凭证的依据必须是审核无误的原始凭证，且应附于记账凭证后面，具体要求如下：

（1）除结账或更正错误的记账凭证，其他记账凭证必须附有原始凭证，并如实填写所附原始凭证的张数。

（2）记账凭证可以根据一张原始凭证填列，或者根据若干同类的原始凭证汇总填制，也可以根据原始凭证汇总表填制，但不得将不同内容和类别的原始凭证汇总在一张记账凭证上。

（3）记账凭证所附原始凭证张数一般以原始凭证的自然张数为准。但报销差旅费等的零散票据可以粘贴在一张纸上，作为一张原始凭证。

（4）一张原始凭证如果涉及几张记账凭证的经济业务内容，可以将原始凭证附在一张主要的记账凭证上，在摘要栏注明"本凭证附件包括×号记账凭证业务"，并在其他记账凭证注明主凭证编号，附上该原始凭证复印件。

（5）若原始凭证上的支出需要由两个以上的单位共同承担，应由保存该原始凭证的单位开出原始凭证分割单。

2. 简明扼要，分录正确　记账凭证摘要栏应当用简明扼要的文字概括表述经济业务的主要内容。会计分录是记账凭证中的重要组成部分，在编制会计分录时，必须按照《会计准则统一规范》的要求填写科目名称、记账方向，账户对应关系应当清楚。编制的会计分录一般是一借一贷、一借多贷或多贷一借的分录，应尽量避免编制多借多贷的会计分录（特殊业务除外）。记账凭证中的借贷金额必须相等，合计数必须计算准确。

3. 内容完整，分类清晰 记账凭证上所列项目要逐一填写清楚，记账凭证填制完毕后，一般应由填制人员、审核人员、会计主管人员、记账人员分别签名或盖章，以明确各自的责任。会计人员填制记账凭证时，要根据本单位经济业务的性质，合理选择使用相对应类型的记账凭证。

（1）现金或银行存款的收款业务应使用收款凭证；

（2）现金或银行存款的付款业务应使用付款凭证；

（3）不涉及现金和银行存款收付的业务则使用转账凭证；

（4）对于现金和银行存款之间相互划转的业务，比如从银行提取现金或将现金存入银行，为了避免重复记账，一般只编制付款凭证而不再编制收款凭证。

记账凭证种类的选择要视单位具体情况来确定，一般业务量多的单位会采用收、付、转记账凭证记录经济业务，收支业务不多或实现会计电算化的单位则会使用通用记账凭证来记录经济业务。

4. 日期准确，编号连续 记账凭证的填制日期一般应填写填制记账凭证当天的日期，也可以根据管理的需要填写经济业务发生日期或月末日期。为了便于记账、查账，防止记账凭证散落、丢失，记账凭证必须按月连续编号，常用的记账凭证编号方法有以下几种。

（1）使用通用记账凭证的企业可将全部记账凭证作为一类进行统一编号，即每月都从第1号记账凭证开始，依次按自然数从小到大的顺序编号。

（2）使用专用记账凭证的企业可按照专用凭证的类别顺序对记账凭证进行分类编号，如收字第×号、付字第×号、转字第×号；也可以按专用凭证中库存现金的收付记账凭证、银行存款的收付记账凭证、转账凭证分5类进行编号，即现收字第×号、现付字第×号、银收字第×号、银付字第×号、转字第×号。

上述各类记账凭证无论是采用统一编号还是分类编号，都要按照经济业务发生的先后顺序，按自然数顺序编号。倘若一笔经济业务需编制多张记账凭证，还可采取分数编号法。例如，某笔经济业务属某月的第6号记账凭证，因涉及的会计科目较多，要完成这笔业务的会计分录编制需要填写3张记账凭证，则3张记账凭证的编号应分别为第$6\frac{1}{3}$号、第$6\frac{2}{3}$号、第$6\frac{3}{3}$号。前面的整数"6"表示业务的顺序，分母"3"表示该经济业务需要3张记账凭证，分子"1""2""3"分别表示3张中的第1张、第2张和第3张。月末，应在最后一张记账凭证的编号旁注明全字，表示本月填制的记账凭证到此全部结束。

5. 书写规范，更正有方 记账凭证中的文字、数字的书写应清楚、规范，相关要求同原始凭证。填制记账凭证时，如有空行，应在金额栏最后一笔金额数字下方的空格处至合计数上方的空行处划斜线或"S"线注销。填制记账凭证若有错误，应当分情况采用相应的方法进行更正，具体要求如下。

（1）未登记入账的记账凭证发生错误，可重新填制进行更正。

（2）已经登记入账的记账凭证并在当年内发现的错误，因使用的会计科目或记账凭证方向造成的填写错误，可以用红字填写一张与原内容相同的记账凭证，并在摘要栏里注明"注销某月某日某号凭证"的字样，同时再用蓝字重新填制一张正确的记账凭证，在摘要栏里注明"订正某月某日某号凭证"的字样。若记账凭证只是金额错误，可以按正确数字和错误数字之间的差额另编一张调整的记账凭证，用红字调减金额，用蓝字调增金额。

（3）发现以前年度记账凭证有误的，应该用蓝字填制一张更正的记账凭证。

（二）记账凭证的填制方法及举例

1. 专用记账凭证填制方法

（1）收款凭证的填制方法　收款凭证是根据审核无误的现金和银行存款收款业务的原始凭证编制的，它的填制方法为：

①收款凭证的左上角"借方科目"应按照业务的内容选填"银行存款"或"库存现金"科目；

②收款凭证上的日期填写的是编制收款凭证的日期；

③收款凭证右上角的"字第×号"填写编制收款凭证的顺序号；

④"摘要"栏填写对所记录的经济业务的简要说明；

⑤"贷方总账科目"和"明细科目"栏应填写与"银行存款"或"库存现金"收入相对应的贷方总账科目及其明细科目；

⑥"金额"栏填写的是同一行科目相对应的发生额，"金额"栏的合计数虽然只合计"贷方总账科目"金额，但该金额同时也是借方科目"库存现金"或"银行存款"记账金额；

⑦为防止记账凭证的重记或漏记，收款凭证上还设有登完有关账簿后做记号用的"记账"栏，标上"√"是指该凭证已入账；

⑧收款凭证右边的"附单据×张"应根据所附原始凭证的张数填写；

⑨收款凭证下方必须有会计（财务）主管、记账、审核（复核）及出纳等有关经手人员的签章。

［例5-1］2021年2月2日，某企业收到甲有限责任公司前欠的货款20 000元，送存银行。

分析：这是一项银行存款的收款业务，财务部门应根据银行的收账通知单填制收款凭证。该业务的发生导致资产类的"银行存款"科目增加了20 000元，"应收账款"减少20 000元。根据借贷记账法法则，资产的增加记入借方，资产的减少记入贷方。会计分录如下：

借：银行存款　　　　　　　　　　　　　　　　　　　　　　　　　20 000
　　贷：应收账款——甲有限责任公司　　　　　　　　　　　　　　　　　20 000

填制收款凭证如表5-13所示。

表5-13　收款凭证

借方科目：银行存款　　　　　　2021年2月2日　　　　　　总字第58号　　收字第1号

摘要	贷方科目		√	金额									
	总账科目	明细科目		千	百	十	万	千	百	十	元	角	分
收到大众公司欠款	应收账款	大众有限责任公司	√			2	0	0	0	0	0	0	0
人民币（大写）贰万元整					¥	2	0	0	0	0	0	0	0

附单据1张

财务主管 钟鸿云　　记账 刘清扬　　出纳 刘丽　　复核 张宏亮　　制单 李华

（2）付款凭证的填制方法　付款凭证的格式及填制方法与收款凭证基本相似，不同之处在于：

①付款凭证左上方设置选填的科目虽然也是"库存现金"或"银行存款",但是科目设置方向是"贷方科目";②凭证中间所反映的为借方科目,应为"库存现金"或"银行存款"相对应的科目;③付款凭证的右上方是根据业务内容和单位所确定的编号规则,填写的类别及编号,如"付字第×号"或"现付字第×号""银付字第×号"。

[例5-2] 2021年2月4日,职工王帆因公出差向公司借差旅费2 000元。

业务分析:这是一项付款业务,财务部门应该根据有关负责人审批同意并签字的借款单填制付款凭证。该业务导致资产类"其他应收款"科目增加,记入借方,"库存现金"科目减少,记入贷方。会计分录如下:

借:其他应收款——王帆　　　　　　　　　　　　　　　　　　2 000
　　贷:库存现金　　　　　　　　　　　　　　　　　　　　　　　　2 000

填制付款凭证如表5-14所示。

表5-14　付款凭证　　　　　　　　　　总字第87号

贷方科目:库存现金　　　　2021年2月4日　　　　付字第1号

摘要	借方科目		√	金额									
	总账科目	明细科目		千	百	十	万	千	百	十	元	角	分
王帆借差旅费	其他应收款	王帆	√				2	0	0	0	0	0	0
人民币(大写)贰仟元整						￥	2	0	0	0	0	0	0

附单据1张

财务主管:钟鸿云　　记账:刘清扬　　出纳:刘丽　　复核:张宏亮　　制单:李华

(3)转账凭证的填制方法　转账凭证是根据不涉及现金和银行存款的转账业务原始凭证填制的。转账凭证与收、付款凭证填制的不同之处在于:①转账凭证左上角不设主体科目,填制转账凭证应把所有经济业务所涉的全部科目按照先借后贷的顺序全部填入"总账科目"和"明细科目"栏,并按应借、应贷方向分别填入"借方金额"和"贷方金额"栏;②最后一行"合计"填列借方科目金额合计和贷方科目金额合计,两者的数据应相等。

[例5-3] 2021年2月28日,该企业所制的"发料凭证汇总表"列明了本月生产A产品共领用甲材料310 000元,领用乙材料30 000元,领用丙材料26 000元。

业务分析:这是一项不涉及库存现金和银行存款收支的业务,可编制转账凭证。企业生产A产品领用甲、乙、丙材料,经济业务的发生导致A产品的生产成本增加记入借方,原材料减少记入贷方。会计分录如下:

借:生产成本——A产品　　　　　　　　　　　　　　　　　　366 000
　　贷:原材料——甲材料　　　　　　　　　　　　　　　　　　　310 000
　　　　　　——乙材料　　　　　　　　　　　　　　　　　　　　30 000
　　　　　　——丙材料　　　　　　　　　　　　　　　　　　　　26 000

填制转账凭证如表5-15所示。

表 5-15 转账凭证

2021 年 2 月 28 日

总字第 207 号

转字第 75 号

摘要	总账科目	明细科目	借方金额									贷方金额									√
			百	十	万	千	百	十	元	角	分	百	十	万	千	百	十	元	角	分	
生产 A 产品领用材料	生产成本	A 产品		3	6	6	0	0	0	0	0										√
	原材料	甲材料											3	1	0	0	0	0	0	0	√
		乙材料												3	0	0	0	0	0	0	√
		丙材料												2	6	0	0	0	0	0	√
合计			¥	3	6	6	0	0	0	0	0	¥	3	6	6	0	0	0	0	0	

附单据 1 张

财务主管：钟鸿云　　记账：刘清扬　　复核：张宏亮　　制单：李华

2. 通用记账凭证填制方法 在日常经济业务中收款、付款业务较少或实现会计电算化的单位，也可直接选择使用格式统一的通用记账凭证。通用记账凭证与转账凭证的格式相类似，填制方法与上述的转账凭证也基本相同。

四、记账凭证的审核

为了保证记账凭证的质量，正确登记会计账簿，不但要严格按照要求填制记账凭证，还要建立记账凭证审核制度，只有审核无误的记账凭证才能作为记账的依据。记账凭证审核的内容主要包括以下几个方面：

1. 内容是否真实 审核记账凭证所反映的经济业务是否合法合规；审核原始凭证所提供的会计信息是否真实可靠，符合实际；审核记账凭证是否附有原始凭证，记账凭证所附有的原始凭证内容是否与记账凭证记录的情况一致。

2. 项目是否齐全 审核记账凭证中各项目的填写是否完整，编号是否连续，有无错误及遗漏；审核所附原始凭证张数及有关人员签章是否完整、齐全。此外，还应注意审核出纳人员在办理收款或付款业务后是否在原始凭证上加盖"收讫""付讫"等戳印。

3. 分录是否正确 审核记账凭证上填制的会计分录是否正确。具体要核应借应贷会计科目是否正确，账户对应关系是否清晰，所使用的账户名称及其核算内容是否符合国家统一的会计制度规定。

4. 金额是否无误 审核记账凭证所记录的金额和原始凭证有关的金额是否一致，计算是否正确；审核记账凭证汇总表的金额与记账凭证的金额合计是否相符；记账凭证上所显示的金额有总分类账科目金额，也可能有明细分类账科目金额，审核人员还应根据借贷记账法的基本原理检查填列金额的正确性。

5. 书写是否准确 审核记账凭证中文字、数字书写是否清晰、规范，填写错误的记账凭证是否按照规定的方法进行更正。

第四节　会计凭证的传递与保管

PPT

一、会计凭证的传递

会计凭证的传递是从经济业务发生或完成时取得或填制原始凭证开始，直到会计凭证归档保管为止，会计凭证在本单位内部有关部门和人员之间，按照规定的手续、时间和传递路线，进行处理移交的程序。由于各项经济业务的内容不同，经办业务的部门、人员，以及办理凭证手续所需要的时间也不一样。因此，各项经济业务凭证的传递程序和传递时间也不尽相同。为了能及时、真实地反映和监督经济业务的发生和完成情况，促使单位经办业务的部门和人员及时完成经济业务和办理凭证手续，各单位应该根据具体情况制定各种凭证的传递程序和方法。会计凭证的传递程序和方法要求能够满足内部控制制度的要求，使传递程序合理有效，同时能尽量节约传递时间，减少传递的工作量。会计凭证的传递一般包括传递程序、传递时间和传递过程中的衔接手续3个方面。

正确组织会计凭证的传递对及时处理业务和加强会计监督具有重要的作用。各单位在制定本单位的会计凭证传递规则时，应当注意以下几方面问题：

（1）要根据各单位的经济特点，结合本单位部门和人员分工情况以及经济管理的实际需要，具体规定各种凭证的联数和传递程序，制定出完备严谨、简便易行的衔接手续，使有关部门和人员既可按照规定的程序及时办理凭证手续，又可避免凭证传递过程中不必要的环节，提高传递的效率。

（2）要根据各部门和有关人员正常情况下的工作内容和工作量，合理确定会计凭证在各环节上停留的最长时间，既要防止时间定得过紧，影响业务手续的完成；又要防止时间定得过松，影响凭证及时传递。所有的会计凭证的传递和处理都应在会计报告期内完成，不允许跨期。

二、会计凭证的保管

会计凭证是各单位经济业务活动的见证和重要历史资料，任何单位在完成经济业务手续和记账后，都必须按照规定的立卷归档制度，将会计凭证妥善地加以保护和管理，不得丢失或任意销毁。对会计凭证的保管，既要做到完整无缺，又要便于翻阅、查找。因此，会计凭证的保管应注意以下几方面：

（1）会计凭证应定期装订成册，防止散失。会计部门记账后，应定期将本月的记账凭证按编号顺序整理，检查有无缺号、附件是否齐全，然后加具封面封底，装订成册。为了防止抽换，还应再装订处加贴封签，并在封签上签名或盖章。凭证的封面上要注明单位名称、记账凭证种类、记账凭证所附原始凭证张数、年度、月份、册数和每册的起讫号数等有关事项。会计主管和凭证保管等相关人员还应在封面上盖章，以示负责。

（2）对于某些数量过多、性质相同的凭证可以单独装订成册，但应在凭证封面注明所属的记账凭证日期、编号和种类。同时在记账凭证上注明"附件另订"和原始凭证的名称及编号。有些需要另行归档的资料，如重要文件、经济合同等会计资料，因不便与记账凭证装订在一起，可另行装订并编制目录单独保管，但必须在有关凭证内注明，以便查阅。

（3）原始凭证一般情况不得外借。其他单位和个人需要调阅原始凭证时，经本单位领导批准可以调阅，但必须办理调阅手续。会计凭证一般不得借离单位，若其他单位因特殊需要使用原始凭证，经本单位负责人批准后可以复制，向外单位提供原始凭证复印件，还应在专设的登记簿上登记，并由有关人员签名或盖章。

（4）每年的会计凭证都应由会计部门按照归档的要求整理立卷或装订成册。当年的会计凭证在年度终了时，暂由单位会计机构保管1年，期满后应当移交本单位档案机构统一保管。若单位未设档案机构，应当在会计机构内部指定专人保管。注意：出纳人员不得兼管会计档案。

（5）从外单位取得的原始凭证遗失时，应当取得原签发单位盖有公章的证明，并注明原始凭证的号码、金额、内容等，由经办单位会计机构负责人、会计主管人员和单位负责人批准后方可代替原始凭证。确实无法取得证明的，如火车票丢失，应由当事人写出详细情况，由经办单位会计机构负责人、会计主管人员和单位负责人批准后，可以代替原始凭证。

（6）会计凭证的保管期限和销毁手续必须严格遵守我国《会计档案管理办法》的规定，未到规定保管期限的会计凭证，任何人不得随意销毁。保管期满的会计凭证，经本单位领导审核，再由上级主管部门批准后方能销毁，必要时应由主管部门派人监销。

▶▶ 实例分析

实例　甲有限责任公司 2021 年 3 月发生的部分经济业务如下

1. 2 日，职工王达借差旅费 1 000 元，以现金支付。

2. 3 日，向百得药业有限责任公司购入 A 材料 2 000 千克，每千克 40 元，计买价 80 000 元，增值税额为 10 400 元，款项尚未支付。

3. 3 日，开具现金支票，从银行提取现金 3 000 元。

4. 4 日，向运输部门支付 A 材料的运杂费 2 000 元，款项用现金结算。

5. 4 日，A 材料已运达企业并验收入库，请结转 A 材料的实际采购成本。

6. 5 日，接到银行收款通知，收到腾达药业有限责任公司归还的前欠货款 60 000 元。

7. 9 日，向福泰医药公司销售甲产品 300 件，每件售价 1 000 元，货款 300 000 元，增值税款 39 000 元，款项尚未收到。

8. 10 日，生产甲产品领用 A 材料 1500 千克，每千克 40 元，计 60 000 元；B 材料 500 千克，每千克 20 元，计 10 000 元。

9. 10 日，开出转账支票 20 000 元，支付 2 月份职工工资。

10. 向银行借入一笔 6 个月的短期借款，款项 100 000 元已到账。

问题　编制会计分录，并选择填制在专用凭证上（收款凭证、付款凭证和转账凭证）。

答案解析

目标检测

答案解析

一、单选题

1. 领料汇总表属于会计凭证中的（　　）。

　　A. 一次原始凭证　　　　B. 累计原始凭证　　　　C. 单式记账凭证　　　　D. 汇总原始凭证

2. 在实际工作中，规模小、业务简单的单位，为了简化会计核算工作，可以使用统一格式的（　　）。

　　A. 转账凭证　　　　B. 收款凭证　　　　C. 付款凭证　　　　D. 通用记账凭证

3. 原始凭证按其填制手续和内容的不同可以分为（　　）。

　　A. 一次原始凭证和汇总原始凭证

　　B. 单式记账凭证和复式记账凭证

　　C. 收款凭证、付款凭证、转账凭证

　　D. 一次原始凭证、累计原始凭证、汇总原始凭证

4. 填制原始凭证时,应做到大、小写数字相符,填写正确规范。例如人民币大写金额为"贰仟零陆元肆角整",其小写应为(   )。

    A. 2 006.4 元　　　　　　B. ￥2 006.40　　　　　C. ￥2 006.4 元　　　　D. ￥2 006.4

5. 对于库存现金和银行存款之间的相互划转业务,为了避免重复记账,一般只填制(   )。

    A. 付款凭证　　　　　　B. 收款凭证　　　　　　C. 结算凭证　　　　　D. 转账凭证

6. 会计核算的初始环节是(   )。

    A. 填制和审核会计凭证　　　　　　　　　　B. 登记会计账簿

    C. 编制财务报表　　　　　　　　　　　　　D. 财产清查

7. (   )是经济业务发生或完成时,由经办人直接取得或填制的,用于记录或证明经济业务的发生和完成情况,明确经济责任的一种书面证明。

    A. 原始凭证　　　　　　B. 记账凭证　　　　　　C. 收款凭证　　　　　D. 付款凭证

8. 出纳人员在办理收款或付款后应在有关的(   )上加盖"收讫"或"付讫"的戳记,以避免重收重付。

    A. 记账凭证　　　　　　B. 原始凭证　　　　　　C. 收款凭证　　　　　D. 付款凭证

9. 审核原始凭证所记录的经济业务是否符合企业生产经营活动的需要,是否符合有关的计划和预算属于(   )审核。

    A. 真实性　　　　　　　B. 合法性　　　　　　　C. 合理性　　　　　　D. 完整性

10. 关于会计凭证的保管下列说法不正确的是(   )。

    A. 会计凭证应当定期装订成册

    B. 会计主管人员和保管人员应当在封面上签字或盖章

    C. 原始凭证一般不得外借,其他单位如有特殊情况,确实需要使用时,经本单位负责人批准可以复制,但必须办理好相关手续

    D. 经单位领导批准,会计凭证在保管期满前可以销毁

二、多项选择题

1. 填制原始凭证时,符合书写要求的有(   )。

    A. 阿拉伯数字金额前面应当书写货币币种符号

    B. 汉字大写金额可以用简化字代替

    C. 币种符号与阿拉伯数字金额之间不得留有空白

    D. 大写金额有分的,分后面要写"整"字或"正"字

2. 原始凭证按照取得的来源不同,可以分为(   )。

    A. 外来原始凭证　　　B. 自制原始凭证　　　C. 通用凭证　　　　　D. 专用凭证

3. 在制定会计凭证的传递程序时,应当考虑的3个问题是(   )。

    A. 制定科学合理的传递程序　　　　　　B. 建立凭证交接的签收制度

    C. 确定合理的停留时间　　　　　　　　D. 完善企业的内部控制

4. 会计凭证保管的主要要求有(   )。

    A. 会计凭证应定期装订成册,防止散失

    B. 会计凭证封面要内容完整,项目齐全(会计凭证封面应注明单位名称、凭证种类、凭证张数、起止号、年度、月份等有关事项,会计主管人员、保管人员等相关人员应当在封面上签章)

C. 会计凭证应加封封条，防止抽换

D. 严格遵守会计凭证的保管期限要求，期满前不得任意销毁

5. 关于原始凭证的填制，下列说法正确的有（　　　）。

A. 原始凭证上填制的日期、经济业务内容和数字必须真实可靠

B. 原始凭证应在交易、事项发生或完成时立刻填制

C. 外来原始凭证通常应盖有填制单位的公章

D. 加盖了"作废"戳记的原始凭证，应连同其存根一起保管，不得撕毁

书网融合……

知识回顾　　　微课　　　习题

（张晓鹰）

第六章 会计账簿

学习引导

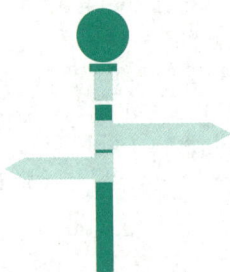

俗语说"吃不穷，穿不穷，管家不周一生穷"。过去的大户人家都有专门的管家，而管家总会有个账簿。现代社会，企业也好，家庭也罢，也应设置账簿记录些日常收入支出，日小计、月小结、年累计，有条理地、详尽记录一定时期发生的经济业务，留下记录。

本章主要介绍建立会计账簿的意义、会计账簿的启用与登记要求，阐述对账与结账，以及错账更正的方法，以满足企业管理的需求，为及时、准确地编制会计报表奠定基础。

学习目标

1. **掌握** 登记账簿的规则，结账与对账及错账的更正方法。
2. **熟悉** 各种账簿的设置和登记方法。
3. **了解** 会计账簿的概念、作用、分类。

第一节 会计账簿概述

PPT

一、会计账簿的概念

会计账簿是以会计凭证为依据，序时地、充分地反映各项经济业务的簿籍，是由具有专门格式并以一定形式联结在一起的账页组成的。

会计账簿简称"账簿"，是用来序时、分类地全面记录一个企业、单位经济业务事项的会计簿籍。登记账簿是会计核算的方法之一，是整个会计工作的中心。

二、会计账簿的意义

每项经济业务发生后，会计人员必须取得和填制会计凭证。但会计凭证提供的是零星、分散的信息资料，因此需要通过设置和登记账簿，对分散的会计数据资料进行归类整理，并逐步加工成相关会计信息，为编制会计报表提供依据。设置和登记账簿是连接会计凭证与会计报表的中间环节，在会计核算中具有重要意义。

（一）记录、存储会计信息

通过设置和登记账簿，将会计凭证所记录的经济业务逐一计入有关账簿，可以全面反映会计主体在一定期间内所进行的活动，储存所需要的各项会计信息。

（二）分类、汇总会计信息

账簿由不同的、相互关联的账户构成，通过设置和登记账簿，一方面可以分门别类地反映各项会计信息，提供一定时期内企业经济活动的详细情况；另一方面可以通过对发生额、余额等的计算，提供会计信息使用者所需要的总括会计信息，提供反映财务状况及经营成果的综合价值指标。

（三）检查、校正会计信息

通过设置和登记账簿，可以反映各项财产物资的增减变化情况，从而监督财产物资的保管和使用情况，有利于保障财产物资的安全、完整。同时，会计账簿作为重要的会计档案，是会计检查和会计分析的重要依据。

（四）编报、输出会计信息

通过设置和登记账簿，可以为计算财务成果和编制会计报表提供依据，从而向会计信息使用者提供各项会计信息。

三、会计账簿的分类

账簿种类繁多，不同类别的会计账簿可以提供不同的信息，满足不同的需要。账簿一般可以按其用途、账页格式和外形特征进行分类。

（一）按用途分类

账簿按用途不同可分为序时账、分类账和备查账 3 种。

1. 序时账簿　也称日记账簿，是按经济业务发生时间的先后顺序，逐日逐笔登记经济业务的账簿。日记账按其记录内容的不同又分为普通日记账簿和特种日记账簿。

普通日记账簿是用来记录全部经济业务的日记账。在实际工作中，因经济业务的复杂性，一般很少采用普通日记账簿。特种日记账簿是专门记录某一类经济业务的日记账，如用来登记库存现金收付及结存情况的现金日记账，用来登记银行存款收付及其结存情况的银行存款日记账等。

目前，我国各单位一般，不设置普通日记账簿，只设置"现金"和"银行存款"两本特种日记账簿，以加强对货币资金的监督和控制。

2. 分类账簿　是对全部经济业务按账户进行分类登记的账簿。按其提供资料的详细程度不同，可分为总分类账和明细分类账。

总分类账又称总账，是根据总分类账户对全部经济业务分类登记，以提供总会计信息的账簿。明细分类账简称明细账，是根据总分类账户所属二级账户或明细分类账户开设的，用来分类、连续地登记某一类经济业务，以提供详细会计信息的账簿。

总分类账中各账户的金额与其所属明细分类账中各账户的金额之和应相等。总账对所属明细账起统驭作用，明细账对总账进行补充和说明。

3. 备查账簿　也称辅助账簿、辅助登记簿或补充登记簿，是指对一些在序时账簿和分类账簿中不能记载或记载不全的经济业务进行补充登记的账簿，可为经济管理提供辅助和参考资料。

备查账簿可以为某项经济业务的内容提供必要的参考资料，加强企业对使用和保管的属于他人的财产物资的监督。如租入固定资产登记簿，用来登记以经营方式租入，不属于本企业资产，不能计入本企业固定资产账簿的固定资产。受托加工材料登记簿、代销商品登记簿也是典型的备查账。备查账没有固定的格式要求，一般根据企业的实际需要设置。备查账只是对其他账簿的一种补充，与其他账簿之间不存在严密的依存和勾稽关系。

（二）按账页格式分类

账簿按账页格式不同可分为两栏式账簿、三栏式账簿、多栏式账簿、数量金额式账簿和横线登记式账簿。（需要说明的是，账页格式中所说的栏数，一般指金额栏数。）

1. 两栏式账簿　是指只有"借方"和"贷方"两个金额栏目的账簿，一般适用于普通日记账和转账日记账。但由于我国一般只设置两种资金的特种日记账，所以这种类型的账户非常少见，应用不广。

2. 三栏式账簿　是指有"借方""贷方""余额"3个金额栏的账簿，适用于总账、库存现金日记账、银行存款日记账及资本、债权债务明细账等。

3. 多栏式账簿　是指由在借方、贷方或借贷双方下设置若干专栏的账页组成的账簿。多栏式账簿可以集中反映有关明细项目的核算情况，适用于收入、成本、费用、利润明细账等。

多栏式账簿又可分为借方多栏式、贷方多栏式、借贷方多栏式3种类型。

借方多栏式账簿为适应借方需要而在借方下设置多个明细栏目，如"生产成本""制造费用"等成本类账户及"管理费用""营业外支出"等损益类账户。

贷方多栏式账簿为适应贷方需要而在贷方下设置多个明细栏目，如"主营业务收入""其他业务收入"等损益类账户。

借贷方多栏式账簿为适应借方、贷方需要而在双方设置多个明细栏目，如"应交税费——应交增值税""本年利润"等账户。

4. 数量金额式账簿　是由在借方、贷方和余额3栏内，分别设置"数量""单价""金额"3个小栏目的账页组成的账簿，适用于既需要进行金额核算又需要进行数量核算的明细分类账户，如原材料、库存商品、周转材料等各类存货的明细分类账。它能提供各种财产物资的收入、发出和结存的数量及金额信息，便于加强对财产物资的实物管理，保障财产物资的安全、完整。

5. 横线登记式账簿　又称平行式账簿，是指将前后密切相关的经济业务登记在同一行上，以便检查每笔业务的发生和完成情况的账簿，适用于在途物资、材料采购等明细账。

（三）按外形特征分类

账簿按外表形式不同可分为订本式账簿、活页式账簿、卡片式账簿3种。

1. 订本式账簿　又称"订本账"，是指在启用前将多张账页装订成册并连续编号的账簿。

订本式账簿的优点是可以避免账页散失和人为的抽换账页，保证账簿记录资料的安全性；其缺点是不能准确地为各账户预留账页，不能根据需要增减账页，不便于分工记账。订本式账簿一般用于总账、库存现金日记账和银行存款日记账。

2. 活页式账簿　又称"活页账"，是将若干具有一定格式的账页装订在活页账夹中，启用后可以随时增减账页或对账页重新排序的账簿。

活页式账簿在年终时需要对实际使用账页按顺序编号并装订成册。它应用灵活，便于分工记账，节省账页，可以根据实际需要随时将空白账页装入账簿，但账页容易丢失和被人为抽换。活页式账簿一般用于明细分类账。

3. 卡片式账簿 又称"卡片账",是指由具有专门格式的、分散的卡片作为账页组成的账簿。这种卡片一般设置在卡片箱中,可以随时取放。

卡片式账簿本质上也是一种活页式账簿,除了具有活页式账簿的优缺点外,还可以跨年度使用,不需要每年更换。卡片式账簿主要用于使用期限较长的财产物资的明细账,如固定资产卡片、低值易耗品卡片等。

综上所述,会计账簿分类情况如表6-1所示。

表6-1 会计账簿分类汇总表

分类标准	种类	适用
按用途分类	序时账簿	库存现金日记账 银行存款日记账
	分类账簿	总分类账 明细分类账
	备查账簿	租入固定资产登记簿 应收票据登记簿 应付票据登记簿等
按账页格式分类	三栏式账簿	总分类账 库存现金日记账 银行存款日记账 资本、债权债务明细账等
	多栏式账簿	应交增值税明细账 部分成本、费用类明细账等
	数量金额式账簿	原材料明细账 库存商品明细账 周转材料明细账
	横线登记式账簿	在途物资明细账 材料采购明细账
按外形特征分类	订本式账簿	总分类账 库存现金日记账 银行存款日记账
	活页式账簿	明细分类账
	卡片式账簿	固定资产卡片 低值易耗品卡片

四、会计账簿的基本内容

在实际工作中,由于各种会计账簿所记录的经济业务不同,账簿的格式也多种多样,但各种账簿都应具备封面、扉页、账页等基本内容。

（一）封面

封面主要用于标明会计账簿的名称，如在封面上会标明"总分类账""库存现金日记账""银行存款日记账""应收账款明细账"等。

（二）扉页

扉页主要用来填列会计账簿的使用信息，主要内容包括科目索引、账簿启用和经管人员一览表。

（三）账页

账页是会计账簿的主体，每本会计账簿均由若干账页组成。如前所述，账簿内的账页按格式不同可分为两栏式、三栏式、多栏式、数量金额式和横线登记式。不管哪种格式的账页，都应包括账户名称（会计科目）、登记账簿的日期栏、记账凭证的种类、号数栏、摘要栏、金额栏、总页次栏和分页次栏。

账簿与账户的关系是形式和内容的关系。账簿是由若干账页组成的整体，账簿中的每一账页都是账户的具体存在形式和载体。没有账簿，账户就无法存在。账簿序时、分类地记录经济业务的工作是在各个具体的账户中完成的。因此，账簿只是外在形式，账户才是它的实质内容。

即学即练 6 - 1

会计账簿按用途不同，可分为（　　）。（多选题）

答案解析

A. 序时账簿　　　B. 分类账簿　　　C. 数量金额式账簿　　　D. 横线登记式账簿

第二节　会计账簿的启用与登记要求

PPT

一、会计账簿的启用

为了切实做好记账工作，保证会计核算工作的质量，必须按照一定的规则启用会计账簿。

1. 登记会计账簿启用表　在启用会计账簿时，应当在账簿封面上写明单位名称和账簿名称，并在账簿扉页上附启用表。启用订本式账簿应当从第一页到最后一页按顺序编定页数，不得跳页、缺号。使用活页式账簿应当按账户顺序编号，并定期装订成册，装订后再按实际使用的账页顺序编定页码，另加目录以便于记明每个账户的名称和页次。如表 6 - 2 所示。

2. 办理交接手续　会计人员调动工作或因故离职时，应办理交接手续，在交接栏内填写交接日期和交接人员姓名（签章）。

3. 购买并粘贴印花税票　企业会计账簿中的资金账簿，即记录企业实收资本和资本公积增减变化的账簿，应按税法相关规定贴花。企业初次建账时，按实收资本和资本公积金额的 0.5‰贴花。次年度实收资本与资本公积未增加的，不另计算贴花；实收资本与资本公积增加的，就其增加部分按 0.5‰税率补贴印花。其他会计账簿，每本应粘贴 5 元面值的印花税票。

表6-2 账簿启用表扉页

单位名称			单位公章	
账簿编号	字第 号 第 册 共 册			
账簿页数	本账簿共计 页 号			
启用日期	年 月 日			粘贴印花处
经管人员		接管	移交	会计负责人	备注
姓名	盖章	年	月	日	年	月	日	姓名	盖章	

印花税票粘贴在账簿扉页的右上角"粘贴印花处"框内，在每枚税票的骑缝处盖戳注销或者画销。若单位使用缴款书代替贴花或按期汇总缴纳印花税，应在账簿扉页的"粘贴印花处"框内注明"印花税已缴"，并写明缴款金额。

二、会计账簿的登记要求

为了保证账簿记录的正确性，必须根据审核无误的会计凭证登记会计账簿，并符合有关法律、行政法规和国家统一的会计准则制度的规定。

（一）准确完整

登记账簿时，应将记账凭证的日期、编号、业务内容摘要、金额及其他有关资料逐项记入账页内，做到数字准确、摘要清楚、登记及时、字迹工整。

（二）注明记账符号

账簿登记完毕后，应在记账凭证上签名或盖章，并注明记账标记"√"，表示已经记账，以避免重记、漏记。同时，在记账凭证下方"记账"或"出纳"处签名或盖章，以明确经济责任。

（三）书写留空

账簿中书写的文字和数字上面要留有适当空格，不要写满格，一般应占格距的1/2，方便在发生错误时更正。

（四）正常记账使用蓝黑墨水

为了使账簿记录清晰，防止他人涂改，记账时应使用蓝黑墨水或碳素墨水书写，不得使用圆珠笔（银行复写账簿除外）或铅笔书写。

（五）特殊记账使用红墨水

按相关规定，以下几种特殊记账应使用红色墨水：

（1）按照红字冲账的记账凭证，冲销错误记录；

（2）在只设借贷等栏目的多栏式账页中，登记减少数；

（3）在三栏式账户的余额栏前，如未印明余额方向的，在余额栏内登记负数余额；

（4）根据国家统一的会计制度的规定可以用红字登记的其他会计记录。

（六）结出本页合计数及余额

每一账页登记完毕转下页继续登记时，应当结出本页合计数及余额，写在本页最后一行和下页第一行相关栏内，并在摘要栏内注明"过次页"和"承前页"字样；也可以将本页合计数及余额只写在下页第一行相关栏内，并在摘要栏内注明"承前页"字样。

对需要结计本月发生额的账户，结计"过次页"的本页合计数应当为自本月初起至本页末止的发生额合计数；对需要结计本年累计发生额的账户，结计"过次页"的本页合计数应当为自年初起至本页末止的累计数；对既不需要结计本月发生额也不需要结计本年累计发生额的账户，可以只将每页末的余额结转次页。

即学即练 6 - 2

登记账簿完毕后，要在账簿上签名或盖章，并标记表示已经登账的符号，表示已经记账。（判断题）

答案解析

📱 **知识链接** ————————————————————————————

企业建账的注意事项

企业建账要根据《中华人民共和国会计法》和国家统一会计制度的规定确定账簿种类、格式、内容及登记方法等。具体注意事项有：

1. 与企业相适应 企业规模与业务量是成正比的，规模大的企业业务量大，业务分工也复杂，会计账簿需要的册数也多。企业规模小，业务量也小。有的企业，一名会计可以处理所有经济业务，就没有必要多设置账簿，所有的明细账可以合成一两本账簿。

2. 依据企业管理需要建账 建立账簿是为了满足企业管理需要，为管理提供有用的会计信息，所以在建账时要以满足管理需要为前提，避免重复设账、记账。

3. 依据账务处理程序建账 企业业务量大小不同，所采用的账务处理程序也不同，企业一旦选择了账务处理程序，也就选择了账簿的设置。如果企业采用的是记账凭证账务处理程序，企业的总账就要根据记账凭证序时登记，也就是要准备一本序时登记的总账。

建账是会计核算工作的基本方法和重要环节之一。依法建账是企业加强经营管理的客观需要。会计应以诚信为本，不做假账，不设账外账，是每一个会计人员应遵从的职业操守。

——

第三节 会计账簿的格式与登记方法

PPT

一、日记账的格式与登记方法

（一）现金日记账的格式与登记方法

1. 库存现金日记账的格式 现金日记账是用来核算和监督库存现金每天的收入、支出和结存情况的账簿。格式有三栏式和多栏式，如表 6 - 3 所示。

表 6 – 3　库存现金日记账

2020 年		凭证号	摘要	对方科目	借方	贷方	余额
月	日						
12	1		期初余额				692
		37	报差旅费，退现金	管理费用		600	92
		39 – 1	提现	银行存款	97 700		97 792
		39 – 2	发放工资	应付职工薪酬		97 700	92
			本期发生额及余额		97 700	98 300	92

2. 现金日记账的登记方法　现金日记账由出纳员根据同现金收付有关的记账凭证，按时间顺序逐日逐笔进行登记，并根据"上日余额 + 本日收入 – 本日支出 = 本日余额"的公式，逐日结出现金余额。

三栏式现金日记账的具体登记方法如下：

（1）日期栏：记账凭证的日期应与现金实际收付日期一致；

（2）凭证栏：登记入账的收付款凭证的种类和编号；

（3）摘要栏：说明登记入账的经济业务的内容，文字要简洁，但要能说明问题；

（4）对方科目栏：现金收入的来源科目或支出的用途科目；

（5）收入、支出栏：现金实际收付的金额；

（6）余额栏："日清"每日终了，应分别计算现金收入和支出的合计数，结出余额，同时将余额与出纳员的库存现金核对。如账款不符应查明原因，并记录备案。"月结"要计算现金收、付和结存的合计数。

在实际工作中，如果要设多栏式现金日记账，一般常把现金收入业务和支出业务分设为"现金收入日记账"和"现金支出日记账"两本账。

借贷方分设多栏式现金日记账的登记方法：一是根据有关现金收入业务的记账凭证登记现金收入日记账，根据有关现金支出业务的记账凭证登记现金支出日记账；二是每日营业终了，根据现金支出日记账结计的支出合计数，转入现金收入日记账的"支出合计"栏中，并结出当日余额。

（二）银行存款日记账的格式与登记方法

银行存款日记账是出纳员根据银行存款收款凭证、银行存款付款凭证和库存现金付款凭证（库存现金存入银行业务）按经济业务发生时间的先后顺序，逐日逐笔进行登记的账簿，如表 6 – 4 所示。

表 6 – 4　银行存款日记账

2020 年		凭证号	摘要	结算凭证		对方科目	借方	贷方	余额
月	日			种类	号数				
12	1		期初余额						194 000
		1	收到投资	略	略	实收资本	2 000 000		2 194 000
		4	取得借款			短期借款	300 000		2 494 000
			略						
			本月发生额及余额				2 474 550	445 170	2 223 380

银行存款日记账的登记方法同库存现金日记账基本相同，需要说明的是：

1. "结算凭证"栏　根据结算凭证种类和号码登记，如提取现金，在"种类"栏登记"现金支票"，在号数栏登记现金支票上的号码。

2."对方科目"栏 填写每笔经济业务中与银行存款相对应的科目名称,方便了解银行存款收支的来龙去脉。

3."借方""贷方""余额"栏 根据每日银行存款实际收支金额登记,并结出余额,定期与银行对账单核对,避免透支现象发生。

二、总分类账的格式与登记方法

总分类账是按照总分类账户分类登记全部经济业务的账簿。应按照会计科目的编号顺序分别开设账户,所有的单位都要设置总分类账。

总分类账的账页格式因采用的记账方法和账务处理程序不同而有差别,主要有三栏式、多栏式。

(一)三栏式总分类账

三栏式总分类账在账页中设有借方、贷方和余额3个金额栏,如表6-5所示。

表6-5 三栏式总分类账

会计科目:应交税费

2020 年		凭证号	摘要	借方	贷方	借或贷	余额
月	日						
12	1		期初余额			贷	33 566
		8	购材料	20 400		借	13 166
略							
			本期发生额及余额	60 316	68 585.4	贷	41 835.4

(二)多栏式总分类账

多栏式总分类账把序时账簿和总分类账簿结合在一起,组成联合账簿,通常称为"日记总账",如表6-6所示。

表6-6 多栏式总分类账

年		凭证号	摘要	发生额	科目		科目		科目		科目	
月	日				借	贷	借	贷	借	贷	借	贷

(三)总分类账

总分类账可以直接根据各种记账凭证逐笔进行登记,也可以将一定时期的各种记账凭证先汇总编制科目汇总表或汇总记账凭证,再据以登记总账。

总分类账的登记方法,取决于所采用的会计核算组织程序,但不论采用哪种方法登记总账,每月都应将当月已完成的经济业务全部登记入账。月末结出总分类账簿中各账户本期发生额和期末余额,与明细分类账余额核对相符后,作为编制财务会计报告的主要依据。

三、明细分类账的格式与登记方法

明细分类账是按照明细账户分类登记经济业务的账簿。企业应根据具体情况设置明细分类账。明细分类账的账页及格式因经济管理的要求和所记录的内容不同而有差别。一般有三栏式、数量金额式和多栏式 3 种账页格式。

（一）三栏式明细分类账的设置与登记

三栏式明细分类账的账页设有借方、贷方和余额 3 个金额栏，不设数量栏。它适用于只需要反映金额的经济业务，如债权、债务结算账户。其格式和内容如表 6-7 所示。

表 6-7 应付账款明细分类账

2020 年		凭证号	摘要	借方	贷方	借或贷	余额
月	日						
12	1		期初余额			贷	28 000
		10	购料		71 100	贷	99 100
		20	购办公用品		500	贷	99 600
			本期发生额		71 600	贷	99 600

三栏式明细分类账是由会计人员根据审核无误的记账凭证或原始凭证，按经济业务发生的先后顺序逐日逐笔进行登记的。

（二）数量金额式明细分类账的设置与登记

数量金额式明细分类账的账页，借方、贷方、余额栏下分别设有数量、单价和金额栏。这种格式适用于既要进行金额核算，又要进行实物数量核算的各种财产物资账户，如"原材料""库存商品"等。其格式和内容如表 6-8、表 6-9 所示。

表 6-8 甲材料原材料明细账

材料名称：甲材料

2020 年		凭证号	摘要	借方			贷方			余额		
月	日			数量	单价	金额	数量	单价	金额	数量	单价	金额
12	1		期初余额							70	510	35 700
		13	材料入库	270	510	137 700				340	510	173 400
		14	生产领用材料				280	510	142 800	60	510	30 600
		31	结转已售材料成本				10	510	5 100	50	510	25 500
			本月发生额及余额	270	510	137 700	290	510	147 900	50	510	25 500

表 6-9 乙材料原材料明细账

材料名称：乙材料

2020 年		凭证号	摘要	借方			贷方			余额		
月	日			数量	单价	金额	数量	单价	金额	数量	单价	金额
12	1		期初余额							52	904	47 008
		13	材料入库	100	904	90 400				152	904	137 408
		14	生产领用材料				82	904	74 128	70	904	63 280
			本月发生额及余额	100	904	90 400	82	904	74 128	70	904	63 280

数量金额式明细账是由会计人员根据审核无误的记账凭证或原始凭证，按经济业务发生的先后顺序逐日逐笔进行登记的。

（三）多栏式明细分类账的设置与登记

多栏式明细分类账根据经济业务的特点和经营管理的需要，在一张账页内按有关明细科目分设若干专栏，用以在同一账页上集中反映各有关明细科目的核算资料。根据明细科目的方向的不同，有借方多栏式、贷方多栏式以及借方、贷方多栏式账页。

借方多栏式明细分类账的账页格式适用于借方需要设多个明细科目的账户，如"材料采购""生产成本""制造费用""管理费用"等的明细分类核算。在使用借方多栏式明细账时，如果明细科目有贷方发生额，可以用红字登记在借方栏。其格式与内容如表6-10所示。

表6-10　管理费用明细表

2020年		凭证号	摘要	工资	折旧费	办公费	物料消耗	差旅费	业务招待费	合计
月	日									
12		15	分配工资	25 000						25 000
		16	提取社会保险费	3 500						3 500
		19	计提折旧费		4 000					4 000
		35	支付招待费						5 000	5 000
		37	报销差旅费					1 040		1 040
			本期发生额	28 500	4 000			1 040	5 000	38 540
		42	结转管理费用	28 500	4 000			1 040	5 000	38 540

贷方多栏式明细分类账的账页格式适用于贷方需要设多个明细科目的账户，如"主营业务收入""其他业务收入"和"营业外收入"等的明细分类账核算。在使用贷方多栏式明细账时，如果明细科目有借方发生额，可以用红字登记在贷方栏。其格式与内容如表6-11所示。

表6-11　主营业务收入明细表

2020年		凭证号	摘要	借方	贷方			余额
月	日				销售商品	提供劳务	转让资产使用权	
12		24	销售商品		64 000			64 000
		25	销售商品		36 000			100 000
		26	销售商品		160 000			260 000
		29	销售商品		9 600			269 600
		41	结转收入	269 600				0

借方、贷方多栏式明细分类账的账页格式适用于借方、贷方均需要设多个明细科目的账户，如"本年利润"的明细分类核算。其格式与内容如表6-12所示。

表6-12　本年利润明细表

2020年		凭证号	摘要	借方（项目）		贷方（项目）		借或贷	余额
月	日				合计		合计		

即学即练6-3

明细分类账有哪几种格式？它们分别应怎样登记？（问答题）

答案解析

第四节　对账与结账

一、对账

对账就是核对账目，一般在会计期间（月度、季度、中期、年终）结束时，会计人员应将账簿记录与会计凭证核对，将各种账簿之间的数据进行核对，将账簿记录与实物及货币资金的实存数进行核对，以保证账证相符、账账相符、账实相符，为编制会计报表提供可靠的会计资料。对账的内容主要包括以下 3 个方面。

（一）账证核对

账证核对是将账簿记录与对应记账凭证以及所附原始凭证内容进行核对，是保证账账、账实相符的基础。这种核对主要在日常填制凭证和登账过程中进行。核对的重点是账簿中登记的业务内容、金额和方向是否与凭证中的记录一致。若发现差错，应重新对账簿记录和会计凭证进行复核，查找原因，并采用适当的方法更正，以保证账证相符。

（二）账账核对

账账核对指对各账簿之间的相关数据进行核对，做到账账相符。由于账簿之间存在内在关联，通过账账核对，可以检查验证账簿间数据的勾稽关系，从而及时发现问题，纠正错误。核对的具体内容包括以下几个方面。

1. 总账之间的核对　所有总账账户的期初借方余额合计数应与贷方余额合计数对应相符，本期借方发生额合计数应与贷方发生额合计数对应相符，期末借方余额合计数应与贷方余额合计数对应相符。这种核对通过编制总账科目试算平衡表来完成。

2. 总账与日记账的核对　"库存现金""银行存款"总账账户余额应与对应日记账的余额对应相符。

3. 总账与明细账的核对　各总账账户余额应与其所属的各明细账账户余额之和对应相符。

4. 明细账之间的核对　会计部门有关财产物资明细账的期末余额应与财产物资保管、使用部门的相应明细账的期末余额对应相符。

（三）账实核对

账实核对是指各种财产物资账面余额与实有数额之间的核对。核对内容包括以下几个方面。

1. 库存现金日记账的账面余额应与现金的实际库存数对应相符。
2. 银行存款日记账的账面余额应与银行对账单显示的余额对应相符。
3. 各种债权债务明细分类账余额应与有关债权、债务单位的账面记录金额对应相符。
4. 各种财产物资明细账余额应与财产物资实有数对应相符。

账实核对一般通过财产清查来进行，具体的核对清查方法及相关的账务处理将在财产清查中详细讲述。

二、结账

结账是在将本期内所发生的所有经济业务全部登记入账，并在对账无误的基础上，按照规定的方法对本期内的账簿记录进行小结，计算出每个账户本期发生额合计数和期末余额，并将期末余额结转下期或转入新账。

为了正确反映一定时期内账簿记录中已经记录的经济业务，总结有关经济业务活动和财产状况，《会计基础工作规范》规定各单位必须在每一个会计期末进行结账，不得为赶编会计报表提前结账，更不得先编会计报表后结账。

会计实务中，习惯上将每年 1~11 月末的结账工作称为月结，将每年 12 月末的结账工作称为年结。结账时，应根据不同的账户和不同的会计期间，分别采用不同的方法。

(一) 库存现金、银行存款日记账的结账

为加强货币资金的管理，库存现金、银行存款日记账需按日结计本日发生额，按月结计本月发生额，但不需要结计本年累计发生额。

每日终了，在本日最后一笔业务记录下画通栏单红线，分别结计出本日借、贷方发生额合计及余额，将本日借、贷方发生额合计及余额填写在下一行。在摘要栏内注明"本日合计"字样，并在下面画通栏单红线。若每日收付款业务量不多，则可省略这一步，直接逐日结出余额即可。

每月终了，在日结完成后，再分别结计出本月借、贷方发生额合计及余额，将本月借、贷方发生额合计及余额填写在下一行。在摘要栏内注明"本月合计"字样，并在下面划通栏单红线。

如果本月只发生一笔经济业务，由于这笔记录的金额就是本月发生额合计，结账时，可只在此行记录下画一条单红线，表示与下月的发生额分开，无需另结出本月合计数。如本月无发生额，则无需画线进行月结。这也适用于所有需按月结计发生额合计数的账户结账。

年末结账时，在"本月累计"行下面划通栏双红线。

(二) 各项应收、应付明细账和各项财产物资明细分类账的结账

这类账簿在每次记账后都要结出余额，每月最后一笔余额即为月末余额。月末结账时，只需在最后一笔经济业务记录下画通栏单红线；年结时，画通栏双红线。

(三) 其他三栏式明细分类账的结账

以上账簿外的其他三栏式明细账期末结账时均须结计本期发生额合计、余额及本年累计发生额。

月末结账时，在本月最后一笔业务记录下画一条通栏单红线，分别结出本月借方、贷方发生额合计和余额，并在摘要栏内注明"本月合计"字样，下面再画通栏单红线。接着结计出自年初至本月末止的累计发生额，计入下一行相应金额栏内，在摘要栏内注明"本年累计"字样，并在下面画通栏单红线。12 月末的"本年累计"就是全年累计发生额，全年累计发生额下画通栏双红线。

(四) 多栏式明细分类账的结账

多栏式明细账的结账方法与上述 3 种账簿的结账方法基本相同，但除损益类账户之外的其他多栏式明细账月末可以只结计本期发生额，不结计本年累计发生额。

另外，对于期末有余额且账页中未设有余额栏的多栏式明细分类账，如"生产成本"明细账，月末结账时，先在本月最后一笔经济业务记录下画一条通栏单红线。结计出本期各栏目的实际发生额合计，将其计入下一行相应栏目内，在摘要栏内注明"本月合计"字样，并在下面画通栏单红线。接着结计出各栏目的期末余额，将其计入下一行相应栏目内，并在摘要栏内注明"期末余额"字样。月结时，"期末余额"行下不用画线，年结时画通栏双红线。

（五）总分类账的结账

总分类账平时只需结出月末余额，月结时在各账户最后一笔记录下画通栏单红线即可。年终结账时，为了反映全年各项资产、负债及所有者权益增减变动的全貌，便于核对账目，要分别将所有总账账户结计全年发生额合计数和年末余额，在摘要栏内注明"本年合计"字样，并在下面画通栏双红线。

（六）年末余额的结转

一般来讲，总账、日记账和大多数明细分类账簿应每年更换一次。但有些财产物资明细账和债权债务明细账，由于材料品种、规格和往来单位较多，更换新账工作量较大，可以跨年度使用，不必每年更换一次。各种备查簿也可以跨年度连续使用。

更换新账簿时，旧账簿中有年末余额的账户，应将其余额结转至下年。旧账簿中有年末余额的账户，年终双红线下行摘要栏内注明"结转下年"字样，并将账户余额直接记入新账簿相应账户的第一行余额栏内，同时在摘要栏内注明"上年结转"字样。

结转年末余额时不需要编制记账凭证，也不需要将余额再记入本年账户的借方或贷方。

即学即练6-4

对账的内容一般包括（　　　）。（多选题）

答案解析

A. 账证核对　　　　B. 账账核对　　　　C. 账实核对　　　　D. 账表核对

知识链接

坐支现金

1. 坐支现金的含义　是指企业收到的营业款是现金，企业并没有将其存入指定的银行账户中，而是直接从收到的营业款中进行开支的行为。

《现金管理暂行条例实施细则》规定：未经批准坐支或者未按开户银行核定的坐支范围和限额坐支现金的，予以警告或者罚款。

2. 坐支现金的危害　对于个人来说，发生坐支现金很容易使库存现金和日记账发生错误，从而导致错账、漏账和账实不符的现象。从企业角度讲，坐支现金不利于企业财务管理与核算，更有可能为企业偷税漏税创造机会。从社会角度讲，坐支现金不利于监控，易滋生贪污犯罪的不良之风。

3. 如何避免坐支　首先，一定要把收到的现金存入银行，支付款项尽量用银行存款支付。其次，一定要及时登记现金日记账，并且做到日清月结，经常盘点。最后，企业要加强管理监督，出现坐支现金行为时要及时找到责任人，对其进行相应处理。

办理货币资金业务的人员应当忠于职守，廉洁奉公，遵纪守法，客观公正，坚持职业操守，坚持依法办理会计事务，不断提高会计业务素质和职业道德水平。

第五节　错账查找与更正方法

账簿登记过程中和登记完成后，要按一定的方法对账簿记录进行检查。若账簿记录发生错误，不得随意涂改、挖补、刮擦或者用药水消除字迹，也不得重新抄写，必须按会计法规规定的方法进行更正。

一、错账查找的方法

账簿记录产生差错的原因可能是重记、漏记、数字颠倒、数字错位、数字记错、科目记错、借贷方向记反等，这些差错的存在会严重影响会计信息的正确性。会计人员一旦发现差错，应及时查找错误并予以更正。常见的错账查找方法有差数法、尾数法、除工法、除9法等。

（一）差数法

差数法是按照差数查找错账的方法。这种方法适用于重记或漏记金额的情况。当检查核对账簿记录时发现有不平的情况出现，根据不平的金额，会计人员应该先查找相关的凭证，根据凭证核对账簿，从而找出差错。

例如某张会计凭证记录：

借：管理费用——办公费　　　　　　　　　　　　　　　　　　　7 685.31

　　　　　　——水电费　　　　　　　　　　　　　　　　　　　6 857.32

　　贷：银行存款　　　　　　　　　　　　　　　　　　　　　　14 542.63

若会计人员在记账时漏记了办公费7 685.31元，那么在进行管理费用总账和明细账核对时，就会出现总账借方余额比明细账借方余额多7 685.31元的现象。对于类似差错，应由会计人员通过核对相关金额的记账凭证的方式查找错误。

（二）尾数法

尾数法是对于发生的角、分金额的差错，只查找元以下的尾数部分，以提高查错效率的方法。例如账簿记录中存在0.09元的差错，通常只需看一下元以下的尾数部分是否有"0.09"的金额，明确是否已将这笔金额登记入账。

（三）除2法

当账簿记录出现差错且差数为偶数时，应首先检查记账方向是否发生错误。借贷方向登记错误，即借方金额登记到了贷方或贷方金额登记到了借方，会导致一方合计数增多，而另一方合计数减少，且差数恰与被记错方向的数值相等，为偶数。对于这种错误，可用差错数除以2，得出的商数就是账中记账方向的反方向数值，然后再到账目中去寻找，就有了一定的目标。例如某一笔会计分录如下：

借：其他应收款——李明　　　　　　　　　　　　　　　　　　　5 000

　　贷：库存现金　　　　　　　　　　　　　　　　　　　　　　　5 000

登记明细账时，会计人员错把其他应收款登记入贷方，总账与明细账核对时，就会出现总账借方余额大于明细账借方余额10 000元的情况。将10 000元除以2，正好是贷方记错的5 000元。

（四）除9法

除9法是指用对账差额除以9来查找差错的一种方法，主要适用于数字错位及相邻数字颠倒错误的查找。

1. 数字错位　在查找错误时，如果差错的数额较大，就应该检查是否在记账时发生了数值错位。在登记账目时，会计人员有时会看错位数，把小数看大，把十位数看成百位数，把百位数看成千位数；也可能把大数看小，把百位数看成十位数，把千位数看成百位数。这种情况下，差错数额一般比较大，可以用除9法进行检查。如将50元看成了500元并登记入账，在对账时就会出现450元余额差，用450元除以9，商为50，50元就是应该记的正确数额。又如收入现金900元，误记为90元，对账时会出现810元差值，用810元除以9，商为90，商数即为差错数。

2. 相邻数字颠倒　在记账时，有时易将相邻的两个或3个的数字登记颠倒，如将72记成27，315记成513，它们的差值分别是45和198，都可以被9整除。知道错误所在之后，进一步判断错在哪一笔业务上就可以了。

如果用上述方法检查均未发现错误，而对账结果又确实借贷不符，还可以采用顺查、逆查、抽查等方法检查是否有漏记和重记等现象。顺查是指按账务处理的顺序，从凭证到账簿记录，从头到尾进行普遍核对。逆查是指与账务处理顺序相反，从尾到头进行核对。抽查是指抽取账簿记录中某些局部记录进行检查。

总之，不管用哪种方法，都必须将错误查找出来，然后采用规定的方法进行更正，这样才能保证会计信息的质量。

二、错账更正的方法 💬微课

（一）划线更正法

在记账或结账过程中发现账簿记录有文字或数字错误，而记账凭证没有错误，可采用划线更正法更正。具体做法是在错误的文字或数字上划一条单红线，并保证划线后原有字迹可辨认，再在红线的上方用蓝黑或碳素墨水填写正确的文字或数字（符合规定用红色笔记账时，更正错误数字也用红色笔），并由记账人员在更正处盖章，以明确责任。

对于错误的数值，应全部划红线更正，不得只更正其中的错误数字；对于文字错误，可只划去错误的部分。如记账凭证中的借方金额为2 300元，记账会计刘清扬在登记账簿时误记为230元，其更正方法如表6-13所示。

表6-13　划线更正示例

摘要	借方金额									贷方金额								
	百	十	万	千	百	十	元	角	分	百	十	万	千	百	十	元	角	分
				2	3	0	0	0	0									
				~~2~~	~~3~~	~~0~~	~~0~~	~~0~~ 刘清扬										

（二）红字更正法

红字更正法是指用红字冲销原有错误记录，以调整记账错误的一种方法。具体适用于以下两种情况。

1. 记账后发现记账凭证上的会计科目运用错误，具体更正步骤如下：

（1）填写一张与错误凭证相同的记账凭证，其中的金额用红字填写，以示冲销原记账凭证，摘要栏填写"冲销×月×日第×号记账凭证"。

（2）填写正确的记账凭证，在摘要栏注明"更正×月×日第×号记账凭证"。

（3）根据编制的记账凭证登记有关账簿，记账凭证上的红字金额在登账时也用红字登记。

［例6-1］2020年11月27日，办公室的李明出差回来，报销差旅费3 410元抵减原借支。会计李华在填制记账凭证时，将借方科目误写为"销售费用——差旅费"，并已登记入账。2020年11月30日发现错误予以更正。

原错误会计分录为：

借：销售费用——差旅费　　　　　　　　　　　　　　　　　　　　　　　　　3 410

　　贷：其他应收款——李明　　　　　　　　　　　　　　　　　　　　　　　　　　3 410

原错误的记账凭证如表6-14所示。

表6-14　转账凭证

总字第　号

2020年11月27日　　　　　　　　　　　　　　　　　　　　　　　　转字第 10 号

摘要	总账科目	明细科目	借方金额									贷方金额									√	
			百	十	万	千	百	十	元	角	分	百	十	万	千	百	十	元	角	分	
报销差旅费	销售费用	差旅费				3	4	1	0	0	0										√
	其他应收款	李明													3	4	1	0	0	0	√
合计					¥	3	4	1	0	0	0			¥	3	4	1	0	0	0	

附单据1张

财务主管：钟鸿云　　　记账：刘清扬　　　复核：张宏亮　　　制单：李华

具体更正错账步骤如下：

第1步：用红字填写一张与错误凭证相同的记账凭证，会计分录如下：

借：销售费用——差旅费　　　　　　　　　　　　　　　　　　　　　　　3 410

　　贷：其他应收款——李明　　　　　　　　　　　　　　　　　　　　　　　3 410

说明：带"□"数字表示红字金额，用以冲销原会计分录。

填制的红字凭证如表6-15所示。

表6-15　转账凭证

总字第　号

2020年11月30日　　　　　　　　　　　　　　　　　　　　　　　　转字第 18 号

摘要	总账科目	明细科目	借方金额									贷方金额									√	
			百	十	万	千	百	十	元	角	分	百	十	万	千	百	十	元	角	分	
冲销11月27日	销售费用	差旅费				3	4	1	0	0	0										√
日转字第10	其他应收款	李明													3	4	1	0	0	0	√
号凭证																					
合计					¥	3	4	1	0	0	0			¥	3	4	1	0	0	0	

附单据张

财务主管：钟鸿云　　　记账：刘清扬　　　复核：张宏亮　　　制单：李华

第 2 步：填写正确的记账凭证，并登记入账。会计分录如下：

借：管理费用——差旅费   3 410

    贷：其他应收款——李明   3 410

填制的会计记账凭证如表 6 – 16 所示。

表 6 – 16 转账凭证   总字第　　号

2020 年 11 月 30 日   转字第 19 号

摘要	总账科目	明细科目	借方金额										贷方金额										√
			百	十	万	千	百	十	元	角	分	百	十	万	千	百	十	元	角	分	
更正 11 月 27 日	管理费用	差旅费				3	4	1	0	0	0										√
转字第 10 号记账凭证	其他应收款	李明													3	4	1	0	0	0	√
	合计				¥	3	4	1	0	0	0			¥	3	4	1	0	0	0	

附单据　张

财务主管：钟鸿云   记账：刘清扬   复核：张宏亮   制单：李华

2. 记账后，发现记账凭证上会计科目的运用无误，但所记金额大于应记金额。

更正时将多记的金额用红字填写一张记账凭证，其会计科目、方向与原记账凭证相同，在摘要栏注明"冲销×月×日第×号记账凭证多记金额"，用以冲销多记金额，并据以登记入账，记账凭证上的红字金额在登账时也用红字登记。

[例 6 – 2] 2020 年 11 月 23 日，公司支付前期向乙公司采购的材料货款 4 500 元，财务部以银行存款支付。会计李华在填制记账凭证时，将金额误写为 45 000 元，并已登记入账。2020 年 11 月 30 日发现错误予以更正。

原错误会计分录如下：

借：应付账款——乙公司   45 000

    贷：银行存款   45 000

原错误的记账凭证，如表 6 – 17 所示。

表 6 – 17 付款凭证   总字第　　号

贷方科目：银行存款   2020 年 11 月 23 日   付字第 12 号

摘要	借方科目		√	金额								
	总账科目	明细科目		千	百	十	万	千	百	十	元	角	分
支付前期货款	应付账款	乙公司	√		4	5	0	0	0	0	0	0
人民币（大写）肆万伍仟元整					¥	4	5	0	0	0	0	0	0

附单据 1 张

财务主管：钟鸿云   记账：刘清扬   出纳：刘丽   复核：张宏亮   制单：李华

2020 年 11 月 30 日用红字填制一张记账凭证冲销多记金额。会计分录如下：

借：应付账款——乙公司 　　　　　　　　　　　　　　　　　40 500

　　贷：银行存款 　　　　　　　　　　　　　　　　　　　　　　40 500

说明：带"□"数字表示红字金额，用以冲销原会计分录，并登记入账。

填制的红字凭证如表 6-18 所示。

表 6-18　付款凭证　　　　　　　　　　　　　　　　　　总字第__号

贷方科目：银行存款　　　　　　　　　　2020 年 11 月 30 日　　　　　　付字第 15 号

摘要	借方科目		√	金额								
	总账科目	明细科目		千	百	十	万	千	百	十	元	角	分
冲销 11 月 23 日付字第 12 号凭证多记金额	应付账款	乙公司	√				4	0	5	0	0	0	0
人民币（大写）肆万零伍佰元整						¥	4	0	5	0	0	0	0

附单据　张

财务主管：钟鸿云　　　记账：刘清扬　　　出纳：　　　复核：张宏亮　　　制单：李华

（三）补充登记法

记账以后发现记账凭证中会计科目名称和借贷方向正确，但所记金额小于应记金额时，采用补充登记法更正。

更正时按少记的金额编制一张与原记账凭证的会计科目、借贷方向完全相同的记账凭证，在摘要栏注明"补充×月×日第×号记账凭证少记金额"，用以补充少记金额，并据以登记入账。

[例 6-3] 2020 年 11 月 27 日，公司预收丙公司货款 30 000 元存入银行，会计李华在填制记账凭证时，将金额误写为 3 000 元，并已登记入账，2020 年 11 月 30 日发现错误并予以更正。

原错误会计分录如下：

借：银行存款 　　　　　　　　　　　　　　　　　　　　　　3 000

　　贷：预收账款——丙公司 　　　　　　　　　　　　　　　　　　3 000

原错误的记账凭证如表 6-19 所示。

表 6-19　收款凭证　　　　　　　　　　　　　　　　　　总字第　号

借方科目：银行存款　　　　　　　　　　2020 年 11 月 27 日　　　　　　收字第 5 号

摘要	贷方科目		√	金额								
	总账科目	明细科目		千	百	十	万	千	百	十	元	角	分
预收贷款	预收账款	丙公司	√					3	0	0	0	0	0
人民币（大写）叁仟元整							¥	3	0	0	0	0	0

附单据 2 张

财务主管：钟鸿云　　　记账：刘清扬　　　出纳：刘丽　　　复核：张宏亮　　　制单：李华

2020 年 11 月 30 日填制一张记账凭证补充少记金额。并登记入账。会计分录如下：

借：银行存款　　　　　　　　　　　　　　　　　　　　　　　27 000

　　贷：预收账款——丙公司　　　　　　　　　　　　　　　　　　　27 000

填制的记账凭证如表6-20所示。

表6-20　收款凭证　　　　　　　　总字第　号

借方科目：银行存款　　　　　　　2020年11月30日　　　　　　收字第 7 号

摘要	贷方科目		√	金额									
	总账科目	明细科目		千	百	十	万	千	百	十	元	角	分
补充登记11月	预收账款	丙公司	√			2	7	0	0	0	0	0	0
27日收字第5号													
凭证少记金额													
人民币（大写）贰万柒仟元整						¥	2	7	0	0	0	0	0

附单据　张

财务主管：钟鸿云　　记账：刘清扬　　出纳：刘丽　　复核：张宏亮　　制单：李华

错账更正的方法总结见表6-21。

表6-21　错账更正方法汇总

方法	适用范围	更正步骤
划线更正法	凭证无误，登记账簿时出现错误	①用单红线将错误的文字或数字划掉； ②用蓝黑或碳素笔在错误的文字或数字上方写上正确的文字或数字； ③在错误记录及更正处加盖更正人员印章
红字更正法	（1）凭证中的科目有误，从而账簿记录有误	①用红字填写一张与错误凭证相同的记账凭证，以冲销原记账凭证； ②用蓝黑或碳素笔填写正确的记账凭证； ③将上述两张凭证全部登记入账
	（2）凭证中的科目运用无误，但实记的金额大于应记的金额，从而账簿记录有误	用红字按多记的金额填写一张记账凭证，其会计科目、方向与原记账凭证相同，然后登记入账，以冲销多记的金额
补充登记法	凭证中的科目无误，但实记的金额小于应记的金额，从而账簿记录有误	用蓝黑或碳素笔按少记的金额填写一张记账凭证，其会计科目、方向与原记账凭证相同，然后登记入账，以补充少记的金额

知识链接

档案管理

某公司档案管理部门会同财务科将已结账的到期会计档案编造清册，报请公司负责人批准后，由负责会计档案工作的会计李某进行销毁。李某在离岗前与接替者王某在财务科长的监交下办妥了会计工作交接手续。

年底，财政部门对公司进行检查，发现原会计李某所记的账目有作假行为，王某在会计交接时并未发现这一问题。而原会计李某却以已经办理了交接手续为理由，表示自己不再承担任何责任。

分析此例案件中相关人员的责任：（1）公司销毁会计档案不符合会计法律制度的规定。根据《会计档案管理办法》的规定，保管期满的会计档案应由单位档案管理机构负责组织会计档案销毁工作，并与会计管理机构共同派员监销。在销毁前实行再次确认程序，要求单位负责人、档案管理机构负责人、会计管理机构负责人、档案管理机构经办人、会计管理机构经办人在会计档案销毁清册上签署意见。监销人在会计档案销毁前，应当按照会计档案销毁清册所列内容进行清点核对；在会计档案销毁后，应当在会计档案销毁清册上签名或盖章。

（2）公司负责人对会计作假行为应当承担责任。《中华人民共和国会计法》规定："单位负责人对本单位的会计工作和会计资料的真实性、完整性负责"；"单位负责人应当保证会计机构、会计人员依法履行职责，不得授意、指使、强令会计机构、会计人员违法办理会计事项"。

（3）李某的说法不正确。《中华人民共和国会计法》规定，交接工作完成后，移交人员所移交的会计凭证、会计账簿、财务会计报告和其他会计资料是在其经办会计工作期间内发生的，应对这些会计资料的真实性、完整性负责。即便事后发现，仍应由原移交人员负责。

会计人员应遵循职业道德，遵纪守法、忠于职守、实事求是，全心全意地为社会主义现代化建设服务。

实例分析

实例　甲公司 2020 年 8 月发生以下错账：

1. 8 日管理人员张一出差，预借差旅费 1 000 元，用现金支付，原编记账凭证的会计分录如下：

借：管理费用　　　　　　　　　　　　　　　　　　　　　1 000

　　贷：库存现金　　　　　　　　　　　　　　　　　　　　1 000

并已登记入账。

2. 18 日，用银行存款支付前欠 A 公司货款 11 700 元，原编记账凭证会计分录如下：

借：应付账款——A 公司　　　　　　　　　　　　　　　　11 700

　　贷：银行存款　　　　　　　　　　　　　　　　　　　11 700

会计人员在登记"应付账款"账户时，将"11 700"元误写为"1 170"元。

3. 30 日，企业计算本月应交所得税 34 000 元，原编记账凭证会计分录如下：

借：所得税费用　　　　　　　　　　　　　　　　　　　　3 400

　　贷：应交税费　　　　　　　　　　　　　　　　　　　3 400

并已登记入账。

问题　1. 说明以上错账应采用的更正方法。

　　　2. 对错账进行更正。

答案解析

目标检测

答案解析

一、单选题

1. 按经济业务发生时间的先后顺序逐日、逐笔登记的账簿是（　　）。

A. 活页式账簿　　　B. 分类账簿　　　C. 备查账簿　　　D. 序时账簿

2. 管理费用、财务费用等费用类明细账，一般采用（　　）账簿。

A. 两栏式　　　B. 三栏式　　　C. 多栏式　　　D. 数量金额式

3. "原材料""库存商品"等存货类明细账，一般采用（　　）账簿。

　　A. 三栏式　　　　　　　B. 多栏式　　　　　　　C. 数量金额式　　　　　D. 横线登记式

4. 银行存款日记账与银行对账单之间的核对属于（　　）。

　　A. 账证核对　　　　　　B. 账账核对　　　　　　C. 账实核对　　　　　　D. 余额核对

5. 记账时误把某账户的借方金额计入贷方，应采用的错账查找方法是（　　）。

　　A. 差数法　　　　　　　B. 除2法　　　　　　　C. 尾数法　　　　　　　D. 除9法

6. 现金日记账和银行存款日记账是（　　）。

　　A. 总账　　　　　　　　B. 分类账　　　　　　　C. 备查账　　　　　　　D. 序时账

7. 下列应采用数量金额式明细账账页格式的是（　　）。

　　A. 应收账款明细账　　　　　　　　　　　　B. 营业外收入明细账

　　C. 管理费用明细账　　　　　　　　　　　　D. 库存商品明细账

8. 期末根据账簿记录计算并结出账户的本期发生额和期末余额的过程。在会计上是（　　）。

　　A. 对账　　　　　　　　B. 结账　　　　　　　　C. 调整　　　　　　　　D. 查账

9. 在结账前，若发现记账凭证所记金额小于应记金额，并已过账，应使用的更正方法是（　　）。

　　A. 划线更正法　　　　　B. 补充登记法　　　　　C. 红字更正法　　　　　D. 平行登记法

10. 若记账凭证正确，记账时将10 000元误记为1 000元，更正时应采用的方法是（　　）。

　　A. 红字更正法　　　　　B. 补充登记法　　　　　C. 蓝字更正法　　　　　D. 划线更正法

二、多选题

1. 下列关于会计账簿和会计凭证的主要区别说法正确的是（　　）。

　　A. 会计凭证对经济业务的记录是零散的

　　B. 会计凭证对经济业务的记录是系统的

　　C. 会计账簿对经济业务的记录是全面、系统、连续的

　　D. 会计账簿能分类汇总会计信息，为经营管理提供系统、完整的核算资料

2. 下列各项中，属于备查账簿的有（　　）。

　　A. 应收（付）票据备查账簿　　　　　　　　B. 租入固定资产登记簿

　　C. 代销商品登记簿　　　　　　　　　　　　D. 委托加工材料登记簿

3. 下列不符合账簿登记要求的有（　　）。

　　A. 为防止篡改，文字书写要占满格

　　B. 数字书写一般要占格距的1/2

　　C. 登记中不慎出现的空页必须划线注销

　　D. 根据红字冲账的记账凭证，用红字冲销错误记录

4. 下列可以使用红色墨水登记的有（　　）。

　　A. 在不设借贷等栏的多栏式账页中，登记减少数

　　B. 在三栏式账户中"余额栏"前，如果未印明余额方向，在"余额栏"内登记负数余额

　　C. 按照红字冲账的记账凭证，冲销错误记录

　　D. 补记账簿记录中少记的金额

5. 下列属于账实核对的有（　　）。

　　A. 库存现金日记账账面余额与库存现金实际库存数逐日核对

    B. 各项财产物资明细账账面余额与财产物资的实有数额定期核对

    C. 会计部门财产物资明细账的期末余额与财产物资保管和使用部门的有关物资明细账核对

    D. 银行存款日记账账面余额与银行对账单的余额定期核对

书网融合……

知识回顾   微课   习题

（张 谦）

第七章　财产清查

学习引导

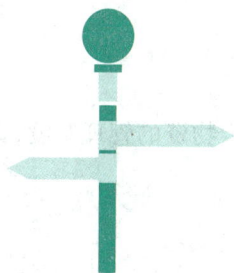

2020 年 12 月 31 日，某医药公司在年终决算前进行相关财产清查，在清查过程中发现如下问题：（1）现金盘盈 300 元，无法查明原因，经批准作为营业外收入；（2）盘亏设备一台，该设备原价值 5 000 元，已经计提折旧 1 200 元，经查设备遗失，经批准作为营业外支出。那么该公司年底是按照怎样的程序进行财产清查，又是采用什么方法、对哪些物资进行清查呢？对清查的结果该公司应该如何进行账务处理呢？

本章主要介绍财产清查的意义、程序和种类，阐述财产清查的方法及财产清查结果的处理，以便会计人员明确经济责任，做好相应的账务处理，从而使会计信息更加真实可靠。

学习目标

1. **掌握**　财产清查的具体方法、财产清查结果的处理。
2. **熟悉**　财产清查的一般程序、种类。
3. **了解**　财产清查的概念及意义。

第一节　财产清查概述

PPT

一、财产清查的概念

财产清查是通过对货币资金、实物资产和往来款项等财产物资进行盘点或核对，确定其实存数，查明账存数与实存数是否相符的一种专门办法。在实际工作中，可能因计量不准确或收发差错、保管过程中发生自然损耗、自然灾害、意外事故、管理不善以及不法分子贪污失职等，而导致财产物资毁损或出现差错。为了正确掌握各项财产物资的真实情况，使账面数与各项财产物资的实际数相符，必须在账簿记录的基础上，通过财产清查，对各项财产物资、债权债务、所有者权益情况进行盘点和核对。

二、财产清查的意义

财产清查是会计核算的重要环节之一，利用财产清查可以验证账簿与实际资产是否相符。若不相符，应及时查明原因，并做好会计处理，做到账实相符，从而保证会计信息的真实性和完整性，充分发挥会计的监督职能。

（一）保证会计信息真实性和完整性

通过财产清查，可以查明各种财产的盈亏，明确发生亏损的原因，从而确定资产的实际数量，并通过账项调整，保证账实相符和会计信息的完整性。

（二）保护财产的安全与完整

通过财产清查，可查明各项资产的盈亏情况，找出原因，及时采取措施，落实经济责任，从而完善企业财产管理制度，保护财产的安全与完整性。

（三）加强往来款项管理，减少坏账损失

通过财产清查，核对往来款项，检查各项债权债务的结算是否符合法律法规，及时结清债权债务，有利于健全内部控制制度，减少坏账损失。

（四）建立健全各项规章制度

通过财产清查，可以发现资产管理环节存在的问题，针对问题建立健全财产物资的管理制度，并且完善岗位责任制。

三、财产清查的种类

财产清查可按不同标准进行分类，主要有按照清查的对象和范围分类以及按照清查的时间分类。

（一）按照清查的对象和范围分类

财产清查按清查对象和范围的不同，分为全面清查和局部清查。

1. 全面清查　是指对企业单位的所有财产进行清查和核对，一般包括以下内容。

（1）货币资金，包括库存现金、银行存款、其他货币资金等；

（2）债权债务，包括应收账款、应付账款、应交税费等；

（3）财产物资，包括库存商品、在产品、固定资产、在建工程等。

企业一般在下列情况下进行全面清查。

（1）年终决算前；

（2）在合并、撤销或改变隶属关系前；

（3）中外合资、国内合资前；

（4）开展全面的资产评估、清产核资前；

（5）单位主要领导调离工作前等。

2. 局部清查　是指根据需要只对部分财产进行盘点和核对。局部清查的范围和对象应根据业务需要和相关具体情况而定。一般包括：

（1）流动性较大的财产物资　如原材料、在产品、产成品，应根据需要随时轮流盘点或重点抽查，对于贵重财产物资每月都要进行清查盘点。

（2）库存现金　每天业务结束，应由出纳人员进行清点核对。

（3）银行存款　企业应每月至少同银行核对一次。

（4）债权、债务　企业应每年至少同债权人、债务人核对一次。

（二）按照清查的时间分类

财产清查按清查时间的不同，分为定期清查和不定期清查。

1. 定期清查　是指按照预先计划安排的时间对财产进行的盘点和核对。定期清查一般在年末、季末、月末进行。定期清查的范围可以是全面清查，也可以是局部清查。如年终决算前进行全面清查，在月末和季末对银行存款、库存现金进行盘点，实施局部清查。

2. 不定期清查　是指事前不规定清查日期，而是根据特殊需要临时进行的盘点和核对。不定期清查也可以是全面清查或局部清查。不定期清查主要有以下几种情况：

（1）财产物资、库存现金保管人员更换时，要对有关人员保管的财产物资、库存现金进行清查，以分清经济责任，便于办理交接手续。

（2）发生自然灾害和意外损失时，要对受损失的财产物资进行清查，以查明损失情况。

（3）上级主管、财政、审计和银行等部门不定期对本单位进行会计检查，应按检查的要求和范围对财产物资进行清查，以验证会计资料的可靠性。

（4）开展临时性清查核资时，对本单位的财产物资进行清查，以便明确企业单位的财产状况。

即学即练 7 - 1

答案解析

财产清查按照清查的对象和范围可分为（　　　）。（多选题）

A. 定期清查　　　　B. 不定期清查　　　　C. 全面清查　　　　D. 局部清查

四、财产清查的一般程序

财产清查既是会计核算的一种专门方法，又是财产物资管理的一项重要制度，是一项复杂而又细致的工作，其一般程序如下。

1. 建立财产清查组织　在财产清查前成立清查组织，其成员由单位领导和财务会计、业务、仓库等相关部门人员组成，负责财产清查的组织和管理。清查计划一般由管理层研究制定，确定工作进度和方式方法。

2. 组织清查人员学习　在进行清查前，组织清查人员学习有关政策规定，掌握有关法律、法规和相关业务知识，以提高财产清查工作的质量。

3. 明确清查任务　依据清查计划，确定清查对象、范围，明确清查任务。

4. 制定清查方案　具体安排清查内容、时间、步骤、方法，做好必要的清查前准备。

5. 遵循先数量后质量原则　清查过程中秉着先清查数量，核对有关账簿记录等，后认定质量的原则进行。

6. 填制盘存清单　清查人员在清查时要做好盘点记录，填制盘存单，列明所清查的财产物资的实存数量、金额及债权债务的实有数额。

7. 填制报告表　根据盘存清单，填制实物、往来账项清查结果报告表。

第二节　财产清查的方法

PPT

由于企业财产种类较多，各种财产物资有不同的特点，在实际清查中，要根据不同的清查对象，采用切实可行的清查步骤和技术方法，以保证财产清查工作的顺利进行。

一、库存现金的清查

库存现金的清查采用实地盘点法确定库存现金的实存数，然后与库存现金日记账的账面余额相核对，确定账实是否相符。

库存现金清查，除了每天现金出纳业务终了时清点之外，还需不定期或定期地进行抽查。清查前一般由主管会计或财务负责人和出纳人员共同清点出各种纸币的张数和硬币的个数，并填制库存现金盘点报告表。盘点报告表中的"实存金额"填写盘点后实际金额，"账存金额"填写现金日记账的余额。如果实存额多于账存额，其差额填写在"盘盈"栏；如果实存额少于账存额，其差额填写在"盘亏"栏。对库存现金进行盘点时，出纳人员必须在场，有关业务必须在库存现金日记账中全部登记完毕。

盘点时，一方面要注意账实是否相符，另一方面还要检查现金管理制度的遵守情况，如库存现金有无超过其限额，有无白条抵库、挪用舞弊等情况。盘点结束后，应填制"库存现金盘点报告表"，并由盘点人员与出纳人员共同签字方能生效。库存现金盘点报告表作为重要原始凭证，同时具有"盘存单"和"实存账存对比表"的作用，其一般格式参见表7-1。

表7-1 库存现金盘点报告表
年 月 日

单位名称：

实存金额	账存金额	对比结果		备注
		盘盈	盘亏	

盘点人签章： 出纳人员签章：

二、银行存款的清查 📱微课

银行存款的清查是采用与开户银行核对账目的方法进行的，即将本单位银行存款日记账的账簿记录与开户银行转来的对账单逐笔进行核对，查明银行存款的实有数额。

银行存款的清查一般在月末进行。将截止到清查日的所有银行存款的收付业务都登记入账后，对发生的错账、漏账应及时查清更正，再与银行的对账单逐笔核对。如果二者余额相符，通常说明没有错误；如果二者余额不相符，则可能是有记账错误或者存在未达账项。

1. 记账错误 可能是企业或银行一方或双方记账过程有错误，如果是企业的记账错误，可能表现为编制的记账凭证错误、企业银行存款日记账登记错误等，须根据规定的错账更正法进行更正；若是银行的记录错误，应通知银行予以更正。

2. 未达账项 是指企业与银行之间由于凭证传递时间不同，而导致记账时间不一致，一方收到凭证并已入账，另一方未收到凭证因而未能入账的账项。未达账项的产生一般分为以下4种情况。

（1）企业已收款记账，银行未收款未记账。如企业已将收到的购货单位开出的转账支票送存银行并且入账，但是因银行尚未办妥转账收款手续而没有入账。

（2）企业已付款记账，银行未付款未记账。如企业开出的转账支票已经入账，但是因收款单位尚未到银行办理转账手续等。

（3）银行已收款记账，企业未收款未记账。如企业委托银行代收的款项，银行已经办妥收款手续并且入账，但是因收款通知尚未到达企业而使企业没有入账。

（4）银行已付款记账，企业未付款未记账。如企业应付给银行的借款利息，银行已经办妥付款手续并且入账，但是因付款通知尚未到达企业而使企业没有入账。

以上任意一种未达账项的存在都会引起企业与银行账簿记录余额不一致。其中（1）和（4）两种情况会使企业账面的存款余额大于银行账面的存款余额，而（2）和（3）的情况会使企业账面的存款余额小于银行账面的存款余额，所以需要编制"银行存款余额调节表"。

3. 银行存款余额调节表的编制步骤 ①根据经济业务、结算凭证的种类、号码和金额等资料，逐日逐笔核对企业银行存款日记账和银行对账单，凡双方都有记录的，用铅笔在金额旁打上记号"√"。②找出未达账项（即银行存款日记账和银行对账单中没有打"√"的款项）。③将日记账、对账单的月末余额以及找出的未达账项填入银行存款余额调节表，并计算出调整后的余额。④将调整平衡的银行存款余额调节表经主管会计签章后，送达开户银行。

银行存款余额调节表的编制是以企业银行存款日记账余额和银行对账单余额为基础，各自补记对方已入账而本单未入账的账项。调节后的余额计算公式如下：

企业银行存款日记账余额 + 银行已收企业未收款 − 银行已付企业未付款项 =

银行对账单余额 + 企业已收银行未收款项 − 企业已付银行未付款项

[例7−1] 某医药公司2020年5月31日银行存款日记账账面余额为592 700元，银行对账单银行存款余额为582700元，经逐笔核对，发现以下未达账项：

（1）5月15日，企业收到转账支票17 000元，企业已登记入账，银行尚未登记入账。

（2）5月20日，企业开出转账支票2 000元，持票人尚未到银行办理转账，银行尚未登记入账。

（3）5月25日，企业委托银行代收款项5 500元整，银行已收款入账，但企业未接到银行入款通知，因而未登记入账。

（4）5月29日，银行代企业支付水电费500元，企业尚未接到银行的付款通知，故未登记入账。

填写银行存款余额调节表如表7−2所示。

表7−2 银行存款余额调节表

2020年5月31日

项目	金额	项目	金额
企业银行存款日记账余额	592 700	银行对账单余额	582 700
加：银行已收，企业未收款	5 500	加：企业已收，银行未收款	17 000
减：银行已付，企业未付款	500	减：企业已付，银行未付款	2 000
调节后的存款余额	597 700	调节后的存款余额	597 700

从表7−2可以看出，表中左右两边调节后的余额相等，这表明该公司的银行存款日记账记账过程基本正确，同时还表明该公司的银行存款既不是592 700元，也不是582 700元，而是597 700元，如果调节后的余额仍不相等，则说明有错误存在，应进一步查明原因，采取相应的方法更正。

银行存款余额调节表中"调节后的存款余额"是企业期末实际可以动用的存款余额。调节后的余额仅作为清查未达账项的参考，不作为编制记账凭证的依据。待下月初企业收到有关原始凭证，编制记账凭证并登记入账后，账面余额会自动调整。

即学即练 7 - 2

企业与银行之间的未达账项有（　　）。（多选题）

A. 企业已收款记账，银行未收款未记账的款项

B. 企业已付款记账，银行未付款未记账的款项

C. 银行已收款记账，企业未收款未记账的款项

D. 银行已付款记账，企业未付款未记账的款项

答案解析

三、实物资产的清查

实物资产主要包括固定资产、存货等。实物资产的清查就是对实物资产数量和质量进行的清查。通常采用以下两种清查方法。

（1）实地盘点法　通过点数、过磅、量尺等方法来确定实物资产的实有数量。实地盘点法适用范围较广，在多数财产物资清查中都可以采用。

（2）技术推算法　利用一定的技术方法对财产物资的实存数进行推算，故又称估推法。这种方法对于财产物资不是逐一清点计数，而是通过量方、计尺等技术推算财产物资的结存数量。技术推算法只适用于量大且价值不高，逐一清点的工作量和难度较大的财产物资的清查，例如对露天堆放的煤炭等的清查。

对于实物的质量，应根据不同实物的性质或特征，采用物理或化学方法检查其质量。

为了明确经济责任，在实物清查过程中，实物保管人员和盘点人员必须同时在场，同时如实登记盘存单，并在盘存单上签字或盖章。盘存单一般填制一式三份，一份由盘点人保存，一份由实物保管人留存，一份交由财务部门进行账面记录核对。盘存单既是记录盘点结果的书面证明，也是反映财产物资实存数的原始凭证。盘存单的一般格式见表7 - 3。

表7 - 3　盘存单

单位名称：　　　　　　　　　　　　　　盘点时间：　　　　　　　　　　　　　　编号：

财产类别：　　　　　　　　　　　　　　存放地点：

编号	名称	规格编号	计量单位	实存数量	单价	金额	备注

盘点人签章：　　　　　　　　　　　　　　实物保管人签章：

盘存单内的编号、名称、计量单位和单价应与实物明细账保持一致，以便核查。

为了进一步核对账实是否相符，财务部门会将盘存单中所记录的实存数量与账面结存数核对。发现实物盘点与账面结存数不一致时，应根据实物盘存单和有关账簿记录查找发生差异的原因，调整账簿记录。同时填制账存实存对比表（如表7 - 4所示），以确定实物资产的盘盈或盘亏数。这样的对比表反映盘盈、盘亏情况，既是调整账面记录的原始依据，也是分析差异原因、查明经济责任的依据。

表 7 - 4　账存实存对比表
年　月　日

序号	名称	规格型号	计量单位	单价	实存		账存		对比结果				备注
									盘盈		盘亏		
					数量	金额	数量	金额	数量	金额	数量	金额	

盘点人签章：　　　　　　　　　　　　　　　实物保管人签章：

四、往来款项的清查

往来款项主要包括应收、应付款项和预收、预付款项等。往来款项的清查一般采用发函询证的方法。

清查单位应在其各种往来款项记录无误的基础上，按每一个经济往来单位填制"往来款项对账单"一式两联，其中一联送交对方单位核对账目，另一联作为回单联。对方单位经过核对相符后，在回单联上加盖公章退回，表示已核对。如有数字不符，对方单位应在对账单中注明情况，退回本单位，本单位进一步查明原因，再行核对。往来款项清查以后，将清查结果编制"往来款项清查报告单"，填列各项债权、债务的余额。对于有争执的款项以及无法收回的款项，应在报告单上详细列明情况，并及时采取措施，避免或减少坏账损失。往来款项对账单和往来款项清查报告单格式分别参见表 7 - 5 和表 7 - 6。

表 7 - 5　往来款项对账单

往来款项对账单

××单位：

　　贵单位 2020 年×月×日购入我单位×产品×台，已付款项×元，有×元款项尚未支付，请核对后将回单联寄回。

核查单位：（盖章）
年　月　日

沿此虚线裁开，将以下回单联寄回！

往来款项回单联

××核查单位：

　　你单位寄来的"往来款项对账单"已经收到，经核对无误（或不符，应注明具体内容）。

××单位：（盖章）
年　月　日

表 7 - 6　往来款项清查报告单

单位名称：

年　月　日　　　　　　　　　　编号：　　　单位：元

总账		明细账		发生日期	对方结存额	差异额	差异原因及金额			备注
名称	金额	名称	金额				未达账项	争议金额	无法收回（支付）款项	

清查人员签章：　　　　　　　　主管人员签章：　　　　　　　　制表签章：

第三节　财产清查结果的处理

财产清查结果的处理一般是指按国家有关法律的规定对账实不符的内容进行处理。

一、财产清查结果处理的基本步骤

（一）核准数字（包括数量和金额），查明原因

根据清查情况，编制账存实存对比表、往来款项清查报告单等原始凭证，对各项差异产生的原因进行分析，并针对不同的原因提出处理意见，报有关领导和部门批准。对于债权、债务在清查过程中出现的问题及时组织清理，对于超储积压物资也应及时提出处理方案。

（二）调整账簿记录，做到账实相符

在查明原因的基础上，根据账存实存对比表等相关原始凭证中列明的财产盘盈、盘亏和毁损的金额，编制记账凭证，并据以登记有关账簿，以使各项财产的账存数与实存数保持一致。在调整了账面记录，做到账实相符之后，将编制的账存实存对比表、往来款项清查报告单等原始凭证和相关文字说明，按照规定程序报有关领导和部门审批。

（三）经批准，进行账务处理

有关领导和部门对财产清查报告结果提出处理意见后，企业单位应严格按照批准意见进行账务处理，编制记账凭证，登记有关账簿，并追问由于责任者个人原因造成的财产损失。

对于财产清查中发现的问题，如财产物资的盘盈、盘亏、毁损或其他损失，应核实情况，调查、分析产生的原因，根据清查结果报告表、盘点报告表等，填制记账凭证，记入有关账簿，使账簿记录与实际盘存数相符，同时根据管理权限将处理建议报股东大会或董事会或经理（厂长）会议等类似机构批准。

财产清查产生的损溢，企业应于期末前查明原因，并根据企业的管理权限，经股东大会或董事会或经理（厂长）会议等类似机构批准后，在期末结账前处理完毕。如果在期末结账前尚未经批准，在对外提供财务报表时，先按相关规定进行相应账务处理，并在附注中说明；其后批准处理的金额与已处理金额不一致的，调整财务报表相关项目的期初数。

二、财产清查结果的账务处理

财产清查的结果在有关的原始凭证（库存现金盘点表、实物盘存单及账存实存对比表等）上面反映之后，就要根据这些原始凭证进行相关账务处理，以确保账实相符。财产清查结果处理要设置"待处理财产损溢"账户。它是一个资产类账户，用来反映财产清查过程查明的各种财产物资盘盈、盘亏和毁损的价值。借方登记待处理财产物资盘亏、毁损数，以及经批准后的财产物资盘盈的转销数；贷方登记待处理财产物资盘盈数，以及经批准后的财产物资盘亏、毁损的转销数。借方余额表示尚未批准的财产物资净盘亏和毁损数，贷方余额表示尚待批准的财产物资净盘盈数。清查结果全部处理完毕，该账户应无余额。"待处理财产损溢"账户结构如表7-7所示。

表 7 - 7

借方	待处理财产损溢	贷方
发生额： 待处理财产物资盘亏、毁损数， 经批准后的财产物资盘盈的转销数		发生额： 待处理财产物资盘盈数， 经批准后的财产物资盘亏、毁损的转销数
余额：尚未批准的财产物资净盘亏和毁 损数		余额：尚待批准的财产物资净盘盈数

（一）审批之前的处理

根据清查结果中已经核实的数据资料，填制记账凭证，记入相关账簿，使其账簿记录与实际盘存数相符，具体账务处理如下：

1. 盘盈的各项材料、库存商品等

借：原材料、库存商品等账户

　　贷：待处理财产损溢账户

2. 盘亏、损毁的各种原材料、库存商品等

借：待处理财产损溢

　　贷：库存商品、原材料等账户

　　　　应交税—应交增值税（进项税额转出）（自然灾害等原因除外）

3. 盘亏、毁损的固定资产，按盘亏或损毁固定资产的净值借记"待处理财产损溢"账户，按其已提折旧借记"累计折旧"账户，按盘亏固定资产的原值贷记"固定资产"账户

借：待处理财产损溢

　　累计折旧

　　贷：固定资产

4. 盘盈的固定资产，按照新会计准则，不计入当期损益，而作为以前会计期间的会计差错记入"以前年度损益调整"账户。因为固定资产盘盈的可能性极小，如果企业出现了固定资产的盘盈，必定是企业在以前会计期间内少记、漏记产生的，所以应当作为会计差错进行更正处理

借：固定资产

　　贷：以前年度损益调整

（二）审批后的处理

盘盈、盘亏和损毁的财产报经批准后，根据审批处理意见，进行账务处理。

1. 流动资产的盘盈

借：待处理财产损溢——待处理流动资产损溢

　　贷：管理费用

2. 流动资产的盘亏或损毁

借：原材料（残料价值）

　　其他应收款（可回收的保险赔偿和过失人赔偿部分）

　　营业外支出——非常损失（非常损失部分）

　　管理费用（一般经营性损失部分）

贷：待处理财产损溢——待处理流动资产损溢

3. 固定资产的盘亏

借：营业外支出——固定资产盘亏

其他应收款（保险赔偿或过失人赔偿）

贷：待处理财产损溢——待处理固定资产损溢

4. 固定资产的盘盈

借：以前年度损益调整

贷：利润分配——未分配利润

即学即练 7-3

答案解析

为了便于反映财产清查的盘盈盘亏情况，应设置"待处理财产损溢"账户，借方登记财产的盈亏、毁损数以及盘亏的转销数，贷方登记财产的盘盈数以及盘盈的转销数。（判断题）

（三）财产清查结果的账务处理实例

[例 7-2] 某医药公司在财产清查过程中发现库存现金短款 800 元，经查是出纳人员王明的责任，根据处理建议，由出纳人员本人赔偿短款。

批准前：借：处理财产损溢——待处理流动资产损溢	800
贷：库存现金	800
批准后：借：其他应收款——王明	800
贷：处理财产损溢－待处理流动资产损溢	800

[例 7-3] 某医药公司在财产清查过程中，查明 A 材料盘盈 3 000 元，根据审批处理意见，转销材料盘盈。

批准前：借：原材料——A 材料	3 000
贷：处理财产损溢——待处理流动资产损溢	3 000
批准后：借：处理财产损益——待处理流动资产损溢	3 000
贷：管理费用	3 000

[例 7-4] 某医药公司在财产清查过程中，查明 B 商品盘亏 50 000 元，该商品价值 50 000 元。根据审批处理意见，经查短缺的 50 000 元 B 商品，其中 15 000 元是计量不准造成的，5 000 元是由于保管员张华过失造成的，保险公司赔偿 1 000 元。

批准前：借：待处理财产损溢	50 000
贷：库存商品	50 000
批准后：借：管理费用	15 000
其他应收款——张华	5 000
其他应收款——保险公司	1 000
营业外支出——非常损失	29 000
贷：待处理财产损溢——待处理流动资产损溢	50 000

[例 7-5] 某医药公司财产清查过程中盘亏设备一台，账面原值 140 000 元，已提折旧 60 000 元。在

批准之前，根据"固定资产清查报告表"所确定的设备盘亏数为 80 000 元，经批准后作为营业外支出。

　　批准前：借：待处理财产损溢——待处理固定资产损溢　　　　　　　　80 000

　　　　　　　　累计折旧　　　　　　　　　　　　　　　　　　　　　　60 000

　　　　　　　　贷：固定资产　　　　　　　　　　　　　　　　　　　　　　　　140 000

　　批准后：借：营业外支出　　　　　　　　　　　　　　　　　　　　　　80 000

　　　　　　　　贷：待处理财产损溢——待处理固定资产损溢　　　　　　　　　　80 000

知识链接

《企业会计准则》中关于财产清查的有关规定

　　《企业会计准则第 1 号——存货》第二十一条　企业发生的存货毁损，应当将处置收入扣除账面价值和相关税费后的金额计入当期损益。存货的账面价值是存货成本扣减累计跌价准备后的金额。

　　存货盘亏造成的损失，应当计入当期损益。

　　《企业会计准则第 4 号——固定资产》第二十三条　企业出售、转让、报废固定资产或发生固定资产毁损，应当将处置收入扣除账面价值和相关税费后的金额计入当期损益。固定资产的账面价值是固定资产成本扣减累计折旧和累计减值准备后的金额。

　　固定资产盘亏造成的损失，应当计入当期损益。

　　以上是国家颁布的《企业会计准则》中关于财产清查的相关规定，会计是根据各项法规准则加工处理繁复会计信息的职业人员，应该将规范化的财务信息提供给各类报表信息使用者，及时反映企业的经营情况和发展状况。

　　会计能否准确依据会计准则规定合理处理企业账务，决定了企业所提供的会计信息是否具有可靠性和公允性。公计人员在工作中要抵制职场诱惑，坚决不触碰法律底线，把遵纪守法、法律法治的理念融入学习和工作当中。

实例分析

　　实例　某企业 2020 年 7 月 27 日以后的企业银行存款日记账的记录如表 7-8 所示，银行对账单如表 7-9 所示：

表 7-8　银行存款日记账

2020 年		凭证		摘要	借方	贷方	余额	√
月	日	种类	字号					
7	27	略	略	……			668 450	
	28			支付材料款，开出支票		58 000	610 450	
	28			销售货物，收存转账支票	100 000		710 450	
	29			存入银行转账支票	1 500		711 950	
	30			支付维修费，开出支票		1 200	710 750	
	30			开出转账支票		2 500	708 250	

表7-9 银行对账单

2020年		凭证		摘要	借方	贷方	余额	√
月	日	种类	字号					
7	27	(略)	(略)	……			668 450	
	28			支付材料款,开出支票(NO:20015)	58 000		610 450	
	29			进账单		100 000	710 450	
	30			存入转账支票		1 500	711 950	
	30			代收货款		4 000	715 950	
	30			代付电费	500		715 450	
	30			结算存款利息		435	715 885	

问题 根据上述资料,查找企业的未达账项和银行的未达账项,并根据以上银行存款日记账及银行对账单分析企业经济业务内容,编制"银行存款余额调节表"。

答案解析

目标检测

答案解析

一、单项选择题

1. 在记账无误的情况下,会造成银行对账单与银行存款日记账不一致的款项是( )。

    A. 应付账款   B. 应收账款   C. 未达账项   D. 实地清查

2. 企业在遭受自然灾害后,对其受损的财产物资进行的清查属于( )。

    A. 局部清查和定期清查   B. 全面清查和定期清查

    C. 局部清查和不定期清查   D. 全面清查和不定期清查

3. 企业在清查中盘亏存货一批,经查属于经营性损失,则批准后应转入( )。

    A. 营业外支出   B. 管理费用   C. 其他应收款   D. 主营业务成本

4. 对库存现金进行盘点时,应对盘点结果编制的原始凭证是( )。

    A. 盘存单   B. 账存实存对比表

    C. 库存现金盘点报告表   D. 银行对账单

5. 企业盘盈的固定资产,未经批准前,需要通过( )账户进行核算。

    A. "待处理财产损溢"   B. "以前年度损益调整"

    C. "营业外收入"   D. "其他业务收入"

6. 现金清查盘点时,( )必须在场。

    A. 记账人员   B. 会计主管   C. 出纳人员   D. 单位领导

7. 对往来账款进行清查应采用的方法是( )

    A. 技术推算法   B. 抽查法   C. 实地盘点法   D. 函证核实法

8. 由于管理不善、收发计量不准确等产生的定额内损耗,造成的流动资产损失应转作( )。

    A. 生产成本   B. 管理费用

C. 营业外支出　　　　　　　　　　　D. 其他应收款

9. "待处理财产损溢" 账户期末余额（　　　）。

    A. 一定在借方　　　　　　　　　　B. 一定在贷方

    C. 可能在借方，也可能在贷方　　　D. 一般无余额

10. 为了记录、反映财产物资的盘盈、盘亏和毁损情况，应当设置（　　　）科目。

    A. "固定资产清理"　　　　　　　　B. "待处理财产损溢"

    C. "营业外支出"　　　　　　　　　D. "长期待摊费用"

二、多项选择题

1. 下列各项中，需要对单位的财产进行全面清查的情况有（　　　）。

    A. 单位撤销　　　　　　　　　　　B. 单位主要负责人调离工作

    C. 单位与国内企业联营　　　　　　D. 单位仓库保管员调动工作

2. 下列属于往来款项的是（　　　）。

    A. 应收账款　　　B. 应付账款　　　C. 预收账款　　　D. 预付账款

3. 在财产清查中，核对账目的方法适用于（　　　）。

    A. 现金的清查　　　　　　　　　　B. 往来款项的清查

    C. 银行存款的清查　　　　　　　　D. 存货的清查

4. 企业不定期清查的情况有（　　　）。

    A. 更换财产和现金保管人员时　　　B. 发生自然灾害和意外损失时

    C. 企业关停并转、清产核资、破产清算时　　D. 财税部门对本单位进行会计检查时

书网融合……

知识回顾　　　　微课　　　　习题

（周　耀）

第八章 财务报表

学习引导

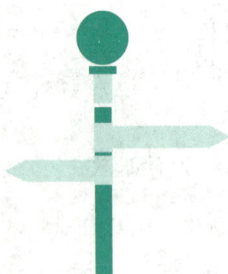

财务报表作为传输会计信息的最重要载体，是对企业财务状况、经营成果和现金流量的结构性表述，是企业会计核算工作的结果。财务报表既是反映会计主体财务状况、经营成果和财务收支情况的书面文件，又是会计部门提供财务信息资料的重要手段。为了规范财务报表的列报，财务报表应当按照《企业会计准则第30号——财务报表列报》的规定进行编制。

本章主要介绍财务报表的概念、作用、种类、分类及编制要求，并对资产负债表和利润表的编制进行阐述。

学习目标

1. **掌握** 简单的资产负债表和利润表的编制。
2. **熟悉** 财务报表的结构及内在勾稽关系。
3. **了解** 财务报表所必备的基础知识。

第一节 财务报表概述 微课

PPT

一、财务报表的概念

财务报表是用统一的货币计量单位，以日常会计核算资料为主要依据，运用各种规定的表格形式，总括地反映会计主体在某一特定日期财务状况与某一会计时期内经营成果、现金流量等会计信息的书面文件。

二、财务报表的作用

（一）对外作用

1. 帮助投资人和债权人进行合理决策 企业资金主要来自包括国家在内所有的投资人和债权人。无论是现在还是潜在的投资人和债权人，为了做出合理的投资决策和信贷决策都必须掌握一定的信息，了解已投资或计划投资企业的财务状况和经营成果。

如投资人主要关心企业的经营业绩或获利能力，需要了解投资的风险及报酬高低，或者是关于企业盈利和股利分配的信息。又如商业信贷债权人可根据企业的财务报告判断企业的财务状况或偿债能力，以此确定对企业的信贷决策。

2. 反映企业管理层的委托经营责任 企业资源是由企业管理层控制和使用的，所有者和企业管理层就形成一种经济委托关系。为保护自己的切身利益，所有者需要了解和评估企业管理层的业绩及其对受托资源的经营责任。

所有者既要了解企业资源在期初和期末的形态、数量和状况，又要对企业管理层创造有利的净现金流入及其组成部分的能力进行评估。财务报表可以充分提供企业期末财务状况和期间内经营业绩的有关信息，从而反映企业管理层的受托经营责任。

3. 有助于政府制定经济政策，加强宏观调控 财务报表可以通过分析企业收益及其分配的信息、企业资源流向的趋势信息、企业的获利能力信息等为国家进行宏观经济调控提供信息和参考。

（二）对内作用

财务报表所提供的会计信息资料是企业内部管理者和广大职工群众了解企业财务状况和经营成果的重要经济信息来源，能促进企业管理者和职工总结经验，提高企业经济效益。

三、财务报表的种类和分类

（一）财务报表的种类

财务报表的各个组成部分是相互联系的，它们从不同的角度说明企业的财务状况、经营业绩和现金流量情况，企业的财务报表主要包括：

1. 资产负债表 反映企业在某一特定日期的财务状况。

2. 利润表 反映企业在某一会计期间的经营成果。

3. 现金流量表 反映企业在某一会计期间的现金和现金等价物的流入和流出。

4. 所有者权益（或股东权益）变动表 反映所有者权益（或股东权益）的各组成部分当期的增减变动情况。

5. 财务报表附注 是反映企业财务状况、经营成果和现金流量的补充报表，是为了便于使用者理解财务报表内容而对财务报表中列示项目，以及未能在这些报表中列示的项目所作的进一步说明。

（二）财务报表的分类

1. 按资金运动分类 分为静态财务报表和动态财务报表。

（1）静态财务报表 反映一定时点企业资产、负债和所有者权益的财务报表。如资产负债表反映企业在某一特定日期的财务状况。

（2）动态财务报表 反映企业资金处于运动状态的财务报表。如利润表是反映企业在某一会计期间的经营成果的报表。现金流量表从动态上反映了企业现金变动情况，为报表使用者提供了企业在一定会计期间的现金流入、流出与结余情况信息。

2. 按编报时间分类 可分为月报、季报、半年报和年报。

（1）月报 以1个月度为报告期间，要求简明扼要，及时反映。

（2）季报 以1个季度为报告期间，在财务信息的详细程度方面介于月报和年报之间。

（3）半年报 以半年度为报告期间，比年报的资料略简化。

（4）年报 以1个年度为报告期间，要求披露完整，反映全面。

3. 按编制单位分类 可分为单位财务报表和汇总财务报表。

（1）单位财务报表 一般根据账簿记录进行加工后编制，主要反映个别企业的财务状况、经营成果和现金流量等信息。

（2）汇总财务报表 由企业主管部门或上级机关，根据所属单位报送的个别财务报表，连同本单位财务报表简单汇总编制而成。

4. 按服务对象分类 可分为内部财务报表和外部财务报表。

（1）内部财务报表 为适应企业内部经营管理需要而编制的、不对外公开的财务报表。内部财务报表一般不需要用统一的格式，也没有统一的指标体系。

（2）外部财务报表 企业向外部不同财务报表使用者提供的财务报表。

5. 按母子公司分类 可分为个别报表和合并报表。

（1）个别报表 反映单个企业法人的财务状况、经营成果。

（2）合并报表 反映母公司和子公司所组成的企业集团整体的财务状况和经营成果。

四、财务报表的编制要求

（一）内容完整

财务报表应按规定编制，不应漏编、漏报财务报表和报表项目。对不同会计期间编报的各种报表，都应该编报齐全；对于应填列的报表项目，无论是表内项目，或是补充资料，都必须填列齐全。在财务报表附注中应用文字简要说明报表中需要加以说明的项目。

（二）数字真实

会计核算应以实际发生的业务为依据，如实反映财务状况和经营成果。报表的数字必须是实际发生数，不是预计数、估计数，更不是有意伪造数。

报表项目的数字主要来源于账簿记录，账簿记录是编制财务报表的主要依据。为保证财务报告数字真实可靠，账簿记录必须真实完整。因此，在编制财务报表前必须做好以下工作。

1. 按期结账 不得为赶制财务报表而提前结账。应在本期所有已发生的经济业务、期末账项调整和结转业务全部登记入账的基础上，结算各个账户的本期发生额和期末余额。

2. 认真对账，进行财产清查 在编制财务报表之前，必须对各种账簿记录进行认真审查和核对，同时按照财产清查的规定对有关财产物资进行清查和盘点，对债权、债务和银行存款进行查询核对，做到账实相符、账证相符和账账相符。

3. 检查账户核算资料 在结账和财产清查的基础上，根据总分类账的记录，编制总分类账户本期发生额试算表，将所有分散在各个账户的日常核算资料加以综合，并借以检查核算资料的正确性和完整性。只有经过核对无误的账簿记录，才能据以编制各种财务报表。

4. 账表复核 在财务报表编制完毕后，必须认真复核，进一步核对账表数字是否相符，不同报表中有关指标的数字是否相联接等，以确保财务报表数字的真实性。

（三）计算准确

各种财务报表项目的金额主要来自日常的账簿记录。但是，编制财务报表并不完全是账簿数字的简单转抄，财务报表中有些报表项目的金额需要将有关会计科目的期末余额进行分析、计算整理后填列，而且报表项目之间也存在着一定的数量勾稽关系。所以，要求用正确的计算方法，保证计算结果准确。

(四) 编报及时

财务报表应按规定及时编制，及时报送，以便报表使用者及时了解编报单位的财务状况和经营成果，也便于主管部门和地方财政部门及时进行汇总。为及时编制报表，会计部门应科学组织好日常的会计核算工作，认真做好记账、算账、对账和财产清查等工作，要加强与企业内部各有关部门的协作，使日常核算工作能均衡地进行。

知识链接

上海证券交易所与 XBRL

XBRL（可扩展商业报告语言，Extensible Business Reporting Language），是 XML（可扩展标记语言，Extensible Markup Language）于财务报告信息交换的一种应用，是目前应用于非结构化信息处理，尤其是财务信息处理的有效技术。

中国证券监督管理委员会于 2003 年开始推动 XBRL 在上市公司信息披露中的应用。在中国证券监督管理委员会的支持和指导下，上海证券交易所坚定理想信念，深化规律认识，强化使命担当，积极参与相关标准制定，成功将 XBRL 应用到上市公司定期报告摘要报送系统中，得到 XBRL 领域国际专家的充分认可。随后，上海证券交易所成功实现了全部上市公司定期公告的全文 XBRL 信息披露。上海证券交易所制定的上市公司分类标准、金融类上市公司分类标准、基金分类标准于 2010 年 4 月通过国际组织最高级别的 Approved 认证。此次认证成功，是我国 XBRL 领域取得的重要成就和荣誉，是我国资本市场为我国乃至国际 XBRL 发展事业做出的重要贡献。

目前，XBRL 已成为上海证券交易所上市公司信息披露监管的有力工具。上市公司 XBRL 查询网址：http：//listxbrl. sse. com. cn/

即学即练 8-1

答案解析

1. 按财务报表的分类，资产负债表属于（　　）。（多选题）

A. 静态财务报表　　　B. 动态财务报表　　　C. 时点报表　　　D. 时期报表

2. 财务报表的编制要求有（　　）。（多选题）

A. 内容完整　　　　　B. 数字真实　　　　　C. 计算准确　　　D. 编报及时

第二节　资产负债表

PPT

一、资产负债表的概念

资产负债表是总括反映企业在某一特定日期（通常为各会计期末）财务状况的会计报表，是按照一定的分类标准和次序，把企业在某一特定日期的资产、负债和所有者权益各要素分成资产、权益两方面，予以适当排列而成的财务报表，其基本公式为"资产＝负债＋所有者权益"。主要用来全面揭示企业在某一特定日期的资产、负债、所有者权益的构成内容及相互关系的财务信息。

二、资产负债表的作用

（一）资产负债表用于反映企业信息

资产负债表用于反映企业所掌握的经济资源及分布和构成；反映企业所负担的债务及构成；反映企业偿还债务的能力；反映企业所有者在企业所持有的权益及其构成；反映企业将来的财务趋势。

（二）资产负债表用于考核评价企业

1. 对企业管理层而言　可以通过资产负债表了解企业法人在生产经营活动中所控制的经济资源；了解资产、负债和项目的构成比例是否合理；进行前后期资产负债对比，了解企业资产、负债的结构变化，分析企业经营管理工作的绩效。

2. 对企业投资者而言　通过资产负债表，可以考核企业管理者是否有效地利用了现有经济资源，是否使资产得到增值，从而对企业管理者的业绩进行考核评价。

3. 对企业债权人和供应商而言　通过资产负债表可以了解企业的偿债能力、支付能力及现有财务状况，为掌握投资风险、预测企业发展前景、做出投资决策提供必要的信息。

4. 对财政、银行和税务等部门而言　通过资产负债表，可以了解企业贯彻执行有关方针和政策的情况，以便进行宏观调控。

三、资产负债表的内容

（一）报告式资产负债表

报告式资产负债表又称为垂直式资产负债表。资产项目、负债和所有者权益项目采用垂直分列的形式自上而下排列于表格中。首先列示资产项目，然后列示负债项目，最后列示所有者权益项目。报告式资产负债表便于使用者理解，并能突出表明企业所有者权益的情况。其格式如表8－1所示。

表8－1　报告式资产负债表

编制单位：	年　月　日	单位：元
	资产	
各项目		
资产合计		
	负债	
各项目		
负债合计		
	所有者权益	
各项目		
所有者权益合计		

（二）账户式资产负债表

我国一般采用账户式资产负债表。账户式资产负债表又称为平衡式资产负债表，资产各项目列示在报表的左边，负债和所有者权益各项目列示在报表的右边，资产各项目的合计等于负债和所有者权益各项目的合计。

账户式资产负债表反映了资产、负债和所有者权益之间的内在关系，便于使用者对企业财务状况进行比较，并突出表明企业的资产情况、经营能力和前景。其格式如表8-2所示。

表8-2　账户式资产负债表

编制单位：　　　　　　　　　　　　　　　年　月　日　　　　　　　　　　　　　　　单位：元

资产	期末余额	上年年末余额	负债及所有者权益（或股东权益）	期末余额	上年年末余额
流动资产：			流动负债：		
各项目			各项目		
流动资产合计			流动负债合计		
非流动资产：			非流动负债：		
各项目			各项目		
非流动资产合计			非流动负债合计		
			所有者权益（或股东权益）：		
			各项目		
			所有者权益（或股东权益）合计		
资产总计			负债和所有者权益（或股东权益）总计		

（三）资产负债表格式

企业资产负债表格式如表8-3：

表8-3　资产负债表格式　　　　　　　　　　　　　　　　　　　　　　　　　会企01表

编制单位：　　　　　　　　　　　　　　　年　月　日　　　　　　　　　　　　　　　单位：元

资产	期末余额	上年年末余额	负债及所有者权益（或股东权益）	期末余额	上年年末余额
流动资产：			流动负债：		
货币资金			短期借款		
交易性金融资产			交易性金融负债		
衍生金融资产			衍生金融负债		
应收票据			应付票据		
应收账款			应付账款		
应收款项融资			预收款项		
预付款项			合同负债		
其他应收款			应付职工薪酬		
存货			应交税费		
合同资产			其他应付款		
持有待售资产			持有待售负债		
一年内到期的非流动资产			一年内到期的非流动负债		
其他流动资产			其他流动负债		

续表

资产	期末余额	上年年末余额	负债及所有者权益 （或股东权益）	期末余额	上年年末余额
流动资产合计			流动负债合计		
非流动资产：			非流动负债：		
债权投资			长期借款		
其他债权投资			应付债券		
长期应收款			其中：优先股		
长期股权投资			永续债		
其他权益工具投资			租赁负债		
其他非流动金融资产			长期应付款		
投资性房地产			预计负债		
固定资产			递延收益		
在建工程			递延所得税负债		
生产性生物资产			其他非流动负债		
油气资产			非流动负债合计		
使用权资产			负债合计		
无形资产			所有者权益（或股东权益）：		
开发支出			实收资本（或股本）		
商誉			其他权益工具		
长期待摊费用			其中：优先股		
递延所得税资产			永续债		
其他非流动资产			资本公积		
非流动资产合计			减：库存股		
			其他综合收益		
			专项储备		
			盈余公积		
			未分配利润		
			所有者权益（或股东权益）合计		
资产总计			负债和所有者权益（或股东权益）总计		

四、资产负债表的编制

资产负债表"年初余额"栏内各项数字，根据上年末资产负债表"期末余额"栏内所列数字填列。如果本年度资产负债表规定的各个项目的名称和内容同上年度不一致，应对上年年末资产负债表各项目的名称和数字按照本年度的规定进行调整，填入本年度资产负债表"年初余额"栏内。

资产负债表"期末余额"栏内各项数字，根据会计账簿记录填列。大多数报表项目可以直接根据账户余额填列，少数报表项目则要根据账户余额进行分析、计算后才能填列。

资产和负债应当分别列示流动资产和非流动资产、流动负债和非流动负债，其中资产负债表的资产按流动性大小排列，流动性大的排在前，流动性小的排在后；负债按到期日的远近排列，近者前，远者后；所有者权益按永久性程度高低排列，永久性程度高的排列在前，永久性程度低的排列在后。资产负债表中各项目的具体填列方法有以下几种：

（一）根据总分类账户余额直接填列

大多数报表项目都采取这种方法填列。具体项目有"交易性金融资产""交易性金融负债""短期借款""应付职工薪酬""应交税费""应付利息""应付股利""实收资本""资本公积""盈余公积"等。

（二）根据总分类账户余额分析计算填列

1."货币资金"项目　根据"库存现金""银行存款""其他货币资金"账户期末余额分析计算填列。

2."存货"项目　根据"原材料""低值易耗品""库存商品""生产成本"等账户期末余额分析计算填列。

（三）根据明细分类账户余额分析计算填列

1."应收账款"项目　根据"应收账款"和"预收账款"总分类账户所属各明细分类账户期末借方余额分析计算填列。

2."应付账款"项目　根据"应付账款"和"预付账款"总分类账户所属各明细分类账户期末贷方余额分析计算填列。

3."预付款项"项目　根据"预付账款"和"应付账款"总分类账户所属各明细分类账户期末借方余额分析计算填列。

4."预收款项"项目　根据"预收账款"和"应收账款"总分类账户所属各明细分类账户期末贷方余额分析计算填列。

5."应收票据"项目　根据"应收票据"科目的期末余额减去"坏账准备"科目中相关坏账准备期末余额后的金额填列。

6."长期借款"项目　根据"长期借款"总分类账户期末余额减去"长期借款"科目所属明细科目中反映的将于1年内到期且不能自主地将清偿义务展期的长期借款分析计算填列。

7."固定资产"项目　根据"固定资产"总分类账户期末余额减去"累计折旧""固定资产减值准备"账户的期末余额分析计算填列。

8."长期股权投资"项目　根据"长期股权投资"总分类账户的期末余额减去"长期股权投资减值准备"账户的期末余额分析计算填列。

［例8－1］甲企业2020年12月31日有关账户资料如表8－4所示：

表8－4　甲企业2020年12月31日有关账户余额表

单位：元

账户名称	借方余额	账户名称	贷方余额
库存现金	40 000	短期借款	400 000
银行存款	18 252 000	应付账款	936 000
其他货币资金	300 000	预收账款	0
应收票据	468 000	应付职工薪酬	600 000

账户名称	借方余额	账户名称	贷方余额
应收账款	2 000 000	应交税费	80 000
预付账款	0	长期借款	2 000 000
在途物资	500 000	实收资本	10 000 000
原材料	340 000	资本公积	6 000 000
低值易耗品	80 000	利润分配	16 964 000
库存商品	2 800 000	累计折旧	2 000 000
长期股权投资	1 600 000		
固定资产	12 600 000		

其余有关资料如下：

长期借款中于 1 年内到期的借款金额为 100 000 元，应付账款明细账户贷方余额为 936 000 元。

"应收账款"账户的有关明细账户余额如下：

"应收账款——A 企业"借方余额 7 000 000 元；

"应收账款——B 企业"贷方余额 5 000 000 元。

"预付账款"账户的有关明细账户余额如下：

"预付账款——C 企业"借方余额 60 000 元；

"预付账款——D 企业"贷方余额 60 000 元。

现将上述资料进行归纳分析后填入资产负债表，分析如下：

1. 填列资产项目

（1）货币资金 = 库存现金 40 000 + 银行存款 18 252 000 + 其他货币资金 300 000 = 18 592 000（元）

（2）应收票据 = 468 000（元）

（3）应收账款 = 应收账款借方余额 7 000 000 + 预收账款借方余额 0 = 7 000 000（元）

（4）预付款项 = 预付账款借方余额 60 000 + 应付账款借方余额 0 = 60 000（元）

（5）存货 = 在途物资 500 000 + 原材料 340 000 + 低值易耗品 80 000 + 库存商品 2 800 000 = 3 720 000（元）

（6）长期股权投资 = 1 600 000（元）

（7）固定资产 = 固定资产 12 600 000 − 累计折旧 2 000 000 = 10 600 000（元）

2. 填列负债项目

（1）短期借款 = 400 000（元）

（2）应付账款 = 应付账款贷方余额 936 000 + 预付账款贷方余额 60 000 = 996 000（元）

（3）预收款项 = 预收账款贷方余额 0 + 应收账款贷方余额 5 000 000 = 5 000 000（元）

（4）长期借款 = 长期借款 2 000 000 − 将于一年内到期的长期借款 100 000 = 1 900 000（元）

（5）一年内到期的非流动负债 = 100 000（元）

（6）应付职工薪酬 = 600 000（元）

（7）应交税费 = 80 000（元）

3. 填列所有者权益项目

（1）实收资本 = 10 000 000（元）

（2）资本公积 = 6 000 000（元）

（3）未分配利润 = 利润分配 16 964 000 = 16 964 000（元）

根据上述资料，编制甲企业 2020 年 12 月 31 日的资产负债表，如表 8 - 5 所示：

表 8 - 5 甲企业资产负债表

编制单位：甲企业　　　　　　　　　　　　　　2020 年 12 月 31 日　　　　　　　　　　　会企 01 表
　　　单位：元

资产	期末余额	上年年末余额	负债及所有者权益（或股东权益）	期末余额	上年年末余额
流动资产：			流动负债：		
货币资金	18 592 000		短期借款	400 000	
交易性金融资产			交易性金融负债		
衍生金融资产			衍生金融负债		
应收票据	468 000		应付票据		
应收账款	7 000 000		应付账款	996 000	
应收款项融资			预收款项	5 000 000	
预付款项	60 000		合同负债		
其他应收款			应付职工薪酬	600 000	
存货	3 720 000		应交税费	80 000	
合同资产			其他应付款		
持有待售资产			持有待售负债		
一年内到期的非流动资产			一年内到期的非流动负债	100 000	
其他流动资产			其他流动负债		
流动资产合计	29 840 000		流动负债合计	7 176 000	
非流动资产：			非流动负债：		
债权投资			长期借款	1 900 000	
其他债权投资			应付债券		
长期应收款			其中：优先股		
长期股权投资	1 600 000		永续债		
其他权益工具投资			租赁负债		
其他非流动金融资产			长期应付款		
投资性房地产			预计负债		
固定资产	10 600 000		递延收益		
在建工程			递延所得税负债		
生产性生物资产			其他非流动负债		
油气资产			非流动负债合计	1 900 000	
使用权资产			负债合计	9 076 000	
无形资产			所有者权益（或股东权益）：		
开发支出			实收资本（或股本）	10 000 000	
商誉			其他权益工具		
长期待摊费用			其中：优先股		
递延所得税资产			永续债		
其他非流动资产			资本公积	6 000 000	
非流动资产合计	12 200 000		减：库存股		
			其他综合收益		

续表

资产	期末余额	上年年末余额	负债及所有者权益（或股东权益）	期末余额	上年年末余额
			专项储备		
			盈余公积		
			未分配利润		16 964 000
			所有者权益（或股东权益）合计		32 964 000
资产总计	42 040 000		负债和所有者权益（或股东权益）总计		42 040 000

即学即练 8-2

1. 资产负债表中的"存货"项目应根据（　　）科目的期末借方余额之和填列。（多选题）

A. "原材料"　　　B. "库存商品"　　　C. "生产成本"　　　D. "制造费用"

2. 资产负债表中的"应收账款"项目应根据（　　）科目所属明细科目的借方余额之和填列。（多选题）

A. "应付账款"　　B. "应收账款"　　C. "预付账款"　　D. "预收账款"

答案解析

第三节　利润表

PPT

一、利润表的概念

利润表是反映企业在一定时期内生产经营成果的财务报表，将收入、费用、利润三大会计要素分别列示，反映企业利润总数的形成过程，其基本公式为"利润 = 收入 – 费用"。

二、利润表的作用

（一）利润表用于分析企业经营决策

比较、分析利润表各项构成因素，可知道各项收入、费用及损益之间的消长趋势，发现各方面工作中存在的问题，找出差距，改善经营管理，找出今后工作的重点，做出合理的经营决策。

（二）利润表用于评价企业经营成果

投资者可据以预测、评价企业的获利能力，决定是否投资或再投资，明确投资方向；债权人可据以预测、评价企业的偿债能力，进而决定是否维持、增加或缩减对企业的信贷投资，是否调整企业的信贷条件。

（三）利润表用于考核企业管理绩效

企业管理者可比较前后期损益的增减变化情况，并研究发生差异的原因，进而评价职能部门的业绩以及与整个企业经营成果的关系，以便评判部门管理的功过得失，及时做出生产、人事等方面的调整，提出奖罚任免的建议。

三、利润表的内容

（一）单步式利润表

单步式利润表将所有收入（包括营业外收入）及所有费用（包括营业外支出）分别汇总，两者相减而得出本期损益，因只有一个计算步骤，故称为单步式利润表。其简单，易于理解。在一切费用被减去之前，不把任何项目称为损益，这样就避免了可能使人误解或引起混乱的分类，其具体格式如表8-6所示。

表8-6　单步式利润表

编制单位：　　　　　　　　　　　　　　　年　月　　　　　　　　　　　　　　单位：元

项目	行次	本月数	本年累计数
一、收入			
主营业务收入			
其他业务收入			
投资收益			
营业外收入			
收入合计			
二、费用			
主营业务成本			
其他业务成本			
销售费用			
税金及附加			
管理费用			
财务费用			
营业外支出			
所得税费用			
费用合计			
三、净利润			

（二）多步式利润表

我国一般采用多步式利润表。多步式利润表是将损益的内容做多项分类，反映企业收益的计算过程。多步式利润表注重收入与费用配比的层次性，便于对企业生产经营情况进行分析；有利于不同企业之间进行比较；有利于预测企业今后的盈利能力，其具体格式如表8-7所示。

表8-7　多步式利润表

编制单位：　　　　　　　　　　　　　　　年　月　　　　　　　　　　　　　　单位：元

项目	本期金额	上期金额
一、营业收入		
减：营业成本		
税金及附加		
销售费用		
管理费用		
财务费用		

项目	本期金额	上期金额
加：投资收益（损失以"－"号填列）		
公允价值变动损益（损失以"－"号填列）		
二、营业利润（亏损以"－"号填列）		
加：营业外收入		
减：营业外支出		
三、利润总额（亏损总额以"－"号填列）		
减：所得税费用		
四、净利润（净亏损以"－"号填列）		
五、其他综合收益的税后净额		
六、综合收益总额		
七、每股收益		
（一）基本每股收益		
（二）稀释每股收益		

（三）利润表格式

企业利润表格式如表8-8所示。

表8-8 利润表

编制单位：　　　　　　　　　　　　　年　月　　　　　　　　　　会企02表
　　　　　　　　　　　　　　　　　　　　　　　　　　　　　　　　单位：元

项目	本期金额	上期金额
一、营业收入		
减：营业成本		
税金及附加		
销售费用		
管理费用		
研发费用		
财务费用		
其中：利息费用		
利息收入		
加：其他收益		
投资收益（损失以"－"号填列）		
其中：对联营企业和合营企业的投资收益		
以摊余成本计量的金融资产终止确认收益（损失以"－"号填列）		
净敞口套期收益（损失以"－"号填列）		
公允价值变动收益（损失以"－"号填列）		
信用减值损失（损失以"－"号填列）		
资产减值损失（损失以"－"号填列）		
资产处置收益（损失以"－"号填列）		
二、营业利润（亏损以"－"号填列）		
加：营业外收入		

续表

项目	本期金额	上期金额
减：营业外支出		
三、利润总额（亏损总额以"－"号填列）		
减：所得税费用		
四、净利润（净亏损以"－"号填列）		
（一）持续经营净利润（净亏损以"－"号填列）		
（二）终止经营净利润（净亏损以"－"号填列）		
五、其他综合收益的税后净额		
（一）不能重分类进损益的其他综合收益		
1. 重新计量设定受益计划变动额		
2. 权益法下不能转损益的其他综合收益		
3. 其他权益工具投资公允价值变动		
4. 企业自身信用风险公允价值变动		
……		
（二）将重分类进损益的其他综合收益		
1. 权益法下可转损益的其他综合收益		
2. 其他债权投资公允价值变动		
3. 金融资产重分类计入其他综合收益的金额		
4. 其他债权投资信用减值准备		
5. 现金流量套期储备		
6. 外币财务报表折算差额		
……		
六、综合收益总额		
七、每股收益		
（一）基本每股收益		
（二）稀释每股收益		

四、利润表的编制

（一）填列营业利润项目

1. "营业收入"项目 根据"主营业务收入"和"其他业务收入"账户的发生额合计分析填列。

2. "营业成本"项目 根据"主营业务成本"和"其他业务成本"账户的发生额合计分析填列。

3. "税金及附加"项目 根据"税金及附加"账户的发生额分析填列。

4. "销售费用"项目 根据"销售费用"账户的发生额分析填列。

5. "管理费用"项目 根据"管理费用"账户的发生额分析填列。

6. "财务费用"项目 根据"财务费用"账户的发生额分析填列。

7. "投资收益"项目 根据"投资收益"账户的发生额分析填列。如为损失，以"－"号填列。

8. "公允价值变动损益"项目 根据"公允价值变动损益"账户的发生额分析填列。如为损失，以"－"号填列。

9. "资产减值损失"项目 根据"资产减值损失"账户的发生额分析填列。

综上,"营业利润"项目金额是"营业收入"减去"营业成本""税金及附加""销售费用""管理费用""财务费用""资产减值损失"后,再加"投资收益"的金额。

(二) 填列利润总额项目

1. "营业外收入"项目 根据"营业外收入"账户的发生额分析填列。

2. "营业外支出"项目 根据"营业外支出"账户的发生额分析填列。

综上,"利润总额"项目金额是"营业利润"加上"营业外收入",减去"营业外支出"后的余额。如为亏损以" – "号填列。

(三) 填列其他项目

1. "所得税费用"项目 根据"所得税费用"账户的发生额分析填列。

2. "净利润"项目 根据"利润总额"减去"所得税费用"后的余额填列。如为亏损以" – "号填列。

3. "其他综合收益的税后净额"项目 根据企业会计准则规定反映企业未在当期损益中确认各项利得和损失的税后净额分析填列。

4. "综合收益总额"项目 根据净利润和其他综合收益扣除所得税影响后的净额相加后的合计金额填列。

5. "基本每股收益"项目 按归属于普通股股东的当期净利润除以发行在外普通股的加权平均数计算基本每股收益。发行在外普通股加权平均数 = 期初发行在外普通股股数 + 当期新发行普通股股数 × 已发行时间 ÷ 报告期时间 – 当期回购普通股股数 × 已回购时间 ÷ 报告期时间。

6. "稀释每股收益"项目 根据企业存在的稀释性潜在普通股,分别调整归属于普通股股东的当期净利润和发行在外普通股的加权平均数,并据以计算稀释每股收益。稀释性潜在普通股是指假设当期转换为普通股会减少每股收益的潜在普通股。

[例 8 – 2] 甲企业 2020 年 12 月损益类账户的发生额如表 8 – 9 所示,要求编制甲企业 2020 年度利润表。

表 8 – 9　甲企业 2020 年损益类账户的发生额　　　　　　　　　　单位:元

科目名称	借方发生额	贷方发生额
主营业务收入		5 400 000
其他业务收入		250 000
投资收益		10 000
营业外收入		250 000
主营业务成本	3 000 000	
其他业务成本	160 000	
营业外支出	200 000	
税金及附加	550 000	
销售费用	800 000	
管理费用	240 000	
财务费用	30 000	
所得税费用	332 500	

现将上述资料进行归纳分析后填入利润表,分析如下。

1. 填列营业利润项目

（1）营业收入 = 主营业务收入 5 400 000 + 其他业务收入 250 000 = 5 650 000（元）

（2）营业成本 = 主营业务成本 3 000 000 + 其他业务成本 160 000 = 3 160 000（元）

（3）营业利润 = 营业收入 5 650 000 - 营业成本 3 160 000 - 税金及附加 550 000 - 销售费用 800 000 - 管理费用 240 000 - 财务费用 30 000 + 投资收益 10 000 = 880 000（元）

2. 填列利润总额项目

利润总额 = 营业利润 880 000 + 营业外收入 250 000 - 营业外支出 200 000 = 930 000（元）

3. 填列其他项目

净利润 = 利润总额 930 000 - 所得税费用 332 500 = 597 500（元）

甲企业编制利润表，如表 8 - 10 所示。

表 8 - 10　甲企业 2020 年 12 月利润表

编制单位：甲企业 2020 年 12 月　　　　　　　　　　　　　　　　　　会企 02 表

单位：元

项目	本期金额	上期金额
一、营业收入	5 650 000	
减：营业成本	3 160 000	
税金及附加	550 000	
销售费用	800 000	
管理费用	240 000	
财务费用	30 000	
加：投资收益（损失以"-"号填列）	10 000	
二、营业利润（亏损以"-"号填列）	880 000	
加：营业外收入	250 000	
减：营业外支出	200 000	
三、利润总额（亏损总额以"-"号填列）	930 000	
减：所得税费用	332 500	
四、净利润（净亏损以"-"号填列）	597 500	
（一）持续经营净利润（净亏损以"-"号填列）	597 500	
（二）终止经营净利润（净亏损以"-"号填列）		
五、其他综合收益的税后净额		
六、综合收益总额		
七、每股收益		

即学即练 8 - 3

1. 利润表所依据的基本公式是（　　）。

A. 资产 = 负债 + 所有者权益

B. 利润 = 收入 - 费用

C. 借方发生额 = 贷方发生额

D. 期末余额 = 期初余额 + 本期借方发生额 - 本期贷方发生额

2. 下列各项中，影响利润总额的有（　　）。（多选题）

A. 所得税费用　　　B. 财务费用　　　C. 营业外收入　　　D. 营业外支出

答案解析

第四节 财务报表附注

一、财务报表附注的概念

财务报表附注是对在资产负债表、利润表、现金流量表和所有者权益变动表等报表中列示项目的文字描述或相关明细资料，以及对未能在这些报表中列示项目的说明等。财务报表附注是财务报表的重要组成部分。

某些项目的重要性程度不足以在资产负债表、利润表、现金流量表或所有者权益变动表中单独列示，但对财务报表附注却具有重要性，则应当在财务报表附注中单独披露。同时，财务报表附注应当披露财务报表的编制基础，相关信息应当与资产负债表、利润表、现金流量表和所有者权益变动表等报表中列示的项目相互参照。

二、财务报表附注的作用

1. 使用者更全面了解评价企业 财务报表附注有助于财务报表使用者更全面了解企业状况，评价企业管理资本的目标、政策及程序的信息。

2. 增强财务报告体系的灵活性 财务报表的内容格式、填列方法较为固定，财务报表附注相对来说比较灵活，可以弥补财务报表的局限性，使财务信息更容易理解。

三、财务报表附注的内容

1. 企业的基本情况

（1）企业注册地、组织形式和总部地址。

（2）企业的业务性质和主要经营活动。

（3）母公司以及集团最终母公司的名称。

（4）财务报告的批准报出者和财务报告批准报出日，或者以签字人及其签字日期为准。

（5）营业期限有限的企业还应当披露有关其营业期限的信息。

2. 财务报表的编制基础

3. 遵循企业会计准则的声明 企业应当声明编制的财务报表符合企业会计准则的要求，真实、完整地反映了企业的财务状况、经营成果和现金流量等有关信息。

4. 重要会计政策和会计估计 包括财务报表项目的计量基础和在运用会计政策过程中所做的重要判断等。重要会计估计的说明包括可能导致下一个会计期间内资产、负债账面价值重大调整的会计估计的确定依据等。

企业应当披露采用的重要会计政策和会计估计，并结合企业的具体实际披露其重要会计政策的确定依据和财务报表项目的计量基础，及其会计估计所采用的关键假设和不确定因素。

5. 会计政策和会计估计变更以及差错更正的说明 企业应当按照《企业会计准则第28号——会计政策、会计估计变更和差错更正》的规定，披露会计政策和会计估计变更以及差错更正的情况。

6. 报表重要项目的说明　企业应当按照资产负债表、利润表、现金流量表、所有者权益变动表及其项目列示的顺序，对报表重要项目的说明采用文字和数字描述相结合的方式进行披露。报表重要项目的明细金额合计，应当与报表项目金额相衔接。

企业应当在附注中披露费用按照性质分类的利润表补充资料，可将费用分为耗用的原材料、职工薪酬费用、折旧费用和摊销费用等。

7. 或有和承诺事项、资产负债表日后非调整事项、关联方关系及其交易等需要说明的事项

8. 有助于财务报表使用者评价企业管理资本的目标、政策及程序的信息

即学即练 8-4

答案解析

1. 财务报表附注是对（　　　）中列示项目的文字描述或明细资料。（多选题）

A. 资产负债表　　　　　　　　　　　B. 利润表

C. 现金流量表　　　　　　　　　　　D. 所有者权益变动表

2. 企业对财务报表重要项目的说明，采用（　　　）的方式进行披露。

A. 只能是文字　　　　　　　　　　　B. 只能是数字

C. 可以是文字和数字描述相结合　　　D. 不能是文字和数字描述相结合

▶▶ 实例分析

请根据各项目的关系记算表中 A、B、C、D、E 处的数值。

答案解析

资产	年末数	负债及所有者权益	年末数
流动资产：		流动负债：	
货币资金	A	短期借款	E
应收账款	75 000	应付账款	18 000
存货	408 000	应交税费	12 000
		流动负债合计	200 000
流动资产合计	600 000	长期借款	150 000
固定资产：		所有者权益：	
固定资产原值	B	实收资本	600 000
减：累计折旧	100 000	盈余公积	50 000
固定资产净值	C	所有者权益合计	650 000
资产总计	D	负债及所有者权益总计	1 000 000

目标检测

答案解析

一、单选题

1. 下列等式正确的是（　　）。

    A. 资产＝负债＋所有者权益

    B. 所有者权益＝负债＋资产

    C. 资产＝所有者权益－负债

    D. 负债＝资产＋所有者权益

2. 某医药企业编制的资产负债表，流动负债为 1 000 元，长期借款为 2 000 元，固定资产为 3 000 元，流动资产为 4 000 元，则该企业的所有者权益应为（　　）元。

    A. 4 000　　　　　B. 5 000　　　　　C. 6 000　　　　　D. 7 000

3. 对于企业资产负债情况，下列表述正确的是（　　）。

    A. 资产 3 000 元，负债 1 000 元，所有者权益 2 000 元

    B. 资产 1 000 元，负债 2 000 元，所有者权益 3 000 元

    C. 资产 1 000 元，负债 3 000 元，所有者权益 2 000 元

    D. 资产 2 000 元，负债 3 000 元，所有者权益 1 000 元

4. 资产负债表表述正确的是（　　）。

    A. 反映了资产负债表日之前的财务状况

    B. 反映了资产负债表日之后的财务状况

    C. 反映了资产负债表日的财务状况

    D. 反映了资产负债表日的经营成果

5. 资产负债表中资产的排列顺序是（　　）。

    A. 流动性强的资产排在前面

    B. 重要的资产排在前面

    C. 收益率高的资产排在前面

    D. 货币性资产排在前面

6. 根据会计制度的规定，一般的资产负债表是（　　）。

    A. 报告式　　　　B. 账户式　　　　C. 多步式　　　　D. 单步式

7. 资产负债表中根据账户余额直接填列项目是（　　）。

    A. 预收账款　　　B. 短期借款　　　C. 应付账款　　　D. 货币资金

8. 在利润表中，从利润总额中减去（　　），为企业的净利润。

    A. 提取公益金　　B. 股利分配数　　C. 提取盈余公积　　D. 所得税费用

9. （　　）是反映企业在一定时期内经营成果的会计报表。

    A. 资产负债表　　B. 利润表　　　　C. 财务报表　　　D. 现金流量表

10. 某医药企业月初资产总额 3 000 000 元，本月发生下列经济业务：（1）赊购材料 100 000 元；（2）用银行存款偿还短期借款 200 000 元；（3）收到购货单位偿还欠款 150 000 元，存入银行。本月资产总额为（　　）元。

    A. 3 100 000　　　B. 2 900 000　　　C. 2 950 000　　　D. 3 050 000

二、多选题

1. 下列资产负债表中的部分项目，属于所有者权益的有（　　）。

    A. 实收资本　　　B. 资本公积　　　C. 应付股利　　　D. 盈余公积

2. 下列资产负债表各项目不能以账户余额直接填列的有（　　）。

A. 应收票据　　　　　　B. 应收账款　　　　　　C. 货币资金　　　　　　D. 存货

3. 利润表中"营业收入"应该根据以下（　　　）填列。

A. 主营业务收入　　　　B. 营业外收入　　　　　C. 其他业务收入　　　　D. 投资收益

4. 下列项目中，在资产负债表左边排列的项目是（　　　）。

A. 应收账款　　　　　　B. 预付账款　　　　　　C. 预收账款　　　　　　D. 短期投资

5. 下列会计报表属于应对外公布的动态报表的有（　　　）。

A. 资产负债表　　　　　B. 利润表　　　　　　　C. 现金流量表　　　　　D. 制造费用分配表

书网融合……

知识回顾　　　　微课　　　　习题

（郑镇宁）

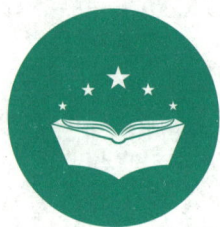

财务管理篇

第九章　财务管理基本理论

学习引导

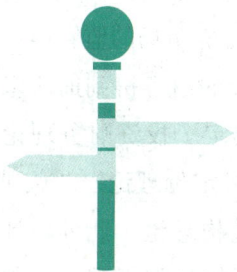

1797 年 3 月拿破仑在卢森堡的一个小学把一束价值 3 路易的玫瑰花送给校长，并在演讲时承诺，只要法兰西存在一天，每年的今天他都将送给学校一束价值相等的玫瑰花。后来，拿破仑穷于应付战争和政治事件，把对此事的承诺忘记了。卢森堡人于 1984 年底向法国政府提出"赠送玫瑰花"的诺言，要求法国政府赔偿。其中一个方案要求从 1798 年算起，用 3 路易作为一束玫瑰花的本金，以 5 厘复利计息清偿。算出来的本息高达 1375596 法郎。为何每年 3 路易在 187 年后一次性支付金额会如此高？本章学习将带你探索其中奥秘。

本章主要介绍财务管理的基本概念、内容和原则，阐述财务管理目标及其价值观念。

学习目标

1. **掌握**　财务管理的目标、职能、内容，风险与收益的关系。
2. **熟悉**　资金时间价值的计算及运用，风险价值的计算。
3. **了解**　财务管理的产生与发展、资金时间价值概念。

第一节　财务管理的产生与发展

PPT

商品经济的不断发展，尤其是股份公司的产生和发展，使企业的财务活动成为一项经常性的经济活动，并促进财务和财务管理实践不断发展和变革。

一、财务管理的产生

早在 15 世纪，商业发达的地中海沿岸港口城市就已经出现了社会公众入股的城市商业组织，首次将从社会筹集的资金用于商业经营。入股的股东有商人、王公贵族、宫廷大臣以及部分市民。这些股份制经济组织由官方设立并监督，股份不能转让，但投资可以收回。这些经济组织存在着红利分配和股本回收等财务管理问题，只是财务管理在当时还没有成为一项职能独立的管理行为。

西方资本主义工业化的发展促进了股份有限公司在西方的建立和发展。19 世纪 50 年代后，股份有限公司促进了资本市场的快速发展。为满足筹措资金的需要，各股份有限公司纷纷成立财务管理部门。

财务管理职能的独立化极大地促进了财务管理实践和理论的发展。美国学者托马斯·L·格林纳于1897年出版了最早的财务管理著作《公司财务》，被公认为是西方财务管理学产生的标志。它使得公司财务管理学从微观经济学中分离出来，成为一门独立的学科。

二、财务管理在西方国家的发展

20世纪初，股份有限公司为了满足迅速发展和扩张的需要，将筹集资金作为工作重点，如利用普通股票、债券和其他证券来筹资，加强金融中介（投资银行、保险公司、商业银行及信托投资公司）在公司筹资中的作用等。这时期代表作有1910年米德的《公司财务》、1920年斯通的《公司财务策略》。

1929年至1933年的经济危机使西方公司财务管理的重点转向资金运用和财务监督，如维持合理的资本结构以确保企业的偿债能力，处理与破产、重组有关的财务问题，加强对证券市场的监管等。

20世纪50年代是西方财务管理划时代的分界线，这一时期西方财务管理的内容得到前所未有的丰富和发展。1952年，美国著名财务学家哈里·马科维兹的资产组合理论奠定了投资财务理论发展的基石。其后陆续产生了"资本资产定价模型""有效市场假设理论""期权定价理论""套利定价理论"等一系列指导财务管理实践的理论，西方国家最终形成了现代资本结构理论。此外，计算机技术开始应用于财务分析和规划，以及现金、应收账款、存货、固定资产等的日常管理，各种计算模型也得到了日益广泛的使用。1972年，法玛和米勒出版的《财务管理》标志着西方财务管理理论发展成熟。

三、财务管理在我国的发展

财务管理理论是随着时代发展而不断进步的，在我国漫长的封建社会中，自给自足的自然经济一直占据主导地位，直到半殖民地半封建社会商品经济才有所发展，这时期虽然有了独立的财务管理工作，但却一直处于十分落后的水平。

中华人民共和国成立初期至20世纪70年代末，我国处于高度集中的计划经济体制时期，企业采用"集中计划管理和统收统支"的财务管理模式，即将企业和部门财务纳入国家财政体系当中，企业实现的盈利全部或大部分上缴国家，由国家统收统支，统负盈亏。企业没有筹资、投资决策以及收益分配方面的自主权，财务管理被视为会计核算的组成部分。这一时期企业财务管理的重心在内部财务管理与控制，如对流动资金和资产的管理、对费用与成本的控制及核算。企业财务管理的任务是按计划取得资金和按规定使用资金，完成国家下达的计划指标，现代意义上的财务管理活动很少。

20世纪70年代末至80年代末，我国经济发展进入整体转型时期。国家对经济工作十分重视，对财务管理体制实施了一系列改革。国家主要通过间接的调控手段对经济进行调节和管理，企业理财的自主权逐渐加强。随着企业自主权的逐步扩大和投融资体制改革的深化，企业投资所需的资金越来越多地由企业自己通过资金市场筹措。因此，从20世纪80年代中期起，企业财务管理的重心逐步转向了筹资、投资和收益分配管理。财务管理从会计中分离出来，作为一门独立学科，成为企业管理的重要组成部分。

20世纪90年代初，财务管理随着经济体制改革和国有企业改革的深化而不断拓展。证券市场成为我国企业筹措资金的重要途径，长期筹资、长期投资和股利分配这三大财务决策问题成为上市公司财务管理的重心。企业建立和健全了有效的公司财务管理结构和财务管理运行机制。从这一时期开始，财务管理在企业中的主导地位逐渐凸显。

进入 21 世纪后，世界经济新的变化趋势导致了竞争的加剧和新风险的产生。面对经济全球化和信息技术的发展应用，我国企业也在分析环境影响，抓住机会赋予财务管理新的内容，使之朝着国际化、精确化、电算化、网络化方向不断发展。

第二节 财务管理的内容

PPT

一、财务管理概念

企业财务是企业财务活动及其所体现的经济利益关系的总称。因此，企业财务管理是利用价值形式，采用专门的方法，对企业财务活动进行有效的预测、组织、控制、监督和调节，并正确处理企业与各利益相关者财务关系的一项经济管理工作。它根据财经法规制度，按照财务管理的原则，进行财务活动的组织和财务关系的处理。为了理解企业财务管理的基本概念，应从了解资金运动入手，分析企业财务活动和财务关系的内涵。

（一）资金运动

资金运动是企业在生产经营过程中有关资金的筹集、投入、使用、增值和分配等价值运动的总称。资金只有通过不断运动才能实现增值，资金运动有两种表现形式，即静态表现形式和动态表现形式。资金运动的相对静止状态表现为企业在一定时点的资产、负债和所有者权益数额的具体状况。动态的资金运动包括资金进入企业、资金在企业内部的循环周转及资金退出企业的过程。

（二）财务管理的特点

1. 财务管理具有价值管理的特点 财务管理是对资金运动的管理，通过资金的收付及流动的价值形态，来及时全面地反映商品物资运行状况。财务管理通过价值管理来协调、促进、控制企业的生产经营活动，运用资金的价值形态对其进行合理规划与控制，以达到提高企业经济效益，实现企业盈利的目的。所以财务管理以资金管理为中心，其实质是价值管理。

2. 财务管理具有综合性特点 现代企业制度下的企业管理是一个庞杂的系统，而财务管理作为一种价值管理，包括筹资管理、投资管理、权益分配管理、成本管理等，它涉及全部经营活动，包括生产、供应、销售环节和人、财、物各个要素，是一项综合性强的经济管理活动。

3. 财务管理具有灵敏性特点 在企业管理中，企业的生产能力、技术实力、收支状况、偿债能力等都将以资金运动的形式及时、灵敏、全面地反映在企业财务数据指标上。实施财务管理可以及时发现偏差，采取措施，从而保证经营活动的高效益。因此财务管理是一切管理活动的基础。

> **即学即练 9 - 1**
>
> 财务管理的实质是（　　）。
>
> 答案解析
> A. 筹资管理　　　　B. 生产管理　　　　C. 偿债管理　　　　D. 价值管理

二、企业的财务活动

财务活动是指企业以现金收支为主的资金收支等一系列理财活动。为了实现企业资金运动过程中的资金形态的不断转化及增值，需要进行一系列财务活动。企业的财务活动可以划分为资金的筹集、投放、营运以及分配等。

（一）资金筹集活动

资金筹集活动是企业资金运动的起点，是指企业为满足经营活动需要，从一定渠道，采用特定方式筹措和集中资金的活动。企业筹集的资金包括所有者投入资金和借入资金两类。

筹资的来源有3种：从企业的所有者处筹措资本金及因资产重估增值、资本溢价等形成企业的实收资本和资本公积；企业按照法律规定或企业内部分配政策，从企业净利润中提取用于补充生产经营资金，用于职工集体福利设施，用于后备或以后年度分配等的留存收益；从银行借款、发行债券、商业信用等债权人处筹措债务资金形成的企业负债。

（二）资金投放活动

资金投放活动是指企业根据生产经营项目资金的实际需要投放资金的行为。在企业投资活动中，管理层在配置资产组合时会权衡投资项目的风险与收益，力求在投资风险最低的限度内以较低的投资额收到较高的投资收益。

企业的资金投放活动有对内投资和对外投资。对内投资主要把筹集到的资金用于企业内部购建房屋、机器设备等固定资产，开发或外购专利等无形资产，购买原材料等流动资产等；对外投资主要用于投资联营公司，购买其他公司的股票、债券等。企业的资金投放活动所产生资金收付都是为了取得投资收益，不断增加企业价值。

（三）资金营运活动

资金营运活动是指企业在正常生产经营过程中发生的现金收支的行为。营运资金的管理是对各项主要流动资产的合理配置和筹措，力求以合理的债务配置满足营运的需要，尽可能少占用资金，达到降低资金成本和维持偿债能力的目的，从而提高营运效率。

企业资金营运活动一方面通过采购材料或商品进行生产和销售活动并支付工资和其他相关费用；另一方面销售后取得收入，以实现资金的循环。如果企业现有资金不能满足生产经营需要，就得采取借款方式筹集短期资金。

（四）资金分配活动

企业资金分配活动是指企业在一定时期收支配比实现利润后，按规定上缴各种税费，弥补各项耗费和亏损，提取公积金和公益金，向投资者分配利润等一系列经济活动。

企业在生产经营和对外投资过程中会产生利润，使企业的资金实现增值和得到投资报酬。企业资金的分配过程构成了企业财务活动的重要方面。

三、企业的财务关系

（一）企业与国家之间的财务关系

国家以社会管理者身份无偿参与企业利润的分配，向企业征收有关税金，以保证国家财政收入，用于维护社会秩序，保卫国家安全，组织和管理社会活动等。企业则必然按照国家税法规定及时足额缴纳各种税款，包括所得税、流转税和计入成本的税金。这反映了企业依法纳税和税务机关依法征税的税收关系。

（二）企业与投资者和受资者之间的财务关系

一方面企业从各投资者处筹集资金，进行生产经营活动，并将所实现的利润按各投资者的出资额进行分配；另一方面，企业以购买股票或直接投资的形式向其他企业投资，这些被投资单位即为受资者。企业与投资者、受资者的关系，实质都是根据其出资份额参与收益分配的关系。企业投资最终目的是取得收益，但预期收益能否实现也存在一定的投资风险。投资风险大，要求的收益高。

（三）企业与往来客户、债权人、债务人之间的财务关系

企业购买材料，销售产品，要与客户发生货款结算关系。企业除利用权益资金进行经营活动外，当购销活动资金不足时，或向金融机构借入一定数量的资金，或发行债券，以便扩大企业经营规模，降低资金成本。债权人向企业贷放资金，企业按借款合同的规定按时支付利息和归还本金。当企业资金闲置时，企业用资金购买其他单位的债券，提供借款或商业信用出借给其他单位等。企业同往来客户、债权人、债务人的关系在性质上属于债务债权关系。

（四）企业内部各单位之间的财务关系

主要是指企业内部各单位之间在生产经营各环节中相互提供产品或劳务所形成的经济关系。企业内部实行责任预算、考核与评价的情况下，各责任中心之间相互提供产品与劳务，应以内部转移价格进行核算。这种在企业内部形成的资金结算关系，体现了企业内部各单位之间的利益均衡关系。处理这种关系时，要严格分清有关各方的经济责任，以便有效地发挥激励机制和约束机制的作用。

（五）企业与职工之间的财务关系

主要是指企业向职工支付劳动报酬过程中所形成的经济关系。职工是企业的劳动者，他们以自身提供的劳动作为参与企业分配的依据。企业根据劳动者的劳动情况向其支付工资、津贴和奖金，并按规定发放公益金等，体现了职工个人和集体在劳动成果上的分配关系。

第三节　财务管理的目标和原则

PPT

财务管理目标是指企业通过融资、投资等活动所希望达到的目的。科学的设定财务管理目标可以规范企业日常理财活动，使企业树立科学的理财理念，从而提高企业理财效率并促进企业可持续发展。

一、财务管理目标

企业作为利益相关者的集合体，在追求目标的过程中，更多地满足哪部分利益主体的利益要求，哪部分利益主体从事经营活动的积极性和主动性就会越高；反之，其积极性与主动性就会越低。因此，企业目标的选择必须建立在利益相关者的观念之上。关于财务管理目标的选择，本教材重点阐述几种代表性的观点。

（一）利润最大化

利润最大化是指企业运用各种合法的经营手段将使利润达到最大为目标。以利润最大化作为财务管理目标的企业，获得利润就是其从事生产经营活动的直接目的。利润最大化的观点认为利润代表创造的财富，利润越多则说明企业的财富越多。

以利润最大化为财务管理目标的优点：可以反映当期经营活动中投入与产出对比的结果，体现企业经济效益的高低。利润的多少不仅体现了企业对国家的贡献，而且与企业的收益息息相关。

但利润最大化存在以下缺陷：①没有考虑到利润实现的时间以及资金的时间价值问题。如2020年200万元的利润和5年以后200万元的利润的实际价值是不一样的。②没有考虑风险因素。企业在两个报酬相同而风险不同的方案中选择时，一般会选择低风险方案而忽视两种风险的差异。③没有反映创造的利润与投入资本之间的关系。企业在报酬相同而投资额不同两个方案中进行选择时，一般会选择投资少的方案，而不考虑投资上的差异。④利润最大化可能导致片面追求短期利润的行为，不利于企业的长期发展。

（二）股东财富最大化

股东财富最大化也被表述为股价最大化，是指在财务管理活动中以最大限度地为股东创造财富为目标。这种观点认为企业主要是由股东出资形成的，股东创办企业的目的是扩大财富，企业应当追求股东财富最大化。

在股东投资资本不变的情况下，股价上升反映股东财富的增加，股价下跌反映股东财富的减损。股价的升降代表了投资者对公司股权价值的客观评价。以每股价格最大化为目标，反映了资本和获利之间的关系，假设股东投资资本不变，股价最大化与增加股东财富具有同等意义。

以股东财富最大化为财务管理目标的优点：①考虑了资金的时间价值和风险因素；②在一定程度上克服了企业在追求利润上的短期行为；③易于量化，有助于企业管理活动的业绩比较和测评，便于考核和奖惩。

但以股东财富最大化为财务管理目标仍存在以下缺陷：①只适合上市公司，对非上市公司不适用；②片面强调了股东的利益，忽略了企业其他利益相关者的利益，不利于企业整体目标的协调；③以股东财富最大化为财务管理目标并不能保证实现社会财富最大化，甚至可能导致削减工资、恶意兼并或逃避国家税收等种种损伤社会财富的行为发生。

（三）企业价值最大化

企业价值最大化是指通过理财活动，在充分考虑资金的时间价值及风险与报酬关系的基础上，以保证企业的长期稳定发展，并以使企业总价值达到最大为目标。

投资者评估企业价值，通常以投资者预期的投资时间为起点，将未来投资持续期间的现金净流入按照必要报酬率折现。因此，企业价值的大小主要取决于未来预期收入的多少和投资者必要报酬率的高低。在必要报酬率一定的情况下，企业的未来收入越多，实现收入的时间越近，企业的价值就越大。企业价值增加，企业的利益相关者均会从中获益。

以企业价值最大化为财务管理目标的优点是①充分考虑了取得收益的时间，并用时间价值的原理进行计量；②考虑了投资风险与报酬的关联；③用价值代替价格，避免了过多外界市场因素的干扰，有效地规避了企业的短期行为；④兼顾了股东以外的利益相关者的利益，有助于协调各方利益，促进社会资源的合理配置，实现社会效益的最大化。

以企业价值最大化作为财务管理目标的不足之处是：①企业的价值过于理论化，不易操作；②对于非上市公司，企业价值评估受评估标准和评估方式的影响。

即学即练 9－2

下列各财务管理目标中，可能导致企业短期行为倾向的是（　　　　）。

A. 利润最大化　　　　　　　　　　　　B. 企业价值最大化

答案解析　C. 股东财富最大化　　　　　　　　　　D. 相关者利益最大化

二、利益相关者的要求与协调

实现企业价值最大化的首要任务就是协调相关利益群体的关系，化解他们之间的利益冲突。公司制企业的利益主体包括股东、经营者、债权人等，他们具有独立的经济利益，要化解其利益冲突，就需要实现利益分配的动态协调平衡。

（一）经营者的要求与协调

股东的目标是使自己的财富最大化，因此会千方百计要求公司经营者以最大的努力去实现这个目标。但经营者的目标与股东并不完全一致，其主要要求有增加报酬、提高荣誉和社会地位、增加闲暇时间或避免风险等。

经营者对股东目标背离表现在两方面。一是道德风险。经营者为了自己的目标，不会尽最大努力去实现企业的目标。冒险成功而取得的股价上涨利益只会归于股东，经营者没有必要为提高股价而冒险。经营者一般不会十分卖力，但求不做错事，以增加自己的闲暇时间。这样做不构成法律和行政责任问题，股东很难追究其责任。二是逆向选择。经营者为了自己的目标而背离股东的目标。例如装修豪华办公室、购置高档汽车，或者蓄意压低股票价格，自己借款买回，导致股东财富受损。为防止经营者背离股东目标，股东常采用监督和激励措施。

（1）监督　为避免"道德风险"和"逆向选择"，股东可以完善公司治理结构和利用市场约束企业经营者。如设立代理权争夺、接管治理制度，对经营者进行管理约束，迫使其提升自身素质。让经营者明白若不改变管理现状或调整战略，公司就可能被其他公司接收或吞并，经营者也会被解聘。但全面监督经营者管理代价是昂贵的，可能超过它所带来的利益，所以监督不能解决两者之间全部的问题。

（2）激励　是将企业经营者的报酬与其绩效挂钩，以使企业经营者自觉采取能满足企业价值最大化的措施。如以股票期权或绩效股作为报酬，鼓励经营者采取符合企业价值最大化的行动。但激励不一定能达到理想效果，所以也不足以解决全部问题。

监督成本、激励成本和偏离股东目标的损失此消彼长，相互制约，股东应该权衡轻重，力求找出最佳的解决办法。

📖 知识链接

股票期权与绩效股

期权是一种选择权，是一种能在未来某一特定时间以特定价格买入或卖出一定数量的某种特定商品的权利。作为一种金融工具，它给予买方购买或出售资产的权利，而期权的卖出者只负有期权合约规定的义务。

股票期权是指买方在交付了期权费后即取得的、在合约规定到期日或到期日以前按协议价买入或卖出一定数量相关股票的权利。它是上市公司给予企业高级管理人员和技术骨干在一定期限内以一种事先约定的价格购买公司未发行在外的普通股的权利。它能有效地把企业高级人才与其自身利益很好地结合起来。

绩效股是指企业运用每股收益、资产收益率等指标来评价经营者绩效，并视其绩效大小给予经营者数量不等的股票作为报酬的一种员工福利。若经营者绩效未能达到规定目标，经营者将丧失原持有的部分绩效股。

（二）债权人的要求与协调

公司向债权人借入资金会形成委托代理关系，债权人要求到期收回本金和利息，但债权人借出资金后就失去了对资金的控制权，股东为了自身利益可以通过经营者伤害债权人利益。债权人利益受损的主要表现为：①股东不经债权人同意，投资比债权人预期风险更高的新项目；②股东为了提高公司的利润，不征得债权人同意而指使管理层发行新债，致使旧债券价值降低，使旧债权人蒙受损失。

债权人为防止其利益被损害，除寻求立法保护，如破产时优先接管、优先于股东分配剩余财产等，通常采取以下措施①加入限制性条款。即在借款合同中加入某些限制性条款，如规定借款的用途、借款的担保条款和借款的信用条件等。②收回借款或停止借款。即当债权人发现公司有侵蚀其债权价值的意图时，拒绝进一步合作，提前收回借款或不再给公司增加放款。

（三）其他利益相关者的要求与协调

狭义的利益相关者是指除股东、债权人和经营者之外的对企业现金流量有潜在索偿权的人。广义的利益相关者包括一切与企业决策有利益关系的人，包括资本市场利益相关者（股东和债权人）、产品市场利益相关者（客户、供应商、所在社区和工会组织）和企业内部利益相关者（经营者和其他员工）。通常的利益相关者是指狭义的利益相关者。

利益相关者分为两类：①合同利益相关者，包括客户、供应商和员工，他们和企业之间存在法律关系，受到合同的约束；②非合同利益相关者，包括社区居民及其他与企业有间接利益关系的群体。

对于合同利益相关者，通常企业只要遵守合同就可以基本满足其要求，在此基础上股东追求自身利益最大化也会有利于合同利益相关者。其次，可以用道德规范来加以约束，以缓和双方的矛盾。社会责任属于道德范畴的责任，企业对合同利益相关者的社会责任包括：①重视劳动合同之外员工的福利，如帮助住房按揭、延长病假休息、安置职工家属等；②改善工作条件，如优化工作环境、建立体育俱乐部等；③尊重员工的利益、人格和习俗，如尊重员工个人私有知识，安排传统节日聚会等；④友善对待供应商，如改进交易合同的公平性、宽容供应商的某些失误等；⑤完善就业政策，如不轻易裁减员工等。

对于非合同利益相关者，法律关注较少，享受到的法律保护低于合同利益相关者。企业的社会责任政策对非合同利益相关者影响很大。企业对非合同利益相关者的社会责任包括：①环境保护，如节约能源、使排污标准降低至法定标准之下等；②产品安全，如即使消费者对产品使用不当也不会有危险等；③市场营销，如广告具有高尚情趣等；④对社区活动的态度，如赞助当地活动、支持公益活动、参与捐赠救助等。

三、财务管理原则

财务管理原则也称理财原则，是指组织企业财务活动和处理财务关系所应遵循的指导性理念或标准，是体现理财活动规律性的行为规范，是对财务管理的基本要求。下面介绍几种具有代表性的原则。

（一）依法理财原则

财务管理必须遵守国家有关的政策、法规，依照政策、法规要求开展财务活动，处理与各方面的财务关系，以维护和保持正常的社会经济秩序。

各类企业必须以《企业财务通则》和财务制度为依据，根据生产经营的特点合理组织财务活动，建立健全财务管理制度，做好财务管理基础工作；依法合理筹集资金并有效使用资金；依法计算和缴纳税金；按照规定顺序和要求分配利润，保证投资者的权益不受侵犯等。

（二）成本效益原则

成本效益原则是现代企业财务管理应遵循的首要原则。成本效益原则中的"效益"是指收入、收益、所得及有用性等，成本是指与效益相关的各种耗费和价值牺牲。成本的耗费是效益取得的前提条件，而取得一定的效益则是成本耗费的直接目的，它们是矛盾统一体。

成本效益原则要求财务管理主体在开展财务管理活动时讲求投入和产出的比较，即在讲求经济效益的基础上节约资金的占用和降低费用，不断增加产出，创造出尽可能多的财富，不断提高经济效益和社会效益。财务管理中的资金筹措、运用和分配，每一项都要充分考虑成本和效益的权衡。为实现企业提高经济效益的目的，就需要不断加强企业财务管理。成本效益原则的核心是要求企业耗用一定的成本尽可能大地取得效益，或是在效益一定的条件下最大限度地降低成本。成本效益原则要求在较长的时期内，企业成本必须呈下降的趋势，效益必须呈上升的趋势。

（三）风险与收益均衡原则

收益是指投资带来的回报，获取收益是市场经济条件下企业经营的基本出发点。而风险则是由未来情况的不确定性和不可预测性所引起的与收益的获取相伴随的一种客观现象。财务管理活动中，投资者进行任何风险投资都期望获得与承担风险对等的额外收益，这种对称关系被称为风险与收益的均衡。

随着市场经济的发展和竞争日益加剧，现代企业要获得收益，必须承担风险。风险与收益均衡原则要求企业在追求利润的同时充分考虑风险，全面分析财务活动的收益性和完全性，在利润与风险的矛盾均衡中求得大收益。风险与收益均衡原则的核心是要求企业不能承担超过收益限度的风险，在收益既定的条件下，应最大限度地降低风险。企业在追求收益最大化时，应当在风险与收益的比较中做出正确而谨慎的抉择。趋利避害，确保财务管理目标的实现，从而保证企业的可持续发展。

（四）利益关系协调原则

利益关系协调原则主要体现在分配企业的收入及财务成果方面，要处理好不同投资者的利益，要协调好国家与企业的关系、企业与外部相关利益部门的关系、企业内部各方面的关系、企业与职工之间的关系、投资者利润分配与再投资的关系。

利益关系协调原则要求恰当处理好财务关系中的权利与责任安排和利益分配问题。企业财务管理人员必须认真学习并掌握国家有关法律和规章制度，切实做好企业的收入及财务成果的分配工作。坚决执行《企业财务通则》和国家有关政策、法令，实现财务成果在国家、企业、投资者、职工等相关利益主体之间合理分配，绝不能因投资者利益而损害国家利益或者侵犯企业、职工的正当权益。

（五）资源合理配置原则

资源通常是指现代企业所拥有的各项资产。资产的主要功能是带来效益，但并不意味着拥有资产就一定会取得效益。资产所带来的效益的大小，在很大程度上取决于资源配置的合理与否。

资源合理配置原则的核心是要求企业的各相关财务项目必须在数额和结构上相互配套与协调，以确保人尽其才、财尽其能、物尽其用，从而获得令人满意的效益。

四、财务管理组织

财务管理组织作为专门实施财务管理，处理各种财务关系的组织机构，有很强的专业性。一般是在总裁下设财务副总裁（财务总监），由财务副总裁管理企业财务和部门，由财务主任和会计主任分别主管财务部门和会计部门，再根据需要分设若干具体业务部门。

知识链接

财务总监职责

财务总监（CFO）是企业财务管理方面的最高组织指挥者，在董事会或总裁的授权下，全面负责企业财务方面的工作。21世纪的CFO应具备有优秀的品德和高尚的人格，具有战略的头脑、开阔的思路、高瞻远瞩的谋略和敏锐的洞察力、准确的判断力，善于抓住机遇，从战略高度来认识和处理问题，有"运筹帷幄之中"，使公司"决胜千里之外"的能力。其主要职责有：①组织和推动公司财务预算的编制、日常工作的检查；②审核财务报告；③对公司的经营活动进行财务分析；④管理企业财务制度；⑤组织公司成本管理；⑥调配公司营运资金；⑦为公司经营发展制定融资策略；⑧进行纳税筹划；⑨参与公司投资决策；⑩协调各方面财务关系，维护公司利益。

作为即将走向岗位的新时代青年，要在初心中找理想，在时代中练本领，坚守"修齐治平"的格局和"先忧后乐"的情怀。多学习相关知识，积聚相关经验，争取快速提高自己的分析判断能力、组织领导能力、沟通协调能力，做改革创新的推动者和新时代的弄潮儿，适应新时代发展的需求。

第四节 财务管理价值观念

PPT

财务管理观念是人们在财务管理过程中所遵循的基础理念，观念的更新会带来管理水平的提高。财务管理涉及的观念很多，如资金时间价值观念、风险与收益均衡观念、机会损益观念、边际观念等，本教材重点讲述前两种核心观念。

一、资金时间价值观念

（一）资金时间价值的概念

资金时间价值是指资金在生产和流通过程中随着时间推移而产生的增值。它是在没有风险价值和通货膨胀因素情况下资金的社会平均利润率。一般可以用同期国库券等政府债券利息率作为参考标准。它是评价投资方案的基本标准和评价企业效益的尺度。

以 100 元钱存入银行为例, 假设银行 1 年期定期存款的利率为 1%, 那么 1 年后就可以得到 101 元。这 1 元利息就是资金时间价值。由于资金时间价值的存在, 不同时点的等量资金具有不同的价值, 所以不同时间的货币不宜直接比较, 需要把它们折算到同一个时点上才能计算价值, 进行比较。

资金时间价值的表现形式有利息、贷款利率、股利率、债券利率、报酬率等。

利息的计算方式有单利与复利之分, 价值也有终值与现值之分。彼此对应, 有单利终值、单利现值、复利终值、复利现值 4 种基本计算方式。

(二) 单利终值和现值

单利是指按照固定的本金计算的利息, 是计算利息的一种方法。单利计息方式下, 不管时间多长, 在资金使用期内仅对固定本金计算利息, 前期所产生的利息不加入本金重复计算利息。

短期投资和短期借款通常以单利方式计息。银行的储蓄存款利率都是按照单利计算的。单利的计算包括计算单利利息、单利终值和单利现值。

1. 单利利息 为计算方便, 先设定 I 为单利利息, P 为本金 (即期初金额或现值), i 为利率 (利息与本金之比), n 为计算利息的期数, 则单利利息的计算公式为:

$$单利利息 = 本金 \times 利率 \times 计息期数$$
$$I = P \times i \times n$$

其中, 月利率 = 年利率 ÷ 12; 日利率 = 年利率 ÷ 360 = 月利率 ÷ 30。计息期数是指相邻两次计算的时间间隔, 一般指 1 年。

[例 9 - 1] 某企业持有一张带息票据, 面额 20 000 元, 票面年利率 3%, 出票日期为 3 月 10 日, 7 月 9 日到期。计算到期时的单利利息。

解: 已知 P = 20 000 元, i = 3%/12, n = 4 个月, 把其代入单利利息计算公式, 则:

$$I = P \times i \times n = 20\,000 \times 3\%/12 \times 4 = 200 \ (元)$$

答: 到期时的单利利息是 200 元。

2. 单利终值 是指现在的一定量的资金按照单利方式计算的在将来某一时点的金额, 又称将来值或本利和。

为计算方便, 设定 F 为单利终值, P 为本金, i 为利率, n 为计算利息的期数, 则单利终值的计算公式为:

$$单利终值 = 本金 + 利息 = 本金 + 本金 \times 利率 \times 计息期数 = 本金 \times (1 + 利率 \times 计息期数)$$
$$F = P + P \times i \times n = P \times (1 + i \times n)$$

[例 9 - 2] 计算 [例 9 - 1] 中到期时的单利终值。

解法一: 由 [例 9 - 1] 知: 单利利息 = 200 (元)

$$单利终值 = 本金 + 利息 = 20\,000 + 200 = 20\,200 \ (元)$$

解法二: 已知 P = 20 000 元, i = 3%/12, n = 4 个月, 将其代入单利终值计算公式, 则:

$$F = P \times (1 + i \times n) = 20\,000 \times (1 + 3\% \div 12 \times 4)$$
$$= 20\,000 \times 1.01 = 20\,200 \ (元)$$

答: 该带息票据到期时的单利终值为 20 200 元。

3. 单利现值 是指未来某时点上的一定量资金按单利计算方式折算到现在所对应的金额, 又称本金或期初金额。

为计算方便, 设定 P 为单利现值, F 为终值, i 为利率, n 为利息的期数, 则单利现值的计算公式为：

$$单利现值 = 终值/（1 + 利率 × 利息的期数）$$
$$P = F/（1 + i × n）$$

单利现值与单利终值互为逆运算。由终值计算现值的过程就是折现。进行终值和现值折算的百分数称为折现率。现实生活中利率经常被当作折现率使用。单利终值系数（1 + i × n）和单利现值系数 1/（1 + i × n）互为倒数。

[例9 - 3] 如果你想在3年后取得本利和20 000元，在年利率为3.9%的情况下，按单利方式计算，则现在需在银行存入多少资金？

解：已知 F = 20 000元，i = 3.9%，n = 3年，代入单利现值计算公式，则：

$$P = F/（1 + i × n） = 20 000/（1 + 3.9\% × 3）$$
$$= 20 000/1.117 = 17 905.10（元）$$

答：现在需存入银行的资金为17 905.10元。

（三）复利终值和现值

复利是计算利息的另一种方法，资金使用期内不仅本金计算利息，而且上期所生利息计入本金一起计算下期的利息，逐期滚算，俗称"利滚利"。长期投资或资金筹集中通常以复利方式计息。

复利的计算包括复利终值、复利现值、复利利息。财务管理中资金时间价值通常是采用复利方式计算的。

1. 复利终值 是指现在的特定资金按复利计算的若干期后的价值，或是现在的一定本金在将来一定时间按复利计算的本利和。

$$复利终值 = 本金 × （1 + 利率）^{计息期数}$$
$$F = P × （1 + i）^n \qquad （复利终值公式一）$$

其中，P为本金，即现值或初始值；F为复利终值，即本利和；i为利率或报酬率；n为计息期数。计息期是指相邻两次计息的时间间隔，如年、月、日等。没有特别指明的情况下，计息期单位为年。上式是计算复利终值的一般公式，式中（1 + i）^n，被称为复利终值系数或一元的复利终值，用符号（F/P，i，n）表示。例如，（F/P，5%，3）表示年利率为5%的3年期复利终值的系数。这样复利终值的计算公式就可以表达为：

$$复利终值 = 本金 × 复利终值系数$$
$$F = P × （F/P,i,n） \qquad （复利终值公式二）$$

复利终值系数其值可以从复利终值系数表中直接查出，用于复利终值计算。复利终值系数表中，表格的第一行是利率i，第一列是计息期数n。

[例9 - 4] 某公司将10 000元投资于一个项目，年利率为5%。经过一年时间的期末金额是多少？若该公司一年后不撤回资金，将其全部继续投资于此项目，则第二年后的本利和是多少？

解法一：将已知 P = 10 000元，i = 5%，n = 1年代入复利终值计算公式一，那么：

第1年本利和：$F = P × （1 + i）^1$
$$= 10 000 × （1 + 5\%）^1$$
$$= 10 500（元）$$

第2年本利和：$F = ［P × （1 + i）］× （1 + i）$
$$= 10 000 × （1 + 5\%）^2$$

$$= 10\ 000 \times 1.\ 1025 = 11\ 025\ （元）$$

解法二：将已知 P = 10 000 元，i = 5%，n = 1 年代入复利终值计算公式二，那么：

第 1 年本利和：

$$F = P \times (F/P, i, 1) = 10\ 000 \times (F/P, 5\%, 1) = 10\ 000 \times 1.\ 050 = 10\ 500\ （元）$$

第 2 年本利和：

$$F = P \times (F/P, i, n) = 10\ 000 \times (F/P, 5\%, 2) = 10\ 000 \times 1.\ 1025 = 11\ 025\ （元）$$

答：按复利计算 1 年后的本利和是 10 500 元，2 年后的本利和是 11 025 元。

2. 复利现值 复利现值是复利终值的对称概念，相当于原始本金，是指未来一定时间的特定资金按复利计算的现在价值，即为取得将来一定本利和现在所需要的本金。

已知 P 为复利现值（即本金或初始值），F 为终值（即本利和），i 为利率（或报酬率），n 为计算利息的期数，通过复利终值计算知：$F = P \times (1 + i)^n$，则复利现值的计算公式为：

$$P = F/(1 + i)^n = F \times (1 + i)^{-n} \qquad （复利现值公式一）$$

复利现值与复利终值互为逆运算，式中 $(1 + i)^{-n}$ 简称为"复利现值系数"或"一元的复利现值"，用符号 $(P/F, i, n)$ 表示，它是把终值换算为现值的系数。这样复利现值的计算公式还可以表达为：

$$复利现值 = 终值 \times 复利现值系数$$

$$P = F \times (P/F, i, n) \qquad （复利现值公式二）$$

复利现值系数其值可以从复利现值系数表中直接查出，查表方法同复利终值系数表。

［例 9 - 5］小王为了 6 年后能从银行取出 10 000 元，在年利率为 3% 的情况下，当前应存入的本金金额是多少？

解：将已知 F = 10 000 元，i = 3%，n = 6 年代入复利现值计算公式，那么：

$$P = F \times (1 + i)^{-n} = 10\ 000 \times (1 + 3\%)^{-6}$$

$$= 10\ 000 \times (P/F, 3\%, 6)$$

查得复利现值系数 $(P/F, 3\%, 6) = 0.8375$，则：

$$P = 10\ 000 \times 0.8375 = 8\ 375\ （元）$$

答：小王当前应存入的本金金额是 8 375 元。

3. 复利利息 是在复利计息方式下所产生的资金时间价值，即复利终值与复利现值的差额。

$$复利利息 = 复利终值 - 复利现值$$

为计算方便，设定 F 为复利终值，P 为复利现值，I 为复利利息，则复利利息的计算公式为：

$$I = F - P$$

（四）年金终值和现值 🅔 微课

年金是指一定时期内等额、定期的系列收付款项。如每月计提折旧、分期支付租金、分期支付利息、分期支付养老金、分期付款赊购、分期偿还贷款、分期支付工程款、分期交付保险费等都属于年金收付形式，其特点是一定时期内（如一年内）多次收付，而每次收付时间间隔相同、款项数额相等。

年金按照每次收付款项次数和发生的时点不同可以分为普通年金、预付年金、递延年金、永续年金等。普通年金和预付年金是年金的基本形式。

1. 普通年金终值和现值 普通年金又称为后付年金，是指发生在各期期末的等额收付的款项，即每期期末收款付款的年金。普通年金包括普通年金终值和普通年金现值。

（1）普通年金终值 是指一定时期内每期期末收付的等额款项的复利终值之和。依普通年金终值定义，计算出每期的复利终值，再将各期复利终值相加，就得出了普通年金终值。

为计算方便，设定 F 为普通年金终值，A 为年金，i 为利率，n 为计算利息的期数，根据复利终值的方法，计算普通年金终值的公式为：

$$F = A + A(1+i) + A(1+i)^2 + A(1+i)^3 + \cdots\cdots + A(1+i)^{n-1} \qquad ①$$

将①等式两边同乘以（1+i）：

$$F(1+i) = A(1+i) + A(1+i)^2 + A(1+i)^3 + A(1+i)^4 + \cdots\cdots + A(1+i)^n \qquad ②$$

②－①：

$$F \times i = A(1+i)^n - A = A \times [(1+i)^n - 1]$$

$$F = A \times [(1+i)^n - 1]/i = A \cdot (F/A, i, n) \qquad （普通年金终值公式）$$

公式中：$[(1+i)^n - 1]/i$ 简称为"年金终值系数"，用符号（F/A，i，n）表示。

年金终值系数的值可以从年金终值系数表中直接查出，用于普通年金终值的计算。查表方法同复利终值系数表。

[例 9-6] 小王如果在未来 5 年中每年年末均存入银行 1 000 元，假设年利率为 5%，那么在第 5 年年末他能够取多少钱？

解法一：第 1 步：计算每期复利终值：复利终值 = 本金 ×（1 + 利率）^{计息期数}

$$F = P \times (1+i)^n \quad 其中 (1+i)^n 查复利终值系数表$$

第 1 年年末存入 1 000 元到第 5 年年末的终值 = $1\,000 \times (1+5\%)^4 = 1\,000 \times 1.2155 = 1\,215.5$（元）

第 2 年年末存入 1 000 元到第 5 年年末的终值 = $1\,000 \times (1+5\%)^3 = 1\,000 \times 1.1576 = 1\,157.6$（元）

第 3 年年末存入 1 000 元到第 5 年年末的终值 = $1\,000 \times (1+5\%)^2 = 1\,000 \times 1.1025 = 1\,102.5$（元）

第 4 年年末存入 1 000 元到第 5 年年末的终值 = $1\,000 \times (1+5\%)^1 = 1\,000 \times 1.0500 = 1\,050$（元）

第 5 年年末存入 1 000 元到第 5 年年末的终值 = $1\,000 \times (1+5\%)^0 = 1\,000 \times 1 = 1\,000$（元）

第 2 步：计算每期复利终值之和：$1\,215.5 + 1\,157.6 + 1102.5 + 1\,050 + 1\,000 = 5\,525.6$（元）

解法二：上例可以用普通年金终值的计算公式计算：

$$F = A \times (F/A, i, n) = 1\,000 \times (F/A, 5\%, 5)$$

查表得年金终值系数，$(F/A, 5\%, 5) = 5.5256$，则：

$$F = A(F/A, i, n) = 1\,000 \times (F/A, 5\%, 5) = 1\,000 \times 5.5256 = 5\,525.6 （元）$$

答：小王在第 5 年年末能够取得 5 525.6 元。

（2）普通年金现值　是指一定时期内每期期末收付的等额款项的复利现值之和，或为在每期期末取得相等金额的款项现在需要投入或收取的金额。

依普通年金现值的定义可计算出每期的复利现值，再将各期复利现值相加，就得出了普通年金现值。

$$P = A(1+i)^{-1} + A(1+i)^{-2} + A(1+i)^{-3} + \cdots\cdots + A(1+i)^{-n} \qquad ①$$

将①等式两边同乘以（1+i）得：

$$P(1+i) = A + A(1+i)^{-1} + A(1+i)^{-2} + \cdots\cdots + A(1+i)^{-(n-1)} \qquad ②$$

②－①式得：

$$P \times i = A - A(1+i)^{-n} = A \times [1 - (1+i)^{-n}]$$

根据复利现值的方法，普通年金现值的公式为：

$$P = A \times [1 - (1+i)^{-n}]/i = A \cdot (P/A, i, n) \qquad （普通年金现值公式）$$

式中，$[1-(1+i)^{-n}]/i$ 简称为"普通年金现值系数"，用符号（P/A，i，n）表示。

年金现值系数的值可以从年金现值系数表中直接查出，用于普通年金现值的计算，查表方法同复利现值系数表。

［例 9 - 7］企业未来 5 年每年末有 50 000 元收入，年利率为 5%。那么未来 5 年每年年末所得的收入折算成现在的价值为多少元？

解：将已知的 A = 50 000，i = 5%，n = 5 年，代入普通年金现值公式：

P = A · (P/A，i，n) = 50 000 × (P/A，5%，5)

查表得年金现值系数（P/A，5%，5）= 4.3295，则：

P = 50 000 × 4.3295 = 216 475（元）

答：未来 5 年每年年末所得的收入折算成现在的价值为 216 475 元。

（3）偿债基金　是指为使年金终值达到既定金额每年末应收付的年金数额。实际工作中往往需要根据终值推算年金，即已知年金终值，求年金。此时求出的年金称为偿债基金。它是年金终值的逆运用。

［例 9 - 8］某公司拟在 5 年后还清 500 000 元债务，从现在起每年末等额存入银行一笔款项。假设银行存款利率为 5%，那么每年末需要存入多少元？

解：将已知的 F = 500 000，i = 5%，n = 5 年代入普通年金终值公式：

$F = A × [(1+i)^n - 1]/i = A · (F/A，i，n)$

A = F ÷ (F/A，i，n) = 500 000 ÷ (F/A，5%，5)

查表得年金终值系数（F/A，5%，5）= 5.5256，则：

A = 500 000 ÷ 5.5256 = 90 487.91（元）

答：每年年末需要等额存入 90 487.91 元。

2. 预付年金终值和现值　预付年金又称为即付年金或期初年金，是指发生在各期期初的等额收付的款项，即每期期初收付的年金。

（1）预付年金终值　是指将在一定时期内按相同时间间隔在每期期初收付的相等金额的终值。

预付年金终值的计算公式：

$$F = A(1+i) + A(1+i)^2 + A(1+i)^3 + \cdots + A(1+i)^n$$

$$F = A × [(1+i)^n - 1]/i × (1+i) = A · (F/A，i，n)(1+i)$$

$$= A × \left[\frac{(1+i)^{n+1} - 1}{i} - 1 \right]$$

式中的 $\left[\dfrac{[(1+i)^{n+1} - 1]}{i} - 1 \right]$ 为预付年金终值系数，可记为：

F = A · [(F/A，i，n + 1) - 1]

它和普通年金终值系数 $[(1+i)^n - 1]/i$ 相比，期数加 1，而系数减 1。

［例 9 - 9］小王如果在将来 5 年中每年年初存入银行 1 000 元，年利率为 5%。那么在第 5 年年末小王能够取多少钱？

解：将已知的 P = 1 000，i = 5%，n = 5，年代入预付年金终值公式：

$$F = 1\,000 × [(F/A，5%，5 + 1) - 1]$$

查表得年金终值系数（F/A，5%，6）= 6.8019，则：

F = 1 000 × (6.8019 - 1) = 5 801.9（元）

答：在第 5 年年末小王能够取 5 801.9 元。

（2）预付年金现值 是指将在一定时期内按相同时间间隔在每期期初收付的相等金额折算到第一期期初的现值之和。

预付年金现值的计算公式为：

$$P = A + A(1+i)^{-1} + A(1+i)^{-2} + \cdots\cdots + A(1+i)^{-(n-1)}$$

$$P = A \times [1-(1+i)^{-n}]/i \times (1+i) = A \cdot (P/A, i, n)(1+i),$$

$$= A \times \frac{1-(1+i)^{-(n-1)}}{i} + 1$$

式中的 $\frac{[1-(1+i)^{-(n-1)}]}{i} + 1$ 为预付年金现值系数，可记为：

$$P = A \cdot [(P/A, i, n-1) + 1]$$

它和普通年金现值系数 $[1-(1+i)^{-n}]/i$ 相比，期数减 1，而系数加 1。

[例 9-10] 某企业以 6 年分期付款购买设备一台，每年年初支付 1 000 元，假设银行年利率为 10%，那么该项分期付款相当于一次支付购货款多少？

解：将已知的 P = 1 000，i = 10%，n = 6 年代入预付年金现值公式：

$$P = 1\,000 \times [(P/A, 10\%, 6-1) + 1]$$

查表得年金现值系数（P/A, 10%, 5）= 3.7908，则：

$$P = 1\,000 \times (3.7908 + 1) = 4\,790.8 \text{（元）}$$

答：该项分期付款相当于一次支付购货款 4 790.8 元。

📖 知识链接

递延年金、永续年金的计算

1. 递延年金 是指第一次收付款发生时间与第一期无关，而是在隔若干期后才开始发生的系列等额收付款项。一般用 m 表示递延期数，m≥1。即距今若干期以后发生的每期期末收款付款的年金。它是普通年金的特殊形式，凡不是从第一期期末开始的年金都是递延年金。

（1）递延年金终值大小与递延期无关，所以计算方法和普通年金终值相同。

（2）递延年金现值计算可以用以下几种方法：

①先将递延年金视为 n 期普通年金，求出 m 期普通年金现值；然后再按复利现值公式折算到第 1 期期初：

$$P = A \times (P/A, i, n) \times (P/F, i, m)$$

②假设递延期间也进行收付，先计算（m+n）期的年金现值；再减去实际并未收付的递延期间（以 m 表示递延期数）的年金现值：

$$P = A \times [(P/A, i, m+n) - (P/A, i, m)]$$

2. 永续年金 是指无限期定额收付的年金。现实中的存本取息的年金可视为永续年金的例子。永续年金没有终止时间，也就没有终值，只有现值。其计算公式可以通过普通年金现值的计算公式导出：

$$P = A \cdot [1-(1+i)^{-n}]/i$$

当 n→∞ 时，$(1+i)^{-n}$ 的极限为零，所以永续年金公式为 P = A/i。

（五）资金时间价值计算中的特殊问题

前面阐述的是资金时间价值的系列收付款各期等额、利息率和贴现率已知的一般情况，下面就资金时间价值的某些特殊问题进行说明。

1. 系列不规则收付款的终值与现值　普通复利终值和现值的计算是一次性的收付款项，而年金终值和现值的计算是针对在相同时间间隔内系列等额的收付款项。在现实生活中，往往会发生每次收付款项金额不等或某几次收付款时间间融不同等事项。这些涉及系列不规则收付款项的计算实际是将每次收付款项分别按普通复利折算为终值或现值，然后相加得出总和。计算时需要针对实际情况灵活运用之前的相关计算原理。

[例9-11] 某投资集团投资一大型建设项目，第1~3年没有现金流入，到第4年年末有70万元流入，第5年年末有80万元流入，第6~10年年末每年有120万元的流入。已知该投资集团资金贴现率为10%，试计算该项目现金流入的终值与现值。

解：根据题意可以分段计算其终值，最后相加即可，则：

$F = 70 \times (F/P, 10\%, 6) + 80 \times (F/P, 10\%, 5) + 120 \times (F/A, 10\%, 5)$

$= 70 \times 1.7716 + 80 \times 1.6105 + 120 \times 6.0151$

$= 124.012 + 128.84 + 732.612$

$= 985.464$（万元）

计算项目现金流入现值可以分段计算现值，然后按复利折算到第一期期初现值，最后加总即可，则：

$P = 70 \times (P/F, 10\%, 4) + 80 \times (P/F, 10\%, 5) + 120 \times (P/A, 10\%, 5) \times (P/F, 10\%, 5)$

$= 70 \times 0.6830 + 80 \times 0.6209 + 120 \times 3.7908 \times 0.6209$

$= 379.9269$（万元）

答：该项目现金流入的终值为809.772万元，现值为379.9269万元。

2. 贴现率 i 的计算　贴现率是指将未来支付改变为现值所使用的利率，或指持票人以没有到期的票据向银行要求兑现，银行将利息先行扣除所使用的利率。它是对未来评价的扣折。贴现率通常用于财经预测，如预测经济发展、企业财务成长测算、投资预测与回报测算、资产评估与企业价值评估等。其计算步骤为：

（1）利用时间价值系数表求贴现率的近似值　利用经济事项中的相关条件直接计算出时间价值系数，并在此基础上找到系数表中的符合条件的贴现率的近似值。

（2）利用内插法求贴现率　内插法是利用数学上的等比关系，用一组已知的未知函数的自变量的值及与它对应的函数值来求一种未知函数其他值的近似计算方法，是一种未知函数数值逼近求法。

时间价值系数中复利系数及年金系数等都随着期利率 i（或期数 n）的变动有规律变动，与相似三角形的对应边与对应面积关系变动规律相似，所以都可以借助内插法求贴现率。

[例9-12] 小王现有10万元，希望5年期满时得到20万。那么小王需要投资年收益率达到多少的项目才能实现自己的预期目标？

解：第1步：由复利终值公式得：

$20 = 10 \times (F/P, i, 5)$

$(F/P, i, 5) = 2$

查复利终值系数表可知 $i \approx 15\%$，在14%和15%之间。

第 2 步：采用内插法

当 i = 14%，(F/P, i, 5) = 1.9254

当 i = 15%，(F/P, i, 5) = 2.0114

当 i = ?，(F/P, i, 5) = 2

令：

$$\frac{i - 14\%}{2 - 1.9254} = \frac{15\% - 14\%}{2.0114 - 1.9254}$$

求得：i = 14.87%

答：小王需要投资年收益应达到 14.87% 的项目才能实现自己的预期目标。

在现实经济生活中，期数 n 的求法及期数、期利率不是整数情况下的时间价值系数的计算，也是利用内插法进行推算，此处不再一一赘述。

3. 期数超过系数表条件下的系数推算 由于大多数工具所提供的时间价值系数表都只有有限期数，如 30 期，当所需要的时间价值系数的期数超出表中所提供的期数时，可以采用分段计算的方法推算更长期限下的时间价值系数。如要使用 50 期年利率 5% 条件下的终值或现值系数，可以将 50 期划分为 20 期和 30 期两段进行计算，推算方法如下：

(F/A, 5%, 50) = (F/A, 5%, 20) + (F/A, 5%, 30) × (F/P, 5%, 20) = 290.348

(P/A, 5%, 50) = (P/A, 5%, 30) + (P/A, 5%, 20) × (P/F, 5%, 30) = 18.2562

(F/P, 5%, 50) = (F/P, 5%, 30) × (F/P, 5%, 20) = 11.467

(P/F, 5%, 50) = (P/F, 5%, 30) × (P/F, 5%, 20) = 0.0872

即学即练 9-3

答案解析

小王决定采用分期付款方式购买一辆汽车，连续 6 年每年年初需付 10 万元，如果现在一次性付清只需要支付 50 万元，请问分期付款的贴现率为多少？

二、风险与收益均衡观念

资金时间价值是在假设没有风险的条件下计算的。但是，在实际经济生活中，大多数经济活动存在风险，而且风险与收益密切相关，离开了风险因素就无法正确评价企业收益的高低，所以财务管理人员还必须树立风险收益观念。

风险与收益均衡观念要求企业从事生产经营活动不能只顾追求收益，不考虑风险的存在。在财务管理工作中，不仅要有收益观念，更应增强风险意识，以便在进行财务决策时对风险和收益进行全面的预测，做出正确的分析和判断，从而选择最佳方案，使收益与风险均衡，做到既降低风险，又能得到较高收益，同时还要尽可能分散风险，趋利避害，化风险为机遇，以便获得最大的收益。

（一）风险概述

1. 风险的含义 风险是指资产未来实际收益相对预期收益变动的可能性和变动幅度。从财务管理的角度看，风险就是企业在各项财务活动中无法达到预期收益的可能性。风险带来的财务后果是不确定的，它既包括赢利的不确定性，也包括损失的不确定性，即风险可能带来超出预期的收益，也可能带来超出预期的损失。

2. 投资风险价值 也称风险收益额，是指投资者由于冒风险进行投资所获得的超出资金时间价值的额外收益。它有风险收益额和风险收益率两种表示方法。在不考虑物价变动的情况下，投资收益率包括资金时间价值（无风险投资收益率）和风险价值（风险投资收益率）两部分，其关系为：投资收益率＝无风险投资收益率＋风险投资收益率。

（二）风险种类

1. 从风险能否分散角度看，风险可以分为市场风险和公司特有风险

（1）市场风险 又称为"不可分散风险"或"系统风险"。是指那些影响所有企业的风险因素，如通货膨胀、经济衰退、战争等所导致的风险，此种风险不能通过多元化投资来分散。

（2）公司特有风险 又称为"可分散风险"或"非系统风险"。是指个别公司的特有事件给企业带来的风险，如经营管理不善、开发新产品失败、技术落后、诉讼失败等造成的风险，此种风险可以通过多元化投资来分散。

2. 从风险的来源看，风险可分为经营风险和财务风险

（1）经营风险 是指企业由于生产经营的原因而造成的利润的不确定性给企业带来的风险。企业生产经营活动中存在大量不确定的因素。社会经济的景气程度、科学技术的进步、各种成本因素价格变化、研发能力的提升等，都可能使企业的收益发生变化。

（2）财务风险 是由于筹资方面的原因造成的企业财务成果的不确定性给企业带来的风险。企业举债经营所产生的财务风险的大小取决于负债比率，负债比率越高，财务风险越大。企业盈亏与否，都得按预先的规定向债权人定期支付固定的利息并偿还本金。如果企业收入降低，则可能不足以偿还债务，造成财务危机或破产。只有借入资金利息率低于企业息税前资金利润率，才能提高自有资金利润率。

（三）风险程度衡量

风险是客观存在的，为有效规避和分散风险，保证合理的财务决策，在财务管理中必须客观地衡量风险程度。风险程度衡量需要通过概率分布计算标准离差率，并借助风险报酬系数计算风险报酬率。

1. 概率分布 概率是用百分数或小数来表示随机事件发生可能性及出现结果可能性大小的数值。它是对某一事项未来出现的可能性大小的定量表示。概率分布是指将随机事件各种可能的结果按一定的规则进行排列，并列出各种结果出现的相应概率的完整描述。通常用 X 表示随机事件，X_i 表示随机事件的第 i 种结果，P_i 为出现这种结果的相应概率。

概率必须符合下列两个要求：

①概率 P_i 应在 0 和 1 之间，即 $0 \leqslant P_i \leqslant 1$。

②概率之和应等于 1，即 $\sum_{i=1}^{n} P_i = 1$。

2. 期望值 期望值是一个概率分布中所有可能的结果以其各自相应的概率为权数计算的加权平均值，通常用符号 E(X) 表示，常用公式为 $E(X) = \sum_{i=1}^{n} X_i P_i$

式中，E(X) 为期望值或期望报酬率，X_i 为第 i 种可能结果的报酬率，P_i 为第 i 种可能结果的概率，n 为可能结果的个数。

[例 9 - 13] 某公司有 A 和 B 两个投资项目，其投资报酬率及概率分布情况如表 9 - 1，计算 A 和 B 两个投资项目的期望报酬率。

表9-1 A、B项目投资报酬率及概率分布表

项目经济情况	出现概率		投资报酬率	
	项目A	项目B	项目A	项目B
繁荣	0.2	0.25	40%	60%
一般	0.6	0.50	20%	20%
较差	0.2	0.25	0%	-20%

解：A 投资项目期望报酬率 $E(X) = \sum_{i}^{n} X_i P_i$

$$= 40\% \times 0.2 + 20\% \times 0.6 + 0\% \times 0.2 = 20\%$$

B 投资项目期望报酬率 $E(X) = \sum_{i}^{n} X_i P_i$

$$= 60\% \times 0.25 + 20\% \times 0.5 + (-20\%) \times 0.25 = 20\%$$

虽然两个方案的期望报酬率相同，但概率分布不同，A 方案的报酬率分散程度小，B 方案的报酬率分散程度较大。所以，两个方案的风险并不同。

3. 离散程度 离散程度是衡量风险大小的统计指标，它与风险成正比。反映随机变量离散程度的指标包括方差、标准离差、标准离差率等。

（1）方差 是用来表示随机变量与期望值之间的离散程度的数值。其计算公式为：

$$\sigma^2 = (X_i - E)^2 \cdot P_i$$

（2）标准离差 也称均方差，是方差的平方根。其计算公式为：

$$\sigma = \sqrt{(X_i - E)^2 P_i}$$

标准离差以绝对数衡量决策方案的风险。在期望值相同的条件下，标准离差越大，表明所有可能结果的数值偏离期望值越大，风险程度越大；反之标准离差越小，则风险越小。

［例9-14］以表9-11 中数据为例，分别计算 A 和 B 两个投资项目的方差和标准离差。

解：项目 A 的方差：$\sigma^2 = (X_i - E)^2 \cdot P_i$

$$= (40\% - 20\%)^2 \times 0.2 + (20\% - 20\%)^2 \times 0.6 + (0\% - 20\%)^2 \times 0.2$$

$$= 0.016$$

项目 A 的标准离差：$\sigma = \sqrt{0.016} = 0.12649$

项目 B 的方差：$\sigma^2 = (X_i - E)^2 \cdot P_i$

$$= (70\% - 20\%)^2 \times 0.25 + (20\% - 20\%)^2 \times 0.5 + (-30\% - 20\%)^2 \times 0.25 = 0.125$$

项目 B 的标准离差：$\sigma = \sqrt{0.125} = 0.35355$

在期望值相同的条件下，标准离差越大，风险越大。以上计算结果项目 B 的标准离差大于项目 A 的标准离差，表明项目 B 的风险要高于项目 A 的风险。

（3）标准离差率 是标准离差同期望值之比，通常用符号 V 表示。其计算公式为：

$$标准离差率 = 标准离差/期望值 \times 100\%$$

$$V = \sigma/E \times 100\%$$

标准离差率是衡量风险大小的另一个指标，它以相对数据反映决策方案的风险程度，适用于评价和比较期望值方案不同的各项投资的风险程度。在期望值不同的情况下，标准离差率越大，表明风险程度越大；反之，标准离差率越小，风险越小。

[例9-15] 假设A项目的期望值为8%，标准离差是10%；B项目的期望值为16%，标准离差是18%，试计算A、B两个项目的标准离差率，分析哪个项目的风险较小。

解：根据题意知，A、B两个项目期望值不同，因此不能以标准差的大小来衡量风险大小，需要分别计算两个项目的标准离差率。

$$项目A的标准离差率 V = \sigma/E \times 100\%$$
$$= 10\%/8\% \times 100\% = 1.25$$
$$项目B的标准离差率 V = \sigma/E \times 100\%$$
$$= 18\%/16\% \times 100\% = 1.125$$

A项目的标准离差率是其均值的1.25倍，B项目的标准离差率是其均值的1.125倍。在期望值不相同的条件下，标准离差率越小，风险越小。以上计算结果项目B的标准离差率小于项目A的标准离差率，表明项目B相对于项目A风险较小。

通过上述方法将决策方案的风险加以量化后，决策者便可据此做出决策。在对各种投资方案进行比较时，期望值相同或相近的情况下，选择风险较低的项目；风险程度相同或相近的情况下，则选择平均期望值较高的项目。

（4）风险报酬率　标准离差率虽然能正确评价投资风险程度的大小，但还是无法将风险与收益结合起来进行分析，所以为衡量风险与收益关系，需要用风险报酬率来进行评价。风险报酬率、标准离差率和风险报酬系数三者之间的关系可用公式表示为：

$$风险报酬率 = 标准离差率 \times 风险报酬系数$$
$$R_R = V \times b$$

式中 R_R 表示风险报酬率，V代表标准离差率，b代表风险报酬系数。

通过分析与计算，可将风险与投资报酬率的关系表示为：

$$期望投资报酬率 = 无风险报酬率 + 风险报酬率$$
$$K = R_F + R_R = R_F + V \times b$$

式中 K 表示期望投资报酬率或投资总报酬率，R_F 表示无风险报酬率。

无风险报酬率是最低社会平均报酬率，是加上了通货膨胀补偿后的货币时间价值。

[例9-16] 仍以 [例9-15] 为例，项目A的标准离差率为1.25，项目B的标准离差率为1.125，假设项目A的风险报酬系数 b_A 为5%，项目B的风险报酬系数 b_B 为8%，如果无风险报酬率为10%，试计算A、B两个项目的风险报酬率及投资报酬率。

解：根据题意可知，A、B两个项目风险报酬率分别为：

$R_{RA} = V_A \times b_A = 1.25 \times 5\% = 6.25\%$

$R_{RB} = V_B \times b_B = 1.125 \times 8\% = 9\%$

A、B两个项目的投资报酬率分别为：

$K_A = R_F + R_{RA} = 10\% + 6.25\% = 16.25\%$

$K_B = R_F + R_{RB} = 10\% + 9\% = 19\%$

从上式中可以看出，要计算投资报酬率K，关键要确定风险报酬率 R_R，而要确定 R_R，关键的是确定风险报酬系数b。不确定风险报酬系数，就无法将标准离差率转化为风险报酬率。

确定风险报酬系数的方法有以下几种：①根据以往同类投资项目的历史资料确定。②在缺乏历史资料的情况下，可以由企业领导或有关专家确定，此时的风险价值系数在很大程度上取决于领导或专家对风险的态度。敢于冒险的公司风险价值系数定得低些；反之，稳健的公司风险价值系数定得高些。③可以由国家有关部门组织专家确定。如财政部、国家银行等专家根据各行业的条件和其他因素确定各行业的风险价值系数，由国家定期公布，供投资者参考。

（四）风险控制对策

1. 规避风险 任何公司对待风险的策略首先是避免风险；当风险所造成的损失不能由该项目可能获得的收益抵消时，则放弃该项目以规避风险。例如，拒绝与不守信用的厂商业务往来，放弃可能明显导致亏损的投资项目。

2. 减少风险 不能避免或从事某项经济活动势必面临某些风险时，首先想到的是如何控制或减少风险，或如何减少风险发生后所造成的损失。减少风险的方法主要有两种：一是控制风险因素，减少风险的发生；二是控制风险发生的频率和降低风险损害程度。减少风险的常用方法有进行准确的预测，对决策进行多方案优选，及时与政府部门沟通获取政策信息，在发展新产品前充分进行市场调研，采用多领域、多地域、多项目、多品种的投资以分散风险，采取减少外汇头寸、期货套期保值等措施以中和风险等。

3. 接受风险 企业在既不能避免风险，又不能完全控制风险或分散、中和风险时，只能自己承担风险所造成的损失。接受风险包括风险自担和风险自保两种。风险自担是指风险损失发生时直接将损失摊入成本或费用，冲减利润。风险自保是指企业预留一笔风险金，或随着生产经营的进行有计划计提资产减值准备等。

4. 转移风险 为避免企业在承担风险后经济活动受到影响，可以对风险采取不同的转移方式，如向保险公司投保，采取合资、联营、联合开发等措施实现风险共担，通过技术转让、租赁经营和业务外包等实现风险转移。

企业进行生产经营的目的是得到收益。与此同时，又不可避免地面临着风险。收益以风险为代价，风险用收益作补偿，收益的不确定性表现为风险。收益的不确定性越大，风险越大。企业的一切经济活动都围绕着收益与风险而展开。

▶▶ 实例分析

实例 老张是位热心公益事业的人，打算每年都捐款 1 000 元支助失学儿童，希望帮助一位失学儿童完成九年义务教育。假设老张自 2020 年年底开始捐赠，每年银行定期存款利率为 3%。

问题 2029 年年初老张的捐款价值多少？

答案解析

目标检测

答案解析

一、单选题

1. 被公认为是西方财务管理学产生的标志性著作是（　　）。

    A. 托马斯·L·格林纳的《公司财务》　　　　B. 米德的《公司财务》

    C. 斯通的《公司财务策略》　　　　D. 法玛和米勒的《财务管理》

2. 以企业价值最大化作为财务管理目标存在的问题是（　　）。

    A. 企业价值过于理论化，不易操作　　　　B. 不能避免企业的短期行为

    C. 受外界市场因素干扰　　　　D. 没有考虑资金的时间价值

3. 已知（F/P，5%，3）＝1.1576；（P/F，5%，3）＝0.8638；（P/A，5%，3）＝2.7232；（F/A，5%，3）＝3.125。小王想要在3年后支取款项20 000元，假如银行存款年利率是5%，按复利计算，则现在需要存入银行（　　）元。

    A. 20 000　　　　B. 17 276　　　　C. 16 726　　　　D. 23 152

4. 已知（P/F，5%，3）＝0.8638；（P/A，5%，3）＝2.7232；（P/A，5%，4）＝3.5460；（P/A，5%，5）＝4.3295。4年期折现率为5%的普通年金现值系数是（　　）。

    A. 0.8638　　　　B. 2.7232　　　　C. 3.5460　　　　D. 4.3295

5. 已知（P/F，5%，3）＝0.8638；（P/A，5%，3）＝2.7232；（P/A，5%，4）＝3.5460；（P/A，5%，5）＝4.3295。4年期折现率为5%的预付年金现值系数是（　　）。

    A. 0.8638　　　　B. 3.7232　　　　C. 3.5460　　　　D. 3.3295

6. 预付年金又称为（　　）。

    A. 普通年金　　　　B. 后付年金　　　　C. 即付年金　　　　D. 期末年金

7. 普通年金是指（　　）。

    A. 每期期初等额收款付款的年金。

    B. 每期期末等额收款付款的年金。

    C. 无限期连续等额收款付款的年金

    D. 距现在若干期以后发生的每期期末等额收款付款的年金。

8. 以下不能协调所有者与债权人之间矛盾的方式是（　　）。

    A. 债权人通过合同实施限制性借款　　　　B. 市场对公司强行接收或吞并

    C. 债权人停止借款　　　　D. 债权人收回借款

9. 企业与债权人之间的财务关系反映的是（　　）。

    A. 经营权与所有权关系　　　　B. 投资与受资关系

    C. 利润分配关系　　　　D. 债权债务关系

10. 投资者冒着风险进行投资是因为可以获得（　　）。

    A. 风险中和　　　　B. 风险报酬　　　　C. 风险转移　　　　D. 风险分散

二、多选题

1. 下列措施中，可以协调所有者和经营者利益冲突的有（　　）。

    A. 股票期权　　　　B. 绩效股　　　　C. 限制性借款　　　　D. 接收

2. 以利润最大化作为财务管理目标，其不足在于（　　）。

    A. 未考虑资金时间价值　　　　B. 未考虑投资风险

    C. 有利于规避企业短期行为　　　　D. 可持续提高企业获利能力

3. 从风险能否分散角度看，风险可以分为（　　）。

    A. 市场风险　　　　B. 经营风险　　　　C. 公司特有风险　　　　D. 财务风险

4. 能够衡量风险的指标是（　　）。

    A. 方差　　　　B. 标准差　　　　C. 期望值　　　　D. 标准离差率

5. 下列属于财务管理风险对策的是（　　　）。

A. 规避风险　　　　　B. 减少风险　　　　　C. 接受风险　　　　　D. 转移风险

书网融合……

知识回顾　　　　微课　　　　习题

（胡良惠）

附表一　复利终值系数表

期数	1%	2%	3%	4%	5%	6%	7%	8%	9%	10%	11%	12%	13%	14%	15%	16%	17%	18%	19%	20%	21%	22%	23%	24%	25%	26%	27%	28%	29%	30%
1	1.0100	1.0200	1.0300	1.0400	1.0500	1.0600	1.0700	1.0800	1.0900	1.1000	1.1100	1.1200	1.1300	1.1400	1.1500	1.1600	1.1700	1.1800	1.1900	1.2000	1.2100	1.2200	1.2300	1.2400	1.2500	1.2600	1.2700	1.2800	1.2900	1.3000
2	1.0201	1.0404	1.0609	1.0816	1.1025	1.1236	1.1449	1.1664	1.1881	1.2100	1.2321	1.2544	1.2769	1.2996	1.3225	1.3456	1.3689	1.3924	1.4161	1.4400	1.4641	1.4884	1.5129	1.5376	1.5625	1.5876	1.6129	1.6384	1.6641	1.6900
3	1.0303	1.0612	1.0927	1.1249	1.1576	1.1910	1.2250	1.2597	1.2950	1.3310	1.3676	1.4049	1.4429	1.4815	1.5209	1.5609	1.6016	1.6430	1.6852	1.7280	1.7716	1.8158	1.8609	1.9066	1.9531	2.0004	2.0484	2.0972	2.1467	2.1970
4	1.0406	1.0824	1.1255	1.1699	1.2155	1.2625	1.3108	1.3605	1.4116	1.4641	1.5181	1.5735	1.6305	1.6890	1.7490	1.8106	1.8739	1.9388	2.0053	2.0736	2.1436	2.2153	2.2889	2.3642	2.4414	2.5205	2.6014	2.6844	2.7692	2.8561
5	1.0510	1.1041	1.1593	1.2167	1.2763	1.3382	1.4026	1.4693	1.5386	1.6105	1.6851	1.7623	1.8424	1.9254	2.0114	2.1003	2.1924	2.2878	2.3864	2.4883	2.5937	2.7027	2.8153	2.9316	3.0518	3.1758	3.3038	3.4360	3.5723	3.7129
6	1.0615	1.1262	1.1941	1.2653	1.3401	1.4185	1.5007	1.5869	1.6771	1.7716	1.8704	1.9738	2.0820	2.1950	2.3131	2.4364	2.5652	2.6996	2.8398	2.9860	3.1384	3.2973	3.4628	3.6352	3.8147	4.0015	4.1959	4.3980	4.6083	4.8268
7	1.0721	1.1487	1.2299	1.3159	1.4071	1.5036	1.6058	1.7138	1.8280	1.9487	2.0762	2.2107	2.3526	2.5023	2.6600	2.8262	3.0012	3.1855	3.3793	3.5832	3.7975	4.0227	4.2593	4.5077	4.7684	5.0419	5.3288	5.6295	5.9447	6.2749
8	1.0829	1.1717	1.2668	1.3686	1.4775	1.5938	1.7182	1.8509	1.9926	2.1436	2.3045	2.4760	2.6584	2.8526	3.0590	3.2784	3.5115	3.7589	4.0214	4.2998	4.5950	4.9077	5.2389	5.5895	5.9605	6.3528	6.7675	7.2058	7.6686	8.1573
9	1.0937	1.1951	1.3048	1.4233	1.5513	1.6895	1.8385	1.9990	2.1719	2.3579	2.5580	2.7731	3.0040	3.2519	3.5179	3.8030	4.1084	4.4355	4.7854	5.1598	5.5599	5.9874	6.4439	6.9310	7.4506	8.0045	8.5948	9.2234	9.8925	10.6045
10	1.1046	1.2190	1.3439	1.4802	1.6289	1.7908	1.9672	2.1589	2.3674	2.5937	2.8394	3.1058	3.3946	3.7072	4.0456	4.4114	4.8068	5.2338	5.6947	6.1917	6.7275	7.3046	7.9259	8.5944	9.3132	10.0857	10.9153	11.8059	12.7614	13.7858
11	1.1157	1.2434	1.3842	1.5395	1.7103	1.8983	2.1049	2.3316	2.5804	2.8531	3.1518	3.4786	3.8359	4.2262	4.6524	5.1173	5.6240	6.1759	6.7767	7.4301	8.1403	8.9117	9.7489	10.6571	11.6415	12.7080	13.8625	15.1116	16.4622	17.9216
12	1.1268	1.2682	1.4258	1.6010	1.7959	2.0122	2.2522	2.5182	2.8127	3.1384	3.4985	3.8960	4.3345	4.8179	5.3503	5.9360	6.5801	7.2876	8.0642	8.9161	9.8497	10.8722	11.9912	13.2148	14.5519	16.0120	17.6053	19.3428	21.2362	23.2981
13	1.1381	1.2936	1.4685	1.6651	1.8856	2.1329	2.4098	2.7196	3.0658	3.4523	3.8833	4.3635	4.8980	5.4924	6.1528	6.8858	7.6987	8.5994	9.5964	10.6993	11.9182	13.2641	14.7491	16.3863	18.1899	20.1752	22.3588	24.7588	27.3947	30.2875
14	1.1495	1.3195	1.5126	1.7317	1.9799	2.2609	2.5785	2.9372	3.3417	3.7975	4.3104	4.8871	5.5348	6.2613	7.0757	7.9875	9.0075	10.1472	11.4198	12.8392	14.4210	16.1822	18.1414	20.3191	22.7374	25.4207	28.3957	31.6913	35.3391	39.3738
15	1.1610	1.3459	1.5580	1.8009	2.0789	2.3966	2.7590	3.1722	3.6425	4.1772	4.7846	5.4736	6.2543	7.1379	8.1371	9.2655	10.5387	11.9737	13.5895	15.4070	17.4494	19.7423	22.3140	25.1956	28.4217	32.0301	36.0625	40.5648	45.5875	51.1859
16	1.1726	1.3728	1.6047	1.8730	2.1829	2.5404	2.9522	3.4259	3.9703	4.5950	5.3109	6.1304	7.0673	8.1372	9.3576	10.7480	12.3303	14.1290	16.1715	18.4884	21.1138	24.0856	27.4462	31.2426	35.5271	40.3579	45.7994	51.9230	58.8079	66.5417
17	1.1843	1.4002	1.6528	1.9479	2.2920	2.6928	3.1588	3.7000	4.3276	5.0545	5.8951	6.8660	7.9861	9.2765	10.7613	12.4677	14.4265	16.6722	19.2441	22.1861	25.5477	29.3844	33.7588	38.7408	44.4089	50.8510	58.1652	66.4614	75.8621	86.5042
18	1.1961	1.4282	1.7024	2.0258	2.4066	2.8543	3.3799	3.9960	4.7171	5.5599	6.5436	7.6900	9.0243	10.5752	12.3755	14.4625	16.8790	19.6733	22.9005	26.6233	30.9127	35.8490	41.5233	48.0386	55.5112	64.0722	73.8698	85.0706	97.8622	112.4554
19	1.2081	1.4568	1.7535	2.1068	2.5270	3.0256	3.6165	4.3157	5.1417	6.1159	7.2633	8.6128	10.1974	12.0557	14.2318	16.7765	19.7484	23.2144	27.2516	31.9480	37.4043	43.7358	51.0737	59.5679	69.3889	80.7310	93.8147	108.8904	126.2422	146.1920
20	1.2202	1.4859	1.8061	2.1911	2.6533	3.2071	3.8697	4.6610	5.6044	6.7275	8.0623	9.6463	11.5231	13.7435	16.3665	19.4608	23.1056	27.3930	32.4294	38.3376	45.2593	53.3576	62.8206	73.8641	86.7362	101.7211	119.1446	139.3797	162.8524	190.0496
21	1.2324	1.5157	1.8603	2.2788	2.7860	3.3996	4.1406	5.0338	6.1088	7.4002	8.9492	10.8038	13.0211	15.6676	18.8215	22.5745	27.0336	32.3238	38.5910	46.0051	54.7637	65.0963	77.2694	91.5915	108.4202	128.1685	151.3137	178.4060	210.0796	247.0645
22	1.2447	1.5460	1.9161	2.3699	2.9253	3.6035	4.4304	5.4365	6.6586	8.1403	9.9336	12.1003	14.7138	17.8610	21.6447	26.1864	31.6293	38.1421	45.9233	55.2061	66.2641	79.4175	95.0413	113.5735	135.5253	161.4924	192.1683	228.3596	271.0027	321.1839
23	1.2572	1.5769	1.9736	2.4647	3.0715	3.8197	4.7405	5.8715	7.2579	8.9543	11.0263	13.5523	16.6266	20.3616	24.8915	30.3762	37.0062	45.0076	54.6487	66.2474	80.1795	96.8894	116.9008	140.8312	169.4066	203.4804	244.0538	292.3003	349.5935	417.5391
24	1.2697	1.6084	2.0328	2.5633	3.2251	4.0489	5.0724	6.3412	7.9111	9.8497	12.2392	15.1786	18.7881	23.2122	28.6252	35.2364	43.2973	53.1090	65.0320	79.4968	97.0172	118.2050	143.7880	174.6306	211.7582	256.3853	309.9483	374.1444	450.9756	542.8008
25	1.2824	1.6406	2.0938	2.6658	3.3864	4.2919	5.4274	6.8485	8.6231	10.8347	13.5855	17.0001	21.2305	26.4619	32.9190	40.8742	50.6578	62.6686	77.3881	95.3962	117.3909	144.2101	176.8593	216.5420	264.6978	323.0454	393.6344	478.9049	581.7585	705.6410
26	1.2953	1.6734	2.1566	2.7725	3.5557	4.5494	5.8074	7.3964	9.3992	11.9182	15.0799	19.0401	23.9905	30.1666	37.8568	47.4141	59.2697	73.9490	92.0918	114.4755	142.0429	175.9364	217.5369	268.5121	330.8722	407.0373	499.9157	612.9982	750.4685	917.3333
27	1.3082	1.7069	2.2213	2.8834	3.7335	4.8223	6.2139	7.9881	10.2451	13.1100	16.7387	21.3249	27.1093	34.3899	43.5353	55.0004	69.3455	87.2598	109.5893	137.3706	171.8719	214.6424	267.5704	332.9550	413.5903	512.8670	634.8929	784.6377	968.1044	1 192.5333
28	1.3213	1.7410	2.2879	2.9987	3.9201	5.1117	6.6488	8.6271	11.1671	14.4210	18.5799	23.8839	30.6335	39.2045	50.0656	63.8004	81.1342	102.9666	130.4112	164.8447	207.9651	261.8637	329.1115	412.8642	516.9879	646.2124	806.3140	1 004.3363	1 248.8546	1 550.2933
29	1.3345	1.7758	2.3566	3.1187	4.1161	5.4184	7.1143	9.3173	12.1722	15.8631	20.6237	26.7499	34.6158	44.6931	57.5755	74.0085	94.9271	121.5005	155.1893	197.8136	251.6377	319.4737	404.8072	511.9516	646.2349	814.2276	1 024.0187	1 285.5504	1 611.0225	2 015.3813
30	1.3478	1.8114	2.4273	3.2434	4.3219	5.7435	7.6123	10.0627	13.2677	17.4494	22.8923	29.9599	39.1159	50.9502	66.2118	85.8499	111.0647	143.3706	184.6753	237.3763	304.4816	389.7579	497.9129	634.8199	807.7936	1 025.9267	1 300.5038	1 645.5046	2 078.2190	2 619.9956

附表二　复利现值系数表

数	1%	2%	3%	4%	5%	6%	7%	8%	9%	10%	11%	12%	13%	14%	15%	16%	17%	18%	19%	20%	21%	22%	23%	24%	25%	26%	27%	28%	29%	30%
1	0.9901	0.9804	0.9709	0.9615	0.9524	0.9434	0.9346	0.9259	0.9174	0.9091	0.9009	0.8929	0.885	0.8772	0.8696	0.8621	0.8547	0.8475	0.8403	0.8333	0.8264	0.8197	0.813	0.8065	0.8	0.7937	0.7874	0.7813	0.7752	0.7692
2	0.9803	0.9612	0.9426	0.9246	0.907	0.89	0.8734	0.8573	0.8417	0.8264	0.8116	0.7972	0.7831	0.7695	0.7561	0.7432	0.7305	0.7182	0.7062	0.6944	0.683	0.6719	0.661	0.6504	0.64	0.6299	0.62	0.6104	0.6009	0.5917
3	0.9706	0.9423	0.9151	0.889	0.8638	0.8396	0.8163	0.7938	0.7722	0.7513	0.7312	0.7118	0.6931	0.675	0.6575	0.6407	0.6244	0.6086	0.5934	0.5787	0.5645	0.5507	0.5374	0.5245	0.512	0.4999	0.4882	0.4768	0.4658	0.4552
4	0.961	0.9238	0.8885	0.8548	0.8227	0.7921	0.7629	0.735	0.7084	0.683	0.6587	0.6355	0.6133	0.5921	0.5718	0.5523	0.5337	0.5158	0.4987	0.4823	0.4665	0.4514	0.4369	0.423	0.4096	0.3968	0.3844	0.3725	0.3611	0.3501
5	0.9515	0.9057	0.8626	0.8219	0.7835	0.7473	0.713	0.6806	0.6499	0.6209	0.5935	0.5674	0.5428	0.5194	0.4972	0.4761	0.4561	0.4371	0.419	0.4019	0.3855	0.37	0.3552	0.3411	0.3277	0.3149	0.3027	0.291	0.2799	0.2693
6	0.942	0.888	0.8375	0.7903	0.7462	0.705	0.6663	0.6302	0.5963	0.5645	0.5346	0.5066	0.4803	0.4556	0.4323	0.4104	0.3898	0.3704	0.3521	0.3349	0.3186	0.3033	0.2888	0.2751	0.2621	0.2499	0.2383	0.2274	0.217	0.2072
7	0.9327	0.8706	0.8131	0.7599	0.7107	0.6651	0.6227	0.5835	0.547	0.5132	0.4817	0.4523	0.4251	0.3996	0.3759	0.3538	0.3332	0.3139	0.2959	0.2791	0.2633	0.2486	0.2348	0.2218	0.2097	0.1983	0.1877	0.1776	0.1682	0.1594
8	0.9235	0.8535	0.7894	0.7307	0.6768	0.6274	0.582	0.5403	0.5019	0.4665	0.4339	0.4039	0.3762	0.3506	0.3269	0.305	0.2848	0.266	0.2487	0.2326	0.2176	0.2038	0.1909	0.1789	0.1678	0.1574	0.1478	0.1388	0.1304	0.1226
9	0.9143	0.8368	0.7664	0.7026	0.6446	0.5919	0.5439	0.5002	0.4604	0.4241	0.3909	0.3606	0.3329	0.3075	0.2843	0.263	0.2434	0.2255	0.209	0.1938	0.1799	0.167	0.1552	0.1443	0.1342	0.1249	0.1164	0.1084	0.1011	0.0943
10	0.9053	0.8203	0.7441	0.6756	0.6139	0.5584	0.5083	0.4632	0.4224	0.3855	0.3522	0.322	0.2946	0.2697	0.2472	0.2267	0.208	0.1911	0.1756	0.1615	0.1486	0.1369	0.1262	0.1164	0.1074	0.0992	0.0916	0.0847	0.0784	0.0725
11	0.8963	0.8043	0.7224	0.6496	0.5847	0.5268	0.4751	0.4289	0.3875	0.3505	0.3173	0.2875	0.2607	0.2366	0.2149	0.1954	0.1778	0.1619	0.1476	0.1346	0.1228	0.1122	0.1026	0.0938	0.0859	0.0787	0.0721	0.0662	0.0607	0.0558
12	0.8874	0.7885	0.7014	0.6246	0.5568	0.497	0.444	0.3971	0.3555	0.3186	0.2858	0.2567	0.2307	0.2076	0.1869	0.1685	0.152	0.1372	0.124	0.1122	0.1015	0.092	0.0834	0.0757	0.0687	0.0625	0.0568	0.0517	0.0471	0.0429
13	0.8787	0.773	0.681	0.6006	0.5303	0.4688	0.415	0.3677	0.3262	0.2897	0.2575	0.2292	0.2042	0.1821	0.1625	0.1452	0.1299	0.1163	0.1042	0.0935	0.0839	0.0754	0.0678	0.061	0.055	0.0496	0.0447	0.0404	0.0365	0.033
14	0.87	0.7579	0.6611	0.5775	0.5051	0.4423	0.3878	0.3405	0.2992	0.2633	0.232	0.2046	0.1807	0.1597	0.1413	0.1252	0.111	0.0985	0.0876	0.0779	0.0693	0.0618	0.0551	0.0492	0.044	0.0393	0.0352	0.0316	0.0283	0.0254
15	0.8613	0.743	0.6419	0.5553	0.481	0.4173	0.3624	0.3152	0.2745	0.2394	0.209	0.1827	0.1599	0.1401	0.1229	0.1079	0.0949	0.0835	0.0736	0.0649	0.0573	0.0507	0.0448	0.0397	0.0352	0.0312	0.0277	0.0247	0.0219	0.0195
16	0.8528	0.7284	0.6232	0.5339	0.4581	0.3936	0.3387	0.2919	0.2519	0.2176	0.1883	0.1631	0.1415	0.1229	0.1069	0.093	0.0811	0.0708	0.0618	0.0541	0.0474	0.0415	0.0364	0.032	0.0281	0.0248	0.0218	0.0193	0.017	0.015
17	0.8444	0.7142	0.605	0.5134	0.4363	0.3714	0.3166	0.2703	0.2311	0.1978	0.1696	0.1456	0.1252	0.1078	0.0929	0.0802	0.0693	0.06	0.052	0.0451	0.0391	0.034	0.0296	0.0258	0.0225	0.0197	0.0172	0.015	0.0132	0.0116
18	0.836	0.7002	0.5874	0.4936	0.4155	0.3503	0.2959	0.2502	0.212	0.1799	0.1528	0.13	0.1108	0.0946	0.0808	0.0691	0.0592	0.0508	0.0437	0.0376	0.0323	0.0279	0.0241	0.0208	0.018	0.0156	0.0135	0.0118	0.0102	0.0089
19	0.8277	0.6864	0.5703	0.4746	0.3957	0.3305	0.2765	0.2317	0.1945	0.1635	0.1377	0.1161	0.0981	0.0829	0.0703	0.0596	0.0506	0.0431	0.0367	0.0313	0.0267	0.0229	0.0196	0.0168	0.0144	0.0124	0.0107	0.0092	0.0079	0.0068
20	0.8195	0.673	0.5537	0.4564	0.3769	0.3118	0.2584	0.2145	0.1784	0.1486	0.124	0.1037	0.0868	0.0728	0.0611	0.0514	0.0433	0.0365	0.0308	0.0261	0.0221	0.0187	0.0159	0.0135	0.0115	0.0098	0.0084	0.0072	0.0061	0.0053
21	0.8114	0.6598	0.5375	0.4388	0.3589	0.2942	0.2415	0.1987	0.1637	0.1351	0.1117	0.0926	0.0768	0.0638	0.0531	0.0443	0.037	0.0309	0.0259	0.0217	0.0183	0.0154	0.0129	0.0109	0.0092	0.0078	0.0066	0.0056	0.0048	0.004
22	0.8034	0.6468	0.5219	0.422	0.3418	0.2775	0.2257	0.1839	0.1502	0.1228	0.1007	0.0826	0.068	0.056	0.0462	0.0382	0.0316	0.0262	0.0218	0.0181	0.0151	0.0126	0.0105	0.0088	0.0074	0.0062	0.0052	0.0044	0.0037	0.0031
23	0.7954	0.6342	0.5067	0.4057	0.3256	0.2618	0.2109	0.1703	0.1378	0.1117	0.0907	0.0738	0.0601	0.0491	0.0402	0.0329	0.027	0.0222	0.0183	0.0151	0.0125	0.0103	0.0086	0.0071	0.0059	0.0049	0.0041	0.0034	0.0029	0.0024
24	0.7876	0.6217	0.4919	0.3901	0.3101	0.247	0.1971	0.1577	0.1264	0.1015	0.0817	0.0659	0.0532	0.0431	0.0349	0.0284	0.0231	0.0188	0.0154	0.0126	0.0103	0.0085	0.007	0.0057	0.0047	0.0039	0.0032	0.0027	0.0022	0.0018
25	0.7798	0.6095	0.4776	0.3751	0.2953	0.233	0.1842	0.146	0.116	0.0923	0.0736	0.0588	0.0471	0.0378	0.0304	0.0245	0.0197	0.016	0.0129	0.0105	0.0085	0.0069	0.0057	0.0046	0.0038	0.0031	0.0025	0.0021	0.0017	0.0014
26	0.772	0.5976	0.4637	0.3607	0.2812	0.2198	0.1722	0.1352	0.1064	0.0839	0.0663	0.0525	0.0417	0.0331	0.0264	0.0211	0.0169	0.0135	0.0109	0.0087	0.007	0.0057	0.0046	0.0037	0.003	0.0025	0.002	0.0016	0.0013	0.0011
27	0.7644	0.5859	0.4502	0.3468	0.2678	0.2074	0.1609	0.1252	0.0976	0.0763	0.0597	0.0469	0.0369	0.0291	0.023	0.0182	0.0144	0.0115	0.0091	0.0073	0.0058	0.0047	0.0037	0.003	0.0024	0.0019	0.0016	0.0013	0.001	0.0008
28	0.7568	0.5744	0.4371	0.3335	0.2551	0.1956	0.1504	0.1159	0.0895	0.0693	0.0538	0.0419	0.0326	0.0255	0.02	0.0157	0.0123	0.0097	0.0077	0.0061	0.0048	0.0038	0.003	0.0024	0.0019	0.0015	0.0012	0.001	0.0008	0.0006
29	0.7493	0.5631	0.4243	0.3207	0.2429	0.1846	0.1406	0.1073	0.0822	0.063	0.0485	0.0374	0.0289	0.0224	0.0174	0.0135	0.0105	0.0082	0.0064	0.0051	0.004	0.0031	0.0025	0.002	0.0015	0.0012	0.001	0.0008	0.0006	0.0005
30	0.7419	0.5521	0.412	0.3083	0.2314	0.1741	0.1314	0.0994	0.0754	0.0573	0.0437	0.0334	0.0256	0.0196	0.0151	0.0116	0.009	0.007	0.0054	0.0042	0.0033	0.0026	0.002	0.0016	0.0012	0.001	0.0008	0.0006	0.0005	0.0004

附表三　年金终值系数表

期数	1%	2%	3%	4%	5%	6%	7%	8%	9%	10%	11%	12%	13%	14%	15%	16%	17%	18%	19%	20%	21%	22%	23%	24%	25%	26%	27%	28%	29%	30%
1	1.0000	1.0000	1.0000	1.0000	1.0000	1.0000	1.0000	1.0000	1.0000	1.0000	1.0000	1.0000	1.0000	1.0000	1.0000	1.0000	1.0000	1.0000	1.0000	1.0000	1.0000	1.0000	1.0000	1.0000	1.0000	1.0000	1.0000	1.0000	1.0000	1.0000
2	2.0100	2.0200	2.0300	2.0400	2.0500	2.0600	2.0700	2.0800	2.0900	2.1000	2.1100	2.1200	2.1300	2.1400	2.1500	2.1600	2.1700	2.1800	2.1900	2.2000	2.2100	2.2200	2.2300	2.2400	2.2500	2.2600	2.2700	2.2800	2.2900	2.3000
3	3.0301	3.0604	3.0909	3.1216	3.1525	3.1836	3.2149	3.2464	3.2781	3.31	3.3421	3.3744	3.4069	3.4396	3.4725	3.5056	3.5389	3.5724	3.6061	3.64	3.6741	3.7084	3.7429	3.7776	3.8125	3.8476	3.8829	3.9184	3.9541	3.99
4	4.0604	4.1216	4.1836	4.2465	4.3101	4.3746	4.4399	4.5061	4.5731	4.641	4.7097	4.7793	4.8498	4.9211	4.9934	5.0665	5.1405	5.2154	5.2913	5.368	5.4457	5.5242	5.6038	5.6842	5.7656	5.848	5.9313	6.0156	6.1008	6.187
5	5.101	5.204	5.3091	5.4163	5.5256	5.6371	5.7507	5.8666	5.9847	6.1051	6.2278	6.3528	6.4803	6.6101	6.7424	6.8771	7.0144	7.1542	7.2966	7.4416	7.5892	7.7396	7.8926	8.0484	8.207	8.3684	8.5327	8.6999	8.87	9.0431
6	6.152	6.3081	6.4684	6.633	6.8019	6.9753	7.1533	7.3359	7.5233	7.7156	7.9129	8.1152	8.3227	8.5355	8.7537	8.9775	9.2068	9.442	9.683	9.9299	10.183	10.4423	10.7079	10.9801	11.2588	11.5442	11.8366	12.1359	12.4423	12.756
7	7.2135	7.4343	7.6625	7.8983	8.142	8.3938	8.654	8.9228	9.2004	9.4872	9.7833	10.089	10.4047	10.7305	11.0668	11.4139	11.772	12.1415	12.5227	12.9159	13.3214	13.7396	14.1708	14.6153	15.0735	15.5458	16.0324	16.5339	17.0506	17.5828
8	8.2857	8.583	8.8923	9.2142	9.5491	9.8975	10.2598	10.6366	11.0285	11.4359	11.8594	12.2997	12.7573	13.2328	13.7268	14.2401	14.7733	15.327	15.902	16.4991	17.1189	17.7623	18.43	19.1229	19.8419	20.5876	21.3612	22.1634	22.9953	23.8577
9	9.3685	9.7546	10.1591	10.5828	11.0266	11.4913	11.978	12.4876	13.021	13.5795	14.164	14.7757	15.4157	16.0853	16.7858	17.5185	18.2847	19.0859	19.9234	20.7989	21.7139	22.67	23.669	24.7125	25.8023	26.9404	28.1287	29.3692	30.6639	32.015
10	10.4622	10.9497	11.4639	12.0061	12.5779	13.1808	13.8164	14.4866	15.1929	15.9374	16.722	17.5487	18.4197	19.3373	20.3037	21.3215	22.3931	23.5213	24.7089	25.9587	27.2738	28.6574	30.1128	31.6434	33.2529	34.9449	36.7235	38.5926	40.5564	42.6195
11	11.5668	12.1687	12.8078	13.4864	14.2068	14.9716	15.7836	16.6455	17.5603	18.5312	19.5614	20.6546	21.8143	23.0445	24.3493	25.7329	27.1999	28.7551	30.4035	32.1504	34.0013	35.962	38.0388	40.2379	42.5661	45.0306	47.6388	50.3985	53.3178	56.4053
12	12.6825	13.4121	14.192	15.0258	15.9171	16.8699	17.8885	18.9771	20.1407	21.3843	22.7132	24.1331	25.6502	27.2707	29.0017	30.8502	32.8239	34.9311	37.1802	39.5805	42.1416	44.8737	47.7877	50.895	54.2077	57.7386	61.5013	65.51	69.78	74.327
13	13.8093	14.6803	15.6178	16.6268	17.713	18.8821	20.1406	21.4953	22.9534	24.5227	26.2116	28.0291	29.9847	32.0887	34.3519	36.7862	39.404	42.2187	45.2445	48.4966	51.9913	55.7459	59.7788	64.1097	68.7596	73.7506	79.1066	84.8529	91.0161	97.625
14	14.9474	15.9739	17.0863	18.2919	19.5986	21.0151	22.5505	24.2149	26.0192	27.975	30.0949	32.3926	34.8827	37.5811	40.5047	43.672	47.1027	50.818	54.8409	59.1959	63.9095	69.01	74.528	80.4961	86.9495	93.9258	101.4654	109.6117	118.4108	127.9125
15	16.0969	17.2934	18.5989	20.0236	21.5786	23.276	25.129	27.1521	29.3609	31.7725	34.4054	37.2797	40.4175	43.8424	47.5804	51.6595	56.1101	60.9653	66.2607	72.0351	78.3305	85.1922	92.6694	100.8151	109.6868	119.3465	129.9611	141.3029	153.75	167.2863
16	17.2579	18.6393	20.1569	21.8245	23.6575	25.6725	27.8881	30.3243	33.0034	35.9497	39.1899	42.7533	46.6717	50.9804	55.7175	60.925	66.6488	72.939	79.8502	87.4421	95.7799	104.9345	114.9834	126.0108	138.1085	151.3766	165.9236	181.8677	199.3374	218.4722
17	18.4304	20.0121	21.7616	23.6975	25.8404	28.2129	30.8402	33.7502	36.9737	40.5447	44.5008	48.8837	53.7391	59.1176	65.0751	71.673	78.9792	87.068	96.0218	105.9306	116.8937	129.0201	142.4295	157.2534	173.6357	191.7345	211.723	233.7907	258.1453	285.0139
18	19.6147	21.4123	23.4144	25.6454	28.1324	30.9057	33.999	37.4502	41.3013	45.5992	50.3959	55.7497	61.7251	68.3941	75.8364	84.1407	93.4056	103.7403	115.2659	128.1167	142.4413	158.4045	176.1883	195.9942	218.0446	242.5855	269.8882	300.2521	334.0074	371.518
19	20.8109	22.8406	25.1169	27.6712	30.539	33.76	37.379	41.4463	46.0185	51.1591	56.9395	63.4397	70.7494	78.9692	88.2118	98.6032	110.2846	123.4135	138.1664	154.74	173.354	194.2535	217.7116	244.0328	273.5558	306.6577	343.758	385.3227	431.8696	483.9734
20	22.019	24.2974	26.8704	29.7781	33.066	36.7856	40.9955	45.762	51.1601	57.275	64.2028	72.0524	80.9468	91.0249	102.4436	115.3797	130.0329	146.628	165.418	186.688	210.7584	237.9893	268.7853	303.6006	342.9447	387.3887	437.5726	494.2131	558.1118	630.1655
21	23.2392	25.7833	28.6765	31.9692	35.7193	39.9927	44.8652	50.4229	56.7645	64.0025	72.2651	81.6987	92.4699	104.7684	118.8101	134.8405	153.1385	174.021	197.8474	225.0256	256.0176	291.3469	331.6059	377.4648	429.6809	489.1098	556.7173	633.5927	720.9642	820.2151
22	24.4716	27.299	30.5368	34.248	38.5052	43.3923	49.0057	55.4568	62.8733	71.4027	81.2143	92.5026	105.491	120.436	137.6316	157.415	180.1721	206.3448	236.4385	271.0307	310.7813	356.4432	408.8753	469.0563	538.1011	617.2783	708.0309	811.9987	931.1987	1,067.2796
23	25.7163	28.845	32.4529	36.6179	41.4305	46.9958	53.4361	60.8933	69.5319	79.543	91.1479	104.6029	120.2048	138.297	159.2764	183.6014	211.8013	244.4868	282.3618	326.2369	377.0454	435.8607	503.9166	582.6298	673.6264	778.7707	900.1993	1,040.3583	1,202.5583	1,388.4635
24	26.9735	30.4219	34.4265	39.0826	44.502	50.8156	58.1767	66.7648	76.7898	88.4973	102.1742	118.1552	136.8315	158.6586	184.1678	213.9776	248.8076	289.4945	337.0105	392.4842	457.2249	532.7501	620.8174	723.461	843.0329	982.2511	1,144.2531	1,332.6586	1,551.64	1,806.0026
25	28.2432	32.0303	36.4593	41.6459	47.7271	54.8645	63.249	73.1059	84.7009	98.3471	114.4133	133.3339	155.6196	181.8708	212.793	249.214	292.1049	342.6035	402.0425	471.9811	554.2422	650.9551	764.6054	898.0916	1,054.7912	1,238.6363	1,454.2014	1,706.8031	2,002.6156	2,348.8033
26	29.5256	33.6709	38.553	44.3117	51.1135	59.1564	68.6765	79.9544	93.324	109.1818	127.9988	150.3339	176.8501	208.3327	245.712	290.0883	342.7627	405.2721	479.4306	567.3773	671.633	795.1653	941.4647	1,114.6336	1,319.489	1,561.6818	1,847.8358	2,185.7079	2,584.3741	3,054.4443
27	30.8209	35.3443	40.7096	47.0842	54.6691	63.7058	74.4838	87.3508	102.7231	121.0999	143.0786	169.374	200.8406	238.4993	283.5688	337.5024	402.0323	479.2211	571.5224	681.8528	813.6759	971.1016	1,159.0016	1,383.1457	1,650.3612	1,968.7191	2,347.7515	2,798.7061	3,334.8426	3,971.7776
28	32.1291	37.0512	42.9309	49.9676	58.4026	68.5281	80.6977	95.3388	112.9682	134.2099	159.8173	190.6989	227.9499	272.8892	327.1041	392.5028	471.3778	566.4809	681.1116	819.2233	985.5479	1,185.744	1,426.5719	1,716.1007	2,063.9515	2,481.586	2,982.6444	3,583.3438	4,302.947	5,164.3109
29	33.4504	38.7922	45.2189	52.9663	62.3227	73.6398	87.3465	103.9659	124.1354	148.6309	178.3972	214.5828	258.5834	312.0937	377.1697	456.3032	552.5121	669.4475	811.5228	984.068	1,193.5129	1,447.6077	1,755.6835	2,128.9648	2,580.9394	3,127.7984	3,788.9583	4,587.6801	5,551.8016	6,714.6042
30	34.7849	40.5681	47.5754	56.0849	66.4388	79.0582	94.4608	113.2832	136.3075	164.494	199.0209	241.3327	293.1992	356.7868	434.7451	530.3117	647.4391	790.948	966.7122	1,181.8816	1,445.1507	1,767.0813	2,160.4907	2,640.9164	3,227.1743	3,942.026	4,812.9771	5,873.2306	7,162.8241	8,729.9855

附表四 年金现值系数表

期数	1%	2%	3%	4%	5%	6%	7%	8%	9%	10%	11%	12%	13%	14%	15%	16%	17%	18%	19%	20%	21%	22%	23%	24%	25%	26%	27%	28%	29%	30%
1	0.9901	0.9804	0.9709	0.9615	0.9524	0.9434	0.9346	0.9259	0.9174	0.9091	0.9009	0.8929	0.885	0.8772	0.8696	0.8621	0.8547	0.8475	0.8403	0.8333	0.8264	0.8197	0.813	0.8065	0.8	0.7937	0.7874	0.7813	0.7752	0.7692
2	1.9704	1.9416	1.9135	1.8861	1.8594	1.8334	1.808	1.7833	1.7591	1.7355	1.7125	1.6901	1.6681	1.6467	1.6257	1.6052	1.5852	1.5656	1.5465	1.5278	1.5095	1.4915	1.474	1.4568	1.44	1.4235	1.4074	1.3916	1.3761	1.3609
3	2.941	2.8839	2.8286	2.7751	2.7232	2.673	2.6243	2.5771	2.5313	2.4869	2.4437	2.4018	2.3612	2.3216	2.2832	2.2459	2.2096	2.1743	2.1399	2.1065	2.0739	2.0422	2.0114	1.9813	1.952	1.9234	1.8956	1.8684	1.842	1.8161
4	3.902	3.8077	3.7171	3.6299	3.546	3.4651	3.3872	3.3121	3.2397	3.1699	3.1024	3.0373	2.9745	2.9137	2.855	2.7982	2.7432	2.6901	2.6386	2.5887	2.5404	2.4936	2.4483	2.4043	2.3616	2.3202	2.28	2.241	2.2031	2.1662
5	4.8534	4.7135	4.5797	4.4518	4.3295	4.2124	4.1002	3.9927	3.8897	3.7908	3.6959	3.6048	3.5172	3.4331	3.3522	3.2743	3.1993	3.1272	3.0576	2.9906	2.926	2.8636	2.8035	2.7454	2.6893	2.6351	2.5827	2.532	2.483	2.4356
6	5.7955	5.6014	5.4172	5.2421	5.0757	4.9173	4.7665	4.6229	4.4859	4.3553	4.2305	4.1114	3.9975	3.8887	3.7845	3.6847	3.5892	3.4976	3.4098	3.3255	3.2446	3.1669	3.0923	3.0205	2.9514	2.885	2.821	2.7594	2.7	2.6427
7	6.7282	6.472	6.2303	6.0021	5.7864	5.5824	5.3893	5.2064	5.033	4.8684	4.7122	4.5638	4.4226	4.2883	4.1604	4.0386	3.9224	3.8115	3.7057	3.6046	3.5079	3.4155	3.327	3.2423	3.1611	3.0833	3.0087	2.937	2.8682	2.8021
8	7.6517	7.3255	7.0197	6.7327	6.4632	6.2098	5.9713	5.7466	5.5348	5.3349	5.1461	4.9676	4.7988	4.6389	4.4873	4.3436	4.2072	4.0776	3.9544	3.8372	3.7256	3.6193	3.5179	3.4212	3.3289	3.2407	3.1564	3.0758	2.9986	2.9247
9	8.566	8.1622	7.7861	7.4353	7.1078	6.8017	6.5152	6.2469	5.9952	5.759	5.537	5.3282	5.1317	4.9464	4.7716	4.6065	4.4506	4.303	4.1633	4.031	3.9054	3.7863	3.6731	3.5655	3.4631	3.3657	3.2728	3.1842	3.0997	3.019
10	9.4713	8.9826	8.5302	8.1109	7.7217	7.3601	7.0236	6.7101	6.4177	6.1446	5.8892	5.6502	5.4262	5.2161	5.0188	4.8332	4.6586	4.4941	4.3389	4.1925	4.0541	3.9232	3.7993	3.6819	3.5705	3.4648	3.3644	3.2689	3.1781	3.0915
11	10.3676	9.7868	9.2526	8.7605	8.3064	7.8869	7.4987	7.139	6.8052	6.4951	6.2065	5.9377	5.6869	5.4527	5.2337	5.0286	4.8364	4.656	4.4865	4.3271	4.1769	4.0354	3.9018	3.7757	3.6564	3.5435	3.4365	3.3351	3.2388	3.1473
12	11.2551	10.5753	9.954	9.3851	8.8633	8.3838	7.9427	7.5361	7.1607	6.8137	6.4924	6.1944	5.9176	5.6603	5.4206	5.1971	4.9884	4.7932	4.6105	4.4392	4.2784	4.1274	3.9852	3.8514	3.7251	3.6059	3.4933	3.3868	3.2859	3.1903
13	12.1337	11.3484	10.635	9.9856	9.3936	8.8527	8.3577	7.9038	7.4869	7.1034	6.7499	6.4235	6.1218	5.8424	5.5831	5.3423	5.1183	4.9095	4.7147	4.5327	4.3624	4.2028	4.053	3.9124	3.7801	3.6555	3.5381	3.4272	3.3224	3.2233
14	13.0037	12.1062	11.2961	10.5631	9.8986	9.295	8.7455	8.2442	7.7862	7.3667	6.9819	6.6282	6.3025	6.0021	5.7245	5.4675	5.2293	5.0081	4.8023	4.6106	4.4317	4.2646	4.1082	3.9616	3.8241	3.6949	3.5733	3.4587	3.3507	3.2487
15	13.8651	12.8493	11.9379	11.1184	10.3797	9.7122	9.1079	8.5595	8.0607	7.6061	7.1909	6.8109	6.4624	6.1422	5.8474	5.5755	5.3242	5.0916	4.8759	4.6755	4.489	4.3152	4.153	4.0013	3.8593	3.7261	3.601	3.4834	3.3726	3.2682
16	14.7179	13.5777	12.5611	11.6523	10.8378	10.1059	9.4466	8.8514	8.3126	7.8237	7.3792	6.974	6.6039	6.2651	5.9542	5.6685	5.4053	5.1624	4.9377	4.7296	4.5364	4.3567	4.1894	4.0333	3.8874	3.7509	3.6228	3.5026	3.3896	3.2832
17	15.5623	14.2919	13.1661	12.1657	11.2741	10.4773	9.7632	9.1216	8.5436	8.0216	7.5488	7.1196	6.7291	6.3729	6.0472	5.7487	5.4746	5.2223	4.9897	4.7746	4.5755	4.3908	4.219	4.0591	3.9099	3.7705	3.64	3.5177	3.4028	3.2948
18	16.3983	14.992	13.7535	12.6593	11.6896	10.8276	10.0591	9.3719	8.7556	8.2014	7.7016	7.2497	6.8399	6.4674	6.128	5.8178	5.5339	5.2732	5.0333	4.8122	4.6079	4.4187	4.2431	4.0799	3.9279	3.7861	3.6536	3.5294	3.413	3.3037
19	17.226	15.6785	14.3238	13.1339	12.0853	11.1581	10.3356	9.6036	8.9501	8.3649	7.8393	7.3658	6.938	6.5504	6.1982	5.8775	5.5845	5.3162	5.07	4.8435	4.6346	4.4415	4.2627	4.0967	3.9424	3.7985	3.6642	3.5386	3.421	3.3105
20	18.0456	16.3514	14.8775	13.5903	12.4622	11.4699	10.594	9.8181	9.1285	8.5136	7.9633	7.4694	7.0248	6.6231	6.2593	5.9288	5.6278	5.3527	5.1009	4.8696	4.6567	4.4603	4.2786	4.1103	3.9539	3.8083	3.6726	3.5458	3.4271	3.3158
21	18.857	17.0112	15.415	14.0292	12.8212	11.7641	10.8355	10.0168	9.2922	8.6487	8.0751	7.562	7.1016	6.687	6.3125	5.9731	5.6648	5.3837	5.1268	4.8913	4.675	4.4756	4.2916	4.1212	3.9631	3.8161	3.6792	3.5514	3.4319	3.3198
22	19.6604	17.658	15.9369	14.4511	13.163	12.0416	11.0612	10.2007	9.4424	8.7715	8.1757	7.6446	7.1695	6.7429	6.3587	6.0113	5.6964	5.4099	5.1486	4.9094	4.69	4.4882	4.3021	4.13	3.9705	3.8223	3.6844	3.5558	3.4356	3.323
23	20.4558	18.2922	16.4436	14.8568	13.4886	12.3034	11.2722	10.3711	9.5802	8.8832	8.2664	7.7184	7.2297	6.7921	6.3988	6.0442	5.7234	5.4321	5.1668	4.9245	4.7025	4.4985	4.3106	4.1371	3.9764	3.8273	3.6885	3.5592	3.4384	3.3254
24	21.2434	18.9139	16.9355	15.247	13.7986	12.5504	11.4693	10.5288	9.7066	8.9847	8.3481	7.7843	7.2829	6.8351	6.4338	6.0726	5.7465	5.4509	5.1822	4.9371	4.7128	4.507	4.3176	4.1428	3.9811	3.8312	3.6918	3.5619	3.4406	3.3272
25	22.0232	19.5235	17.4131	15.6221	14.0939	12.7834	11.6536	10.6748	9.8226	9.077	8.4217	7.843	7.33	6.8729	6.4641	6.0971	5.7662	5.4669	5.1951	4.9476	4.7213	4.5139	4.3232	4.1474	3.9849	3.8342	3.6943	3.564	3.4423	3.3286
26	22.7952	20.121	17.8768	15.9828	14.3752	13.0032	11.8258	10.81	9.929	9.1609	8.4881	7.8957	7.3717	6.9061	6.4906	6.1182	5.7831	5.4804	5.206	4.9563	4.7284	4.5196	4.3278	4.1511	3.9879	3.8367	3.6963	3.5656	3.4437	3.3297
27	23.5596	20.7069	18.327	16.3296	14.643	13.2105	11.9867	10.9352	10.0266	9.2372	8.5478	7.9426	7.4086	6.9352	6.5135	6.1364	5.7975	5.4919	5.2151	4.9636	4.7342	4.5243	4.3316	4.1542	3.9903	3.8387	3.6979	3.5669	3.4447	3.3305
28	24.3164	21.2813	18.7641	16.6631	14.8981	13.4062	12.1371	11.0511	10.1161	9.3066	8.6016	7.9844	7.4412	6.9607	6.5335	6.152	5.8099	5.5016	5.2228	4.9697	4.739	4.5281	4.3346	4.1566	3.9923	3.8402	3.6991	3.5679	3.4455	3.3312
29	25.0658	21.8444	19.1885	16.9837	15.1411	13.5907	12.2777	11.1584	10.1983	9.3696	8.6501	8.0218	7.4701	6.983	6.5509	6.1656	5.8204	5.5098	5.2292	4.9747	4.743	4.5312	4.3371	4.1585	3.9938	3.8414	3.7001	3.5687	3.4461	3.3317
30	25.8077	22.3965	19.6004	17.292	15.3725	13.7648	12.409	11.2578	10.2737	9.4269	8.6938	8.0552	7.4957	7.0027	6.566	6.1772	5.8294	5.5168	5.2347	4.9789	4.7463	4.5338	4.3391	4.1601	3.995	3.8424	3.7009	3.5693	3.4466	3.3321

学习引导

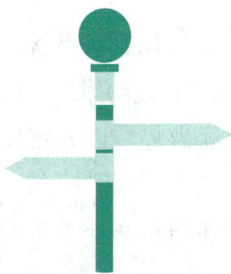

如果说财务报表是一门刻画企业生命的语言，那么财务分析则是读懂这门语言的工具。无论是企业的经营者还是外部的投资者，都应该掌握一定的财务分析技能，只有具备这样的技能才能读懂报表数据背后隐藏的玄机，更好地进行投资、经营决策。那么，如何通过财务分析去了解企业生存和发展的秘密、识别投资的机会和陷阱呢？

本章从阅读财务报表数据入手，对最基本、最重要的财务比率指标进行分析，并运用几种比率指标之间的关系进行财务综合分析，阐述必要的财务分析方法，为进行各种投资、经营活动做出正确的指引。

学习目标

1. **掌握**　财务分析的概念及内容。
2. **熟悉**　财务分析常用比率指标的计算。
3. **了解**　财务分析的目的和意义。

第一节　财务分析概述

PPT

财务分析是指以会计报表和其他会计信息资料为依据和起点，采用一系列专门方法，对企业等单位组织一定时期的财务状况、经营成果、现金流量及其变动进行分析和评价的一种经济管理活动。财务分析的最基本功能是将大量繁杂的财务数据转化为特定的会计决策信息，供不同的信息需求者使用。通过财务分析，有助于使用者了解企业的财务状况，检测和评价企业经营成果，预测企业未来的发展趋势等。

财务信息的使用者主要包括企业管理者、企业所有者、债权人、企业合作伙伴、社会公众、政府等监管部门，不同的使用者有其不同的利益需求，对财务分析的目的和要求也有所不同：

1. 企业的内部经营管理者　由于受托于企业的所有者，经营管理者肩负经营管理好企业的责任和使命，是财务分析信息的主体使用者，其财务分析的目的是多样化的。从服务于所有者的角度来说，经营者首要关心的是企业的盈利能力，盈利能力好坏体现了内部经营者的管理水平，也反映了其受托责任的履行情况；从促进企业长远健康稳定发展角度来说，管理者不仅要关心盈利结果，还要关注其他财务信息，例如获利的原因及过程，生产经营过程中存在的问题与不足，以及营运情况、偿债能力、潜在的经营风险和财务风险等，以便做出科学的预测和决策，及时调整经营方针和策略，提高管理效率。

2. 企业的股东或潜在投资者　是企业的资金提供者和既得利益者，同时也是风险的最终承担者，因此他们进行财务分析的目的重在了解企业的获利能力，获利能力是保证资金安全的关键；同时他们还关心其他财务信息，例如企业的营运情况、发展能力等，这些指标是投资者考虑是否继续保持投资和追加投资的重要因素。

3. 债权人　作为企业资金的另一种提供者，虽不参与经营成果的分配，但债权人关注自身财产安全信息以及获得投资报酬的稳定性，因此其财务分析的目的在于观察企业的偿债能力，同时重视资本结构分析，以观察企业的财务风险高低。盈利能力对一个企业的持续经营和长久发展非常重要，为考虑是否保持和追加借贷，债权人也会关注企业的盈利能力分析。

4. 供应商及其他合作对象、同行竞争对手　前者财务分析的目的在于了解企业的财务状况、资产变现能力和偿债能力等，以决定是否继续合作或者改变信用政策，以降低信用风险和违约风险。行业中的竞争者为提高竞争力，也会分析企业的财务信息，了解对手的经营状况和优劣势，以制定相应的对策。

5. 企业员工　为判断企业的盈利是否与自身的职业收入相适应，企业员工重点分析企业的盈利能力和发展能力。

6. 政府等相关职能部门　作为公众部门，通过财务分析了解企业的生产经营情况、纳税情况、职工收入等信息，为把握市场经济秩序，正确进行宏观调控提供方向和线索。

财务分析中各项财务指标采用数据均源自财务报表（资产负债表、利润表和现金流量表），只有根据真实可靠的财务报表信息，才有可能获得有效的数据分析结果，同时财务分析还容易受到一些其他因素的影响，例如数据的时效性、可比性、完整性等，因此在进行财务分析时应注意这些因素的影响，尽可能保证分析结果的正确性。

本章重点从偿债能力分析、营运能力分析、盈利能力分析、发展能力分析以及杜邦分析 5 个方面来展开介绍，为方便各节知识点中财务指标的计算，主要采用某医药公司（以下简称 A 公司）的财务报表数据作为示例，该公司的资产负债表、利润表如表 10 - 1、表 10 - 2 所示。

表 10 - 1　A 公司资产负债表（简表）

编制单位：A 公司　　　　　　　　　2020 年 12 月 31 日　　　　　　　　　单位：万元

资产	年末余额	年初余额	负债和所有者权益	年末余额	年初余额
流动资产：			流动负债：		
货币资金	1 299 000	671 400	短期借款		
交易性金融资产	882 100	502 800	应付票据	165 300	139 300
应收票据	180 800	317 400	应付账款	459 100	428 500
应收账款	203 800	185 400	预收款项	116 600	103 900
预付款项	57 750	60 620	应付职工薪酬	45 510	22 230
其他应收款	39 910	32 830	应交税费	29 290	47 690
存货	1 175 000	1 103 000	其他应付款	128 900	131 400
其他流动资产	631 640	2 031 550	一年内到期的非流动负债	8 000	409 900
流动资产合计	4 470 000	4 905 000	流动负债合计	952 700	1 282 920
长期应收款		15 541	长期借款	61 173	79 679

续表

资产	年末余额	年初余额	负债和所有者权益	年末余额	年初余额
长期股权投资	37 145	30 827	应付债券	91 290	
其他非流动金融资产	50 891	84 536	长期应付款	66 100	68 560
固定资产	200 900	179 600	长期应付职工薪酬	537	741
递延税所得资产	42 235	67 706	非流动负债合计	219 100	148 980
			负债合计	1 171 800	1 431 900
在建工程	97 030	61 430	所有者权益:		
无形资产	53 840	36 870	实收资本	127 700	104 100
商誉	3330	3 403	资本公积	1 742 000	2 107 000
长期待摊费用	4 539	5 820	盈余公积	141 300	104 800
其他非流动资产	5 890	4 067	未分配利润	1 783 000	1 647 000
非流动资产合计	495 800	489 800	所有者权益合计	3 794 000	3 962 900
资产总计	4 965 800	5 394 800	负债和所有者权益合计	4 965 800	5 394 800

表 10 – 2 A 公司利润表（简表）

编制单位：A 公司　　　　　　　　　　　2020 年度　　　　　　　　　　　单位：万元

项目	本年金额	上年金额
一、营业收入	2 966 467	2 701 691
减：营业成本	2 119 136	1 857 453
营业税金及附加	14 364	18 134
销售费用	415 630	397 289
管理费用	95 745	42 890
财务费用	11 108	15 001
加：其他收益	21 767	9 466
投资收益	147 047	83 461
公允价值变动收益	22 685	4 172
资产减值损失（损失以"－"号填列）	－20 097	－97 717
二、营业利润	481 886	370 306
加：营业外收入	1 232	744
减：营业外支出	2 911	1 381
三、利润总额	480 207	369 669
减：所得税费用	55 313	21 631
四、净利润	424 894	348 038
五、每股收益		
基本每股收益	0.0004	0.0003
稀释每股收益	0.0004	0.0003

第二节　偿债能力分析

PPT

负债是企业筹集资金的主要渠道之一，通过负债经营有助于企业缓解资金不足的问题，运用财务杠杆效应获得更高的收益，但同时也增加了企业偿还债务的压力。根据负债时间和还款期限，企业的负债分为短期负债和长期负债，由于短期负债的还款期限较短，企业尤其需要保持一定的短期偿债能力，才能避免陷入财务危机之中。

偿债能力是指企业偿还到期债务的能力，是反映企业财务状况和经营水平的重要标志。从静态角度来说，偿债能力是指运用企业本身资产清偿企业债务的能力；从动态角度来说，是指运用企业的资产和生产经营创造的收入来偿还债务的能力。企业的偿债能力越强，说明企业的经营状况越好，越能保证企业的正常运行。根据偿还期限的长短，债务一般分为短期债务和长期债务，偿债能力分析由此可分为短期偿债能力分析和长期偿债能力分析。

一、短期偿债能力分析

短期偿债能力是指企业偿还短期债务的能力。通常情况下短期债务是指将在一年内或超过一年的一个营业周期内需要偿还的债务，也称为流动负债。短期偿债能力也反映企业清偿流动负债的能力。由于偿还流动负债需要在较短时间内有足够的现金或有能够快速变现的资产，因此短期偿债能力衡量的是企业资产的变现能力，故短期偿债能力分析又称为变现能力分析。

从短期偿债能力的定义可知，企业短期偿债能力主要考察的是流动资产对流动负债的清偿能力，因此，分析短期偿债能力主要分析资产负债表中流动资产和流动负债之间的关系。衡量短期偿债能力的指标有营运资金、流动比率、速动比率、现金比率等。

（一）营运资金

营运资金是指流动资产与流动负债之间的差额，又称为净运营资本，反映的是企业将流动资产偿还流动负债之后用于运营周转的剩余资本，是体现短期偿债能力大小的绝对数。其计算公式如下：

$$营运资金 = 流动资产 - 流动负债$$

营运资金的金额越大，表明企业可用于偿还短期债务的资金越充足，短期偿债能力越强；反之，则说明企业偿还短期债务的能力越弱。如果一家企业的营运资金出现负数，表明该企业的流动资产金额小于流动负债金额，短期偿债能力非常弱，企业的营运资金随时可能出现周转不灵，企业很容易陷入财务困境之中。

［例10-1］根据表10-1，A公司2020年年初流动资产是4 905 000万元，流动负债是1 282 920万元；2020年年末流动资产是4 470 000万元，流动负债是952 700万元，分别计算出A公司2020年初和年末的营运资金如下：

2020年初营运资金 = 4 905 000 - 1 282 920 = 3 622 080（万元）

2020年末营运资金 = 4 470 000 - 952 700 = 3 517 300（万元）

从A公司2020年初与年末营运资金的计算结果来看，年初年末营运资金皆为较大的正数，这说明A公司的营运资金充裕，有较强的支付能力和偿债能力。

营运资金的金额大小具有相对意义，不能盲目追求营运资金的增加，过多的营运资金可能是由于资金的闲置造成的，并不能说明企业的短期偿债能力较强。对于企业自身发展来说，保持适量的营运资金是有必要的，然而，由于营运资金是个绝对数，故只有在相同行业、相同规模大小的企业之间进行比较才具有参考价值。

（二）流动比率

流动比率是指流动资产与流动负债的比率。流动比率是衡量企业短期偿债能力的重要指标，表明企业平均每单位流动负债有多少流动资产作为偿还保障，反映了企业用来偿付流动负债的可变现流动资产的多少。其计算公式为：

$$流动比率 = 流动资产 \div 流动负债$$

［例10-2］根据表10-1中A公司流动资产和流动负债的年末数，计算出其2020年初和年末的流动比率。

年初流动比率 = 4 905 000 ÷ 1 282 920 = 3.82

年末流动比率 = 4 470 000 ÷ 952 700 = 4.69

从计算结果可知，A公司年初流动比率为3.82，年末流动比率为4.69，可见A公司年末流动比率远大于年初比率。这说明A公司在年末时每1元的流动负债就有4.69元的流动资产作为偿还保障。从A公司债权人的角度来说，流动比率越大，其债权越能得到保障。然而，流动比率并不是越大越好，根据西方经验，一般认为流动比率在2左右较为合适。如果流动比率过大，可能是出现了流动资产占用资金过多的情况，资金未得到有效使用，造成资金资源浪费，影响公司盈利；也有可能是公司的应收账款占用过多，产生存货积压、滞销等。

在分析流动比率指标时应注意以下问题：

1. 流动比率是一个相对数　流动比率越高并不代表企业的偿债能力越强，要仔细分析流动资产的组成要素，分析哪些资产属于变现能力强的，哪些是变现差的，从而正确评估企业的偿债能力。例如A公司流动比率为4.69，从表10-1中分析得出应收账款和存货在整个流动资产中占据的份额比较大，这说明该流动比率指标中存在着较多不易快速变现的资产，其变现能力不够好，说明了该公司在资产运营中存在较多的赊销、产品积压等问题。

2. 流动比率指标容易被人为操纵，进而粉饰偿债能力　例如某公司年末时提前还掉一笔短期借款200万元，待到来年再借入，那么企业的流动资产和流动负债均减少200万元，如果还款前该公司流动比率为1.5（流动资产600万元，流动负债400万元），还款后该公司的流动比率为2，表现出更好的偿债能力，因此仅考察该指标以评价企业的短期偿债能力具有一定的局限性。

3. 由于各行业的经营性质不同，营业周期有所差异，对资产流动性的要求也不一样，故而在进行流动比率比较时，一般应选择行业数据的平均水平，或者对本企业历史流动比率进行对比　一般而言，营业周期长一点的行业企业对资产的流动性要求高一些，而营业周期短、应收账款和存货周转速度快的企业则流动比率相对低一些。

（三）速动比率

由前面分析可知，流动比率在评价企业短期偿债能力时存在一定局限性。如某些企业的流动比率表现较高，但其流动资产中大部分流动性较差，则企业的短期偿债能力实际上并不强。因此，通常用速动比率来修正流动比率的这一缺陷，以进一步反映企业短期偿债能力。

速动比率又称为酸性测试比率，是指企业的速动资产和流动负债之间的比值。所谓速动资产，是指企业短期内可以快速变现的资产，是将流动资产扣除流动性较慢、变现能力较弱部分之后的剩余资产。一般情况下，速动资产剔除了变现较慢的存货、预付账款、一年内到期的非流动资产和其他流动资产等，仅包括货币资金、短期投资、应收票据、应收账款等可迅速变现的资产。速动比率的计算公式为：

$$速动比率 = 速动资产 \div 流动负债$$

一般经验认为，速动比率为 1 时较为合适。当速动比率大于 1 时，表明企业的短期偿债能力较强，但也有可能出现资金闲置的情况；速动比率小于 1 时，表明企业可变现资产偿付流动负债的能力较差，企业可能面临债务危机。但要注意的是不同行业对速动比率的要求不一样，有些现金销售的商店，其应收账款很少，速动比率常出现小于 1 的情况，但不能说明其变现能力弱。

[例 10 – 3] 根据表 10 – 1，计算 A 公司 2020 年初和年末的速动比率。

年初速动比率 = (671 400 + 502 800 + 317 400 + 185 400 + 32 830) ÷ 1 282 920 = 1.33

年末速动比率 = (1 299 000 + 882 100 + 180 800 + 203 800 + 39 910) ÷ 952 700 = 2.73

从上可知：A 公司 2020 年初和年末的速动比率都在一般经验值 1 以上，并且经过一个会计周期后，速动比率提升很多，这说明该公司的短期偿债能力较强。表 10 – 1 的数据显示 A 公司年末货币资金有大幅度增加，且一年内到期的非流动负债较年初减少了很多，导致速动资产增加，流动负债减少，因此其速动比率有大幅度提升。该公司的速动比率变化趋势和流动变化趋势一致，都表现出较好的短期偿债能力。但要注意的是现金类资产如果占用过大则容易导致资金的使用效率降低，从而增加企业的机会成本。

此外，在运用速动比率分析企业的短期偿债能力时，应结合应收账款的账龄结构进行分析。当应收款项出现坏账较多时会影响速动资产的变现能力，如果将全部的应收账款作为速动资产是不合适的。因此，还必须计算分析另一个更加保守的指标——现金比率。

(四) 现金比率

现金比率是指企业现金类资产与流动负债之间的比率。现金类资产主要包括货币资金和交易性金融资产，该指标剔除了应收账款等流动资产对偿债能力的影响，是衡量企业短期偿债能力最保险的指标。其计算公式如下：

$$现金比率 = (货币资金 + 交易性金融资产) \div 流动负债$$

一般认为，现金比率越高，企业偿还短期债务的能力越强，债权人的债务风险越小。但该比率不宜过高，过高则说明企业现金类资产未得到有效使用，影响企业的整体收益性。

[例 10 – 4] 根据表 10 – 1，计算 A 公司 2020 年初和年末现金比率。

年初现金比率 = (671 400 + 502 800) ÷ 1 282 920 = 0.92

年末现金比率 = (1 299 000 + 882 100) ÷ 952 700 = 2.29

从计算结果来看，A 公司的现金比率在年末时有大幅度提升，从其数据中发现年末货币资金和交易性金融资产较年初时都有明显增加，所以年末该公司的现金比率较大。通常情况下，研究经验表明现金比率值在 0.2 左右较为合适，但 A 公司的年末现金比率远远大于 0.2，这说明 A 公司的短期偿债能力虽然很好，但是一定程度上存在现金资源的浪费，影响公司的整体盈利能力。

即学即练 10 – 1

1. 若甲公司和乙公司的营运资金相同，如下表所示：

项目	甲公司	乙公司
流动资产	600 万元	2 400 万元
流动负债	200 万元	2 000 万元
营运资金	400 万元	400 万元

答案解析

根据上表中资料，甲公司和乙公司的偿债能力（　　　）。

A. 甲公司和乙公司的营运资金相同，所以偿债能力相同

B. 不相同，甲公司的偿债能力强于乙公司的偿债能力

C. 不相同，乙公司的偿债能力强于甲公司的偿债能力

D. 无法判断甲、乙公司的偿债能力高低

2. 酸性测试比率又称为（　　　）。

A. 流动比率　　　　B. 速动比率　　　　C. 存货周转率　　　　D. 利息保障倍数

二、长期偿债能力分析

长期偿债能力是指企业偿还较长期限债务的能力。企业的长期负债主要包括长期借款、应付债券、长期应付款、长期应付职工薪酬、预计负债等。相比较短期偿债能力而言，长期偿债能力考察的是企业支付长期债务的能力，其依赖于企业资产的总体水平以及企业在一定时期内获取利润的能力，因此，分析长期偿债能力主要从企业的资产规模以及盈利能力角度选取指标。常用的分析长期偿债能力的指标有资产负债率、权益乘数、产权比率和利息保障倍数等。

（一）资产负债率

资产负债率是指在资产总额中负债部分所占的比值，它反映了企业的基本资本结构，表示资产总额中有多少比例从债务融资而来，是综合体现长期偿债能力的重要指标。其计算公式如下：

$$资产负债率 = 负债总额 ÷ 资产总额 × 100\%$$

资产负债率越高，说明企业的负债金额越多，长期偿债能力越弱，反之，长期偿债能力越强。对于资产负债率，并没有统一的评价标准，一般情况下，业界研究认为资产负债率控制在 50% 左右较为合适。对于债权人来说，该比率指标越小其债权越能得到保障；对于管理者来说，希望通过举债经营来实现财务杠杆效应，提升企业的盈利能力，但过高的举债容易导致财务风险，因此管理者更希望在合理的范畴内尽可能地提高资产负债率；对于所有者来说，他们往往关注的是投资报酬率的高低，如果负债支付的利息比率低于投资回报率，那么就倾向于通过大量举债经营来获得杠杆效益。

［例 10 – 5］根据表 10 – 1，计算 A 公司 2020 年初和年末的资产负债率。

年初资产负债率 = 1 431 900 ÷ 5 394 800 = 27%

年末资产负债率 = 1 171 800 ÷ 4 965 800 × 100% = 24%

从计算结果来看，A 公司的资产负债率在年初和年末时均低于 50%，并且都在 25% 左右，说明 A 公司的负债水平并不高，在举债方面相对保守。对于 A 公司的债权人来说，这个负债比率有利于其债权

的安全性；但对于经营者和股东来说，其资产负债率还可以进一步提升，以加强财务杠杆的使用。

（二）权益乘数

权益乘数是指资产总额与所有者权益之间的比率，它和股东权益比率互为倒数。该指标反映了资产总额是所有者权益的多少倍。权益乘数越大，说明资产总额中股东投入的资本占据的比例越小，来自负债的部分越多，企业的财务杠杆越大。权益乘数的计算公式为：

$$权益乘数 = 资产总额 ÷ 所有者权益$$

[例 10 – 6] 根据表 10 – 1 中的有关数据，计算 A 公司 2020 年初和年末的权益乘数。

年初权益乘数 = 5 394 800 ÷ 3 962 900 = 1.36

年末权益乘数 = 4 965 800 ÷ 3 794 000 = 1.31

一般经验认为，权益乘数在 2 左右比较合适。当权益乘数大于 2 时，说明负债多于股东权益，企业长期偿债能力较差；当权益乘数小于 2 时，则说明负债小于权益，企业长期偿债能力较强。从上面的计算结果来看，A 公司的权益乘数均在 2 以内，说明该公司的负债规模小于股东权益，长期偿债能力较强。

（三）产权比率

产权比率又称负债股权比率，是负债总额与所有者权益之间的比值，它反映了资产总额的内部组成结构，是衡量企业财务结构是否稳健的重要指标。其计算公式为：

$$产权比率 = 负债总额 ÷ 所有者权益$$

一般来说，产权比率越低，说明企业的长期偿债能力越强，债权人资本受股东权益保障程度越高；反之，则说明长期偿债能力越差，债权人的权益保障程度越低。

[例 10 – 7] 根据表 10 – 1 中的相关数据，计算 A 公司 2020 年初和年末的产权比率。

年初产权比率 = 1 431 900 ÷ 3 962 900 = 0.36

年末产权比率 = 1 171 800 ÷ 3 794 000 = 0.31

由计算可知，A 公司的产权比率非常低，负债规模远远小于股东权益，其债务风险较低。当公司的资产收益率大于负债成本率时，A 公司可适当扩大负债规模进行经营，以有效利用财务杠杆，获取额外的利润。

（四）利息保障倍数

利息保障倍数又称已获利息倍数，是指企业息税前利润与利息费用的比值，其计算公式为：

$$利息保障倍数 = 息税前利润 ÷ 利息费用 = （税前利润 + 利息费用）÷ 利息费用$$

息税前利润是指利润表中扣除利息费用和所得税之前的利润。利息费用不仅包括财务费用中的利息费用，还包括计入固定资产成本的资本化利息。利息保障倍数反映企业利用经营所得支付利息的能力，只有足够大的息税前利润，才能保障利息支出的稳定性。一般而言，利息保障倍数至少应大于 1，即息税前利润至少应该能够支付利息费用，利息保障倍数越大，说明企业的长期偿债能力越强。

[例 10 – 8] 根据表 10 – 2 相关财务数据，假设 A 公司的 2020 年年初利息费用为 29 495 万元，年末利息费用为 12 558 万元，计算 A 公司 2020 年初和年末的利息保障倍数。

年初利息保障倍数 = （369 669 + 29 495）÷ 29 495 = 13.53

年末利息保障倍数 = （480 207 + 12 558）÷ 12 558 = 39.24

从计算结果来看，A 公司的利息保障倍数非常高，尤其是经过一个会计年度的营业周期后，利息保障倍数有大幅度增加，表现出更好的长期偿债能力。但仍需要结合 A 公司近几年内的利息保障倍数，以及其所在行业的平均水平来进行综合评判其偿债能力。

即学即练 10 -2

若某企业的资产负债率为 25%，则该企业的权益乘数为（　　　　）。

A. 0.25　　　　　B. 1.45　　　　　C. 1.33　　　　　D. 2.0

答案解析

三、影响企业偿债能力的其他因素

上述财务比率是分析企业偿债能力的主要指标，在分析时，可以将企业近几年的财务比率数据进行比较分析，并结合同行其他企业的水平来判断企业偿债能力的变化趋势以及偿债能力的强弱。但在分析企业的偿债能力时，只考虑上述财务指标是不够的，还应考虑以下因素对企业偿债能力的影响，这些因素不仅影响企业的短期偿债能力，还影响企业的长期偿债能力。

（一）担保责任

在企业日常生产经营活动中，有时会发生以本企业资产为其他企业债务提供法律担保的情况，比如为其他企业的银行借款提供担保，为其他企业履行经济合同提供法律担保等。如果被担保人不履行合同，那么企业将承担相应的法律责任，有可能产生负债，增加财务风险。这些担保责任未能在财务报表中体现，因此在进行财务分析时，必须考虑企业是否有巨额的法律担保责任。

（二）或有负债

或有负债是指企业在过去的交易或事项中形成的可能导致未来所发生的事件而产生的潜在负债，例如，过去已存在的交易或事项导致诉讼的发生，而诉讼的结果又须视法院的判决而定，故未决诉讼便具有或有负债的性质。一般而言，或有负债的支付与否视未来的不确定事项是否发生而定。如果或有负债在财务报告编制日还不能确定结果，就不能作为负债在财务报告中体现。但是，如果未来某一天确定发生负债，那么就会对企业的财务状况产生影响。因此，在进行偿债能力分析时也需要考虑或有负债这一影响因素。

（三）租赁活动

企业通过财产租赁的方式解决生产经营活动中的设备需要问题，一般情况下，租赁方式有融资租赁和经营租赁两种方式。采用融资租赁渠道租入的固定资产，参照"实质重于形式"的会计信息质量要求应作为企业的固定资产入账，租赁费用作为企业的长期负债入账，在进行相关财务比率计算时也包含在内；但是，采用经营租赁方式租入的固定资产，其租赁费用并未包含在负债之中，当经营租赁的资产规模较大、期限较长或者较常发生，则其租金虽然不包含在负债中，但对企业的偿债能力也会产生较大的影响。因此，在进行财务分析时，也应该考虑租赁活动因素。

（四）金融工具

金融工具是指引起一方获得金融资产并引起另一方承担金融负债或享有所有者权益的契约。与偿债能力有关的金融工具主要是债券和金融衍生工具。金融工具对企业偿债能力的影响主要体现在两方面：一是金融工具的公允价值与账面价值发生重大差异，但并没有在财务报表中或报表附注中揭示；二是未能对金融工具的风险程度恰当披露。报表使用者在分析企业的长期偿债能力时，要注意结合具有资产负债表表外风险的金融工具记录，并分析信贷风险集中的信用项目和金融工具项目，综合对企业偿债能力做出判断。

第三节　营运能力分析

PPT

营运能力是指企业运行各项资产以赚取利润的能力。营运能力指标反映了企业的资金营运周转情况，体现企业对经济资源管理效率的高低。由于企业的财务状况稳定与否、获利能力强弱都与资产的营运能力密切相关，因此营运能力能够用以分析和评价一个企业的经营水平、管理能力以及企业未来的发展前景。重点考察企业营运能力的指标有应收账款周转率、存货周转率、流动资产周转率、固定资产周转率、总资产周转率。

一、应收账款周转率

在市场经济环境下，信用赊销是普遍的情况，应收账款成为企业流动资产中的重要组成部分，应收账款是否能及时收回变现，直接影响着资产的流动性。应收账款周转率是指企业一定时期内产品赊销收入净额与应收账款平均余额的比率，反映企业一定时期内应收账款的周转次数。其计算公式为：

应收账款周转率＝赊销收入净额÷应收账款平均余额

赊销收入净额是指赊销商品产生的营业收入，而非全部的营业收入，但这部分数据外部人员较难获得，一般选取利润表中的营业收入作为近似值进行计算。应收账款平均余额是指期初应收款项与期末应收款项之和的平均数，由于应收票据也属于销售形成的应收账款的另一种形式，因此应收款项包含财务报表中"应收票据""应收账款"等全部赊销账款。另外，应收账款应为未扣除坏账准备的净额，报表上列示的应收账款是已经计提坏账准备后的净额，而计提坏账准备时营业收入并未相应减少，其结果是计提坏账准备越多，应收账款周转次数越多、天数越少，这种周转次数的增加和周转天数的减少使得有些应收账款管理欠佳的企业反而表现出应收账款周转情况更好的现象。

一般情况下，应收账款周转率越高，表明企业回收账款的速度越快，发生坏账损失的可能性越小，也表明资产的运行效率高、偿债能力强。

［例10－9］根据表10－1和表10－2的有关数据，A公司2020年度营业收入为2 966 467万元，年初应收票据、应收账款金额分别为317 400万元、185 400万元，年末数分别为180 800万元、203 800万元。假设A公司年初和年末坏账准备均为0，计算A公司2020年的应收账款周转率。

应收账款平均余额＝（317 400＋185 400＋180 800＋203 800）÷2＝443 700（万元）

应收账款周转率＝2 966 467÷443 700＝6.69（次）

说明A公司一年内应收账款的周转次数是6.69次。为进一步核算出应收账款周转一次所需要的时间，引入另一个反映应收账款周转情况的指标：应收账款周转天数。

应收账款周转天数＝计算期天数÷应收账款周转率

应收账款周转天数表示企业的应收账款平均收账期，即代表产品从销售出去到收回现金所需要的天数。平均收账期越短，说明企业的应收账款周转速度越快。根据以上公式，A公司2020年的应收账款周转天数为：

应收账款周转天数＝360÷6.69＝53.81（天）

说明A公司赊销商品款项的平均收账期是53.81天，可结合A公司同行业的平均水平进行比较，判断其应收账款的周转情况。应收账款周转率与应收账款周转天数成反比例关系，应收账款周转率越大，应收账款周转天数越少；反之，应收账款周转率越小，应收账款周转天数越多。通过对该项指标进行分析，公司可作为制定商业信用政策的参考依据。

二、存货周转率

存货周转率也称存货利用率，是指企业某一特定营业期间的营业成本与存货平均余额之间的比率。反映存货周转情况的指标有存货周转率和存货周转天数。其计算公式为：

$$存货周转率 = 营业成本 \div 存货平均余额 = 营业成本 \div [(期初存货 + 期末存货) \div 2]$$

$$存货周转天数 = 计算期天数 \div 存货周转率$$

[例 10 - 10] 根据表 10 - 1 和表 10 - 2 有关数据，计算 A 公司 2020 年的存货周转率和存货周转天数。

存货周转率 = 2 119 136 ÷ [(1 175 000 + 1 103 000) ÷ 2] = 1.86（次）

存货周转天数 = 360 ÷ 1.86 = 193.55（天）

一般情况下，存货周转率越高，存货周转天数越少，表明存货管理水平越高，存货变现能力越强。但是过高的存货周转率也有可能表明企业的存货水平过低，企业经常缺货，影响正常经营运转；或者表明企业订货量过小，频繁采购等，加大采购成本。通常情况下，存货周转率过低一般表示存货管理不善，存货积压，销售不畅等。但要注意，在分析存货周转率时还应结合所在行业的平均水平进行综合评判。A 公司所处的医药行业存货周转率通常在 2 ~ 3 次较佳，计算结果说明 A 公司的存货管理水平整体较好。

> **即学即练 10 - 3**
>
> 企业的存货周转天数越多，说明企业的存货管理效果越好；存货周转天数越少，说明企业的存货周转效率越低。（判断题）
>
> 答案解析

三、流动资产周转率

流动资产周转率是指一定时期内企业营业收入与全部流动资产平均余额的比率。该指标既是反映流动资产流转速度的指标，也是综合反映流动资产利用效率的重要指标。其计算公式为：

$$流动资产周转率 = 营业收入 \div 平均流动资产 = 营业收入 \div [(期初流动资产 + 期末流动资产) \div 2]$$

$$流动资产周转天数 = 计算期天数 \div 流动资产周转率$$

一般情况下，流动资产周转率越高，表明企业流动资产周转速度越快，流动资产的利用效率越高。流动资产周转天数越少，周转期越短，说明流动资产经历供、产、销等环节所用的时间较短，有利于资金的节约，增强企业的盈利能力。

[例 10 - 11] 根据表 10 - 1 和表 10 - 2 有关数据，计算出 A 公司 2020 年的流动资产周转率。

流动资产周转率 = 2 966 467 ÷ [(4 470 000 + 4 905 000) ÷ 2] = 0.63（次）

流动资产周转天数 = 360 ÷ 0.63 = 571.43（天）

需要注意的是，流动资产周转率的基数没有统一的评价标准，需要结合同行其他企业或者行业均值进行比较分析。例如 A 公司所在医药行业流动资产周转率的优秀值在 2 左右，从计算结果可知 A 公司在流动资产的整体管理上有待进一步提升，尽量缩短流动资产在各个环节的占用时间，更好地促进资金的有效使用。

四、固定资产周转率

固定资产周转率是反映固定资产营运能力的指标，是指企业在一定时期内营业收入与固定资产平均净值之间的比率。其计算公式为：

固定资产周转率 ＝ 营业收入 ÷ 固定资产平均净值

＝ 营业收入 ÷ [（期初固定资产净值 ＋ 期末固定资产净值）÷ 2]

一般情况下，固定资产周转率越高，即周转次数越多，说明固定资产利用越充分，闲置的固定资产越少，表明企业固定资产结构合理，投资适当；反之，则说明企业的固定资产使用不充分，利用效率低下。

［例 10 - 12］根据表 10 - 1 和表 10 - 2 中相关数据，计算 A 公司 2020 年的固定资产周转率。

固定资产周转率 ＝ 2 966 467 ÷ [（179 600 ＋ 200 900）÷ 2] ＝ 15.59（次）

从计算可知，A 公司的固定资产周转次数较高，表明其固定资产管理较好，使用效率较高。

五、总资产周转率

总资产周转率也称总资产利用率，是指企业某一时期内营业收入与资产平均总额的比值。其计算公式为：

总资产周转率 ＝ 营业收入 ÷ 平均资产总额

＝ 营业收入 ÷ [（期初资产总额 ＋ 期末资产总额）÷ 2]

一般情况下，总资产周转率越高，表明企业整体资产的使用效率越高；反之，则说明企业对全部资产的使用效率低下，影响企业的获利能力。

［例 10 - 13］根据表 10 - 1 和表 10 - 2 相关数据，计算 A 公司 2020 年总资产周转率。

总资产周转率 ＝ 2 966 467 ÷ [（5 394 800 ＋ 4 965 800）÷ 2] ＝ 0.57（次）

由计算可知，A 公司总资产规模年初和年末的基数都较大，远大于营业收入的基数，其总资产周转次数不高，但是否合理还要结合公司经营目标以及同行业水平来确定。

第四节　盈利能力分析

PPT

盈利能力是指企业在一定时期内赚取利润的能力，它是企业偿还债务和长远发展的重要保障，因此，无论是企业的股东、债权人还是企业的经营者，都十分关注企业的盈利能力。评价企业盈利能力水平的指标主要有总资产净利率、净资产收益率、营业毛利率、营业净利率、成本费用净利率、市盈率等。

一、总资产净利率

总资产净利率又称为总资产收益率，是指企业的净利润与平均资产总额的比率，它反映了企业资产利用的综合效果。其计算公式为：

$$总资产净利率 = 净利润 \div 平均资产总额 \times 100\%$$

一般认为，总资产净利率越高表明企业资产利用效果越好，企业运用资产创造利润的能力越强。

［例 10 - 14］根据表 10 - 1 和表 10 - 2 的相关数据，计算 A 公司 2020 年度的总资产净利率。

$$总资产净利率 = 424\ 894 \div [(4\ 965\ 800 + 5\ 394\ 800) \div 2] \times 100\% = 8.20\%$$

计算表明，2020 年 A 公司的总资产净利率是 8.20%，说明 A 公司每 100 元的资产可以赚取 8.20 元的净利润，这一比值越高，企业利用资产获取利润的能力越强。

总资产净利率的高低并没有统一的评价标准，通常采用比较分析法，对企业自身不同时期的总资产净利率进行比较，或者与同行业平均总资产净利率水平进行比较，以判断企业的经营管理水平。若是低于行业平均水平很多，说明企业的盈利能力偏低，需要调整经营管理方针，采取措施提高资产的利用效率。

二、净资产收益率

净资产收益率又称净资产报酬率或股东权益报酬率，是指企业一定时期内净利润与平均所有者权益之间的比率，其计算公式为：

$$净资产收益率 = 净利润 \div 平均所有者权益 \times 100\%$$

净资产收益率是反映企业盈利能力水平的核心指标，也是杜邦分析体系的关键指标，它反映了企业利用自有资本获取报酬的能力，是投资者最关注的综合性指标。净资产收益率越高，股东和债权人的利益保障程度越高，企业的盈利能力越强。

［例 10 - 15］根据表 10 - 1 和表 10 - 2 的相关数据，计算 A 公司 2020 年的净资产收益率。

$$净资产收益率 = 424\ 894 \div [(3\ 794\ 000 + 3\ 962\ 900) \div 2] \times 100\% = 10.96\%$$

表明 A 公司股东每 100 元资本可以获取 10.96 元的利润，当净资产收益率进一步提高时，A 公司将获取更高的利润。

需要注意的是，净资产收益率并不是越高越好，分析时要注意企业的财务风险。净资产收益率可以分解为：

$$净资产收益率 = 净利润 \div 平均所有者权益$$
$$= (净利润 \div 平均总资产) \times (平均总资产 \div 平均所有者权益)$$
$$= 总资产净利率 \times 权益乘数$$

从公式分解中可以看出，总资产净利率或权益乘数提高时，净资产收益率随之提高。提高总资产净利率即改善企业资产的获利能力，而提高权益乘数则会加大举债进行经营。若企业未改善资产的获利能力，而只是加大负债来提高净资产收益率，那么可能出现净资产收益率虽高但盈利能力实际上并未增强的情况，甚至会因负债增大而扩大财务风险，导致企业面临严峻的财务危机。

即学即练 10 - 4

答案解析

某股份有限公司资产负债率当年为 40%，平均资产总额为 2 000 万元，利润总额为 300 万元，所得税为 87 万元，则该企业当年的净资产收益率为（　　）。

A. 13.4%　　　　　B. 14.67　　　　　C. 17.75%　　　　　D. 22%

三、营业毛利率

营业毛利率即销售毛利率，是指一定时期内营业毛利与营业收入之间的比率，其计算公式为：

营业毛利率 = 营业毛利 ÷ 营业收入 × 100%

= (营业收入 – 营业成本) ÷ 营业收入 × 100%

营业毛利率反映了营业收入扣除营业成本后的毛利与营业收入之间的比例关系，营业毛利率越大，说明营业收入中营业成本所占比重越小，销售获得的利润越多，企业的盈利能力越好。若与同行业的其他企业进行比较，该指标越大则说明其市场竞争能力越强。

[例 10 – 16] 根据表 10 – 1 和表 10 – 2 的有关数据，计算 A 公司 2020 年的营业毛利率。

营业毛利率 = (2 966 467 – 2 119 136) ÷ 2 966 467 × 100% = 28.56%

从计算结果可知，A 公司每 100 元的营业收入可以创造 28.56 元的毛利，可将其与 A 公司所在行业的营业毛利率均值进行比较，进一步判断 A 公司的盈利能力水平和市场竞争地位。

四、营业净利率

营业净利率是指企业一定时期内净利润与营业收入之间的比率，其计算公式为：

营业净利率 = 净利润 ÷ 营业收入 × 100%

营业净利率指标较营业毛利率指标更加全面，公式中净利润是将营业毛利加上投资收益、营业外收入等，再扣除期间费用、营业外支出等项目后的利润净额，其与营业收入之间的比例关系反映了企业获得净利润的能力。一般而言，营业净利率指标越大，表明企业的盈利能力越强。但要注意的是，在评价企业的营业净利率时，应将企业的历年指标进行比较，以判断其变化趋势；同时也应结合企业所在的行业水平综合考虑。营业净利率水平受行业因素的影响不可忽略。

[例 10 – 17] 根据表 10 – 1 和表 10 – 2 相关数据，计算 2020 年 A 公司的营业净利率。

营业净利率 = 424 894 ÷ 2 966 467 × 100% = 14.32%

从计算结果可知 A 公司的营业净利率是 14.32%，表明每 100 元的营业收入可以给公司带来 14.32 元的净利润。判断 A 公司的营业净利率变化趋势，还应结合历年该指标数据，以考察公司的盈利能力变化情况。

五、成本费用净利率

成本费用净利率是指企业一定时期内的净利润与成本费用总额的比率，表明企业成本费用可以获得的利润，体现了经营损耗与获得报酬之间的关系，其计算公式为：

成本费用净利率 = 净利润 ÷ 成本费用总额 × 100%

式中成本费用主要包含营业成本、税金及附加、销售费用、管理费用、研发费用、财务费用和所得税费用等。成本费用净利率越高，说明企业获得利润付出的代价越小，企业的盈利能力越强。因此，通过该指标不仅可以考察企业的盈利能力高低，还可以衡量企业对成本费用的控制能力以及经营管理水平。

[例 10 – 18] 根据表 10 – 2 的有关数据，计算 A 公司的成本费用净利率。

2020 年年初成本费用总额 = 1 857 543 + 18 134 + 397 289 + 42 890 + 15 001 + 21 631 = 2 352 398 (万元)

2020 年年初成本费用净利率 = 348 038 ÷ 2 352 398 × 100% = 15.71%

2020 年年末成本费用总额 = 2 119 136 + 14 364 + 415 630 + 95 745 + 11 108 + 55 313 = 2 711 296（万元）

2020 年年末成本费用净利率 = 424 894 ÷ 2 711 296 × 100% = 15.67%

计算表明，A 公司 2020 年的成本费用净利率较上一年度下降了 0.04 个百分点，反映了该公司的成本费用增长速度略快于净利润的增长速度，说明本年度成本管理工作整体上成效欠佳，企业盈利能力有所下降。

六、市盈率

市盈率是指普通股每股股价与每股收益之间的比率。市盈率是反映公司股票市场价值和账面价值之间关系的指标，它并不是直接用于分析企业盈利能力的，而是投资者以盈利能力分析为基础对公司股票进行价值评估的工具。该比率是投资者十分重视的一个财务指标，通常作为判断股票市场定价是否符合公司基本面的参考依据，为投资者提供决策指导。其计算公式为：

市盈率 = 每股市价 ÷ 每股收益

一般认为，市盈率高，说明公司股票的市场价值越高，投资者更愿意买该类公司的股票。通常情况下，成长性好、盈利能力强的公司，市盈率较高；反之，市盈率则表现低一些。但并不是市盈率越高的公司，其盈利能力或成长性就越好，相反，要注意这类公司可能存在较高的投资风险。而有时市盈率越低的公司投资价值越大，投资者可以花更少的钱获得同样的盈利额，股票的投资价值风险越小。但要注意的是，市盈率低的公司可能前景欠佳，缺乏对投资者的吸引力，投资者不愿承担较大风险，以至于股票价格持续低迷。

［例 10 - 19］假定 A 公司 2020 年末的股票价格为 135 元，根据表 10 - 1 和表 10 - 2 有关数据，计算 A 公司股票的市盈率。

市盈率 = 135 ÷ 4 = 33.75

如果 A 公司所在行业的市盈率均值为 35，则 A 公司的市盈率在行业中处于平均水平，若 A 公司市盈率不断提高，投资者可能愿意出较高的价格购买该公司股票。

在对市盈率进行分析时，应注意：股价是影响市盈率高低的一个重要因素，而股价涨落除了与企业的经营业绩和发展潜力有关外，还受到整个经济环境、国家宏观调控政策、行业发展状况以及意外因素（战争、灾害等）的制约。因此需要时多方面因素进行综合分析，才能对市盈率的升降做出正确的评价。此外，对于市盈率高低评价并没有标准，在分析该指标时，应注意结合行业水平进行比较，以判断企业盈利能力高低。

📖 **知识链接**

市净率

市净率是指普通股每股股价与每股净资产的比率，是以企业盈利能力为基础的市场估值指标，反映了公司股票的市场价值与账面价值之间的关系，是投资者用以衡量、分析个股是否具有投资价值的工具之一。其计算公式如下：

市净率 = 每股股价 ÷ 每股净资产

公式中每股股价所表示的是股票市场上的交易价格，每股净资产所表示的是财务报表中账面价值，是指企业期末普通股净资产与期末发行在外的普通股股数之间的比率。

一般情况下，每股股价大于每股净资产，说明企业资质较好，发展潜力较大；每股股价小于每股净资产时，投资者认为该企业资质较差，发展潜力较小。

第五节　发展能力分析

PPT

企业能否可持续发展以及是否具有良好的成长能力，是经营者、投资者、债权人或其他利益相关者关注的重点，对企业的可持续发展能力进行深入的分析具有重要的现实意义。常用来评价企业发展能力的指标主要包括营业收入增长率、营业利润增长率、资产增长率、股东权益增长率。

一、营业收入增长率

营业收入增长率表示企业某一时期内营业收入的变化幅度，反映营业收入的增减变动情况，是评价企业成长状况和发展能力的重要指标。其计算公式为：

营业收入增长率 = （本期营业收入总额 – 上期营业收入总额） ÷ 上期营业收入总额 × 100%

该指标同时也反映了企业产品的市场竞争力情况，衡量了企业的经营业务拓展能力。一般认为，营业收入增长率越高，代表产品销售量越好，企业市场占有率越大，越具有成长能力和市场前景。指标值小于 0 时，说明企业的产品销售可能出现了问题，如产品过时、积压等，市场萎缩，前景不容乐观，管理者应及时调整经营方针，遏制销售收入下降的趋势。

［例 10 – 20］根据表 10 – 2 相关数据，A 公司 2020 年营业收入为 2 966 467 万元，上年度营业收入为 2 701 691 万元，计算 A 公司 2020 年的营业收入增长率。

营业收入增长率 = （2 966 467 – 2 701 691） ÷ 2 701 691 × 100% = 9.80%

若要全面、正确地分析和判断 A 公司的营业收入增长趋势和增长水平，应考虑 A 公司历年的销售水平、市场占有情况、行业发展水平等因素，来考察其实际的销售发展能力。例如，可以结合 A 公司 3 年的移动平均营业收入增长率来分析它的营业收入增长水平及稳定性。

二、营业利润增长率

营业利润增长率是反映企业经常性业务产生的利润增长速度的指标，具有一定稳定性。企业的销售规模扩大，营业收入增加，但未必使得营业利润也相应增加，有时甚至出现收入越多，利润越少的情况。营业利润增长率是本期营业利润增长额与上期营业利润的比率，用来衡量企业营业利润的增减变动情况。其计算公式为：

营业利润增长率 = （本期营业利润 – 上期营业利润） ÷ 上期营业利润 × 100%

一般认为，营业利润增长率越高，表明企业的营业利润增长越快，其盈利能力和成长性表现越好；反之，说明企业的营业利润增长越慢，反映其主营业务发展萎缩，经营拓展能力弱，影响企业未来的成长。

［例 10 – 21］根据表 10 – 2 有关数据，A 公司 2020 年营业利润为 481 886 万元，上年度营业利润为

370 306 万元，计算 A 公司的营业利润增长率。

$$营业利润增长率 = (481\,886 - 370\,306) \div 370\,306 \times 100\% = 30.13\%$$

即学即练 10 – 5

如果企业营业利润增长率低于营业收入增长率，则说明（　　　）。

A. 企业盈利能力较强　　　　　　　　B. 企业资产增长能力较强

C. 企业盈利能力较弱　　　　　　　　D. 企业资产增长能力较弱

答案解析

三、资产增长率

资产增长是企业发展的一个重要方面，通常能力强的企业一般能保持资产的稳定增长。资产增长率是指企业本期资产增加额与期初资产总额的比率，反映了企业的资产增长状况。

$$资产增长率 = (期末资产总额 - 期初资产总额) \div 期初资产总额 \times 100\%$$

该指标是从企业资产规模的增长幅度来衡量企业的发展能力的。当资产增长率大于 0 时，说明企业的资产规模增加，且资产增长率越大表明企业资产规模增长的速度越快，企业的竞争力增强；反之，若资产增长率为负数，则说明企业资产规模缩减，资产出现负增长。

［例 10 – 22］根据表 10 – 1 有关数据，A 公司 2020 年末资产为 4 965 800 万元，年初资产为 5 394 800 万元，计算 A 公司的资产增长率。

$$资产增长率 = (4\,965\,800 - 5\,394\,800) \div 5\,394\,800 \times 100\% = -7.95\%$$

表明 A 公司的资产较年初规模减小，呈现负增长，资产规模缩减，企业管理者应及时查找原因，采取相应的措施进行调整。

要注意的是，单纯分析企业某时期的资产增长率比较片面，应结合企业的历年数据进行纵向比较，以帮助正确分析和评价企业的可持续发展能力。

四、股东权益增长率

股东权益增长率又称为净资产增长率或资本积累率，是指本期股东权益增加额与期初股东权益余额之间的比率，其计算公式为：

$$股东权益增长率 = (期末股东权益 - 期初股东权益) \div 期初股东权益 \times 100\%$$

股东权益增长率是反映企业资本积累能力，评价企业发展潜力的重要财务指标。一般认为，该比率越高，表明企业当期股东权益增加越多，应付债务风险、持续发展的能力越强；反之，则说明股东权益增加越少；当该指标为负数，表明企业股东的利益受到损害，应当充分重视。

［例 10 – 23］根据表 10 – 1 有关数据，A 公司 2020 年末的股东权益为 3 794 000 万元，年初股东权益 396 2900 万元，计算 A 公司的股东权益增长率。

$$股东权益增长率 = (3\,794\,000 - 3\,962\,900) \div 3\,962\,900 \times 100\% = -4.26\%$$

A 公司的股东权益增长率为负数，说明 A 公司运用股东投入的资本创造收益的能力降低，股东资本受到侵蚀，所有者权益受损。应引起企业管理者的重视。

第六节　杜邦分析 微课

PPT

任何局部的财务指标分析都不足以评判一个企业的综合财务状况，只有将各种财务指标进行系统、综合的分析，才能得出企业财务状况的合理、正确的结论。因此，对企业的财务报表进行综合分析十分重要。

财务报表综合分析是将偿债能力、营运能力、盈利能力、发展能力等财务指标作为一个整体，系统、全面、综合地对企业的财务状况和经营业绩进行剖析、解读和评价。杜邦分析正是这样一种方法，它利用几种主要财务比率之间的关系，层层分解，系统综合地分析企业的财务状况。

一、杜邦分析的概念

杜邦分析最早由美国著名的化学制品生产商杜邦公司提出，杜邦公司为了考核集团下属企业的业绩，特制定了以净资产收益率为核心的财务指标考核体系，该体系被称为杜邦财务分析体系，简称杜邦体系，也称为杜邦分析法。杜邦分析就是利用几种主要财务指标之间的关系，系统、综合地分析企业的财务状况，具有很鲜明的层次结构，是从财务角度评价企业绩效的一种经典方法。其基本思想是将企业净资产收益率逐级分解为多项财务比率乘积，深入地揭示企业财务状况的全貌。

二、杜邦分析体系的组成结构

杜邦分析体系以净资产收益率（股东权益报酬率）为核心，再逐级分解为与之相关联的各大层级指标，全面综合地剖析净资产收益率这一关键指标增减变化的具体原因，从而衡量股东投入资本的盈利能力及回报水平，以此判断企业的财务业绩。杜邦分析系统如图 10 – 1 所示。

从杜邦分析系统图中可知，杜邦分析体现了指标之间的几种层级关系，具体分解如下：

（一）将净资产收益率分解

净资产收益率 = 净利润 ÷ 净资产

　　　　　　　 = （净利润 ÷ 总资产）×（总资产 ÷ 净资产）

　　　　　　　 = 总资产净利率 × 权益乘数

（二）将总资产净利率分解

总资产净利率 = 净利润 ÷ 总资产

　　　　　　　 = （净利润 ÷ 营业收入）×（营业收入 ÷ 总资产）

　　　　　　　 = 营业净利率 × 总资产周转率

（三）将营业净利率与总资产周转率分解

营业净利率 = 净利润 ÷ 营业收入

    = （总收入 - 总成本费用）÷ 营业收入

总资产周转率 = 营业收入 ÷ 总资产

     = 营业收入 ÷（流动资产 + 非流动资产）

三、杜邦体系指标分析

在图 10 - 1 的杜邦分析体系中，"净资产收益率 = 营业净利率 × 总资产周转率 × 权益乘数"被称为杜邦恒等式。在金字塔似的杜邦财务分析系统下，净资产收益率指标被层层分解，其层次更清晰，条理更突出，不仅可以揭示出公司各项财务指标之间的内在联系，查明各项主要指标变动的影响因素，还为各级管理者优化经营理财状况，提高公司盈利能力提供依据。

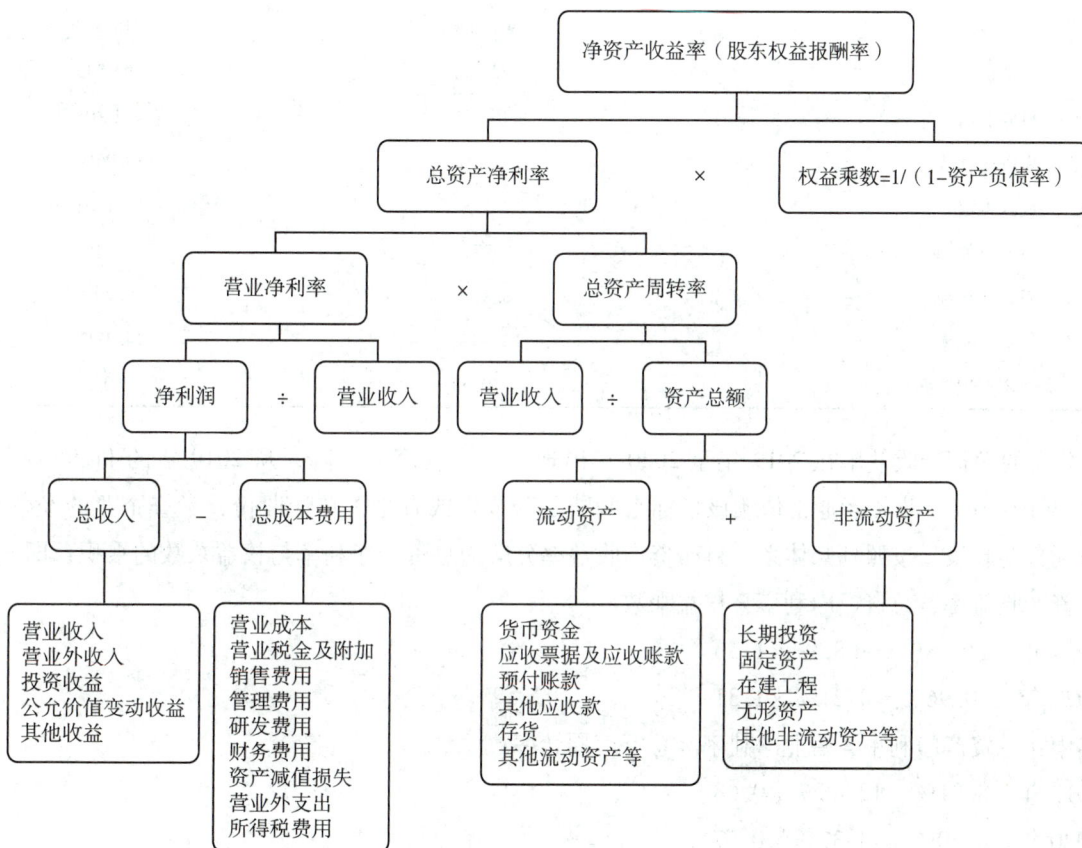

图 10 - 1 杜邦分析系统图

（一）净资产收益率

是杜邦体系的核心，是所有财务比率中综合性最强、最具有代表性的一个指标，又称为股东权益报酬率。是体现企业盈利能力的重要指标，该指标也是投资者最为敏感和关心的指标。净资产收益率越高，表明投资带来的收益越高；净资产收益率越低，表明投资带来的收益越少。净资产收益率是衡量股东资本获取报酬的能力，因此提高净资产收益率是实现股东财富最大化目标的基本保证。净资产收益率的高低主要取决于 3 个因素，即营业净利率、总资产周转率以及权益乘数。所以这一指标综合反映了企业的盈利能力、营运能力和偿债能力。提高资产净利率的根本在于扩大销售，节约成本，优化投资配置，加速资金周转，优化资金结构，加强风险意识等。

[例 10 - 24] 根据 A 公司表 10 - 1 和表 10 - 2 有关财务数据，结合表 10 - 3 的补充资料，对 A 公司的净资产收益率进行分析。

表 10 - 3　A 公司基本财务数据和比率指标　　　　　　　　　　　　　单位：万元

项目	2019 年度	2020 年度
净利润	348 038	424 894
全部收入	2 799 534	3 159 198
营业收入	2 701 691	2 966 467
平均资产总额	3 950 488	5 180 300
平均负债总额	1 045 329	1 301 850
全部成本	2 429 865	2 678 991
营业成本	1 857 453	2 119 136
销售费用	397 289	415 630
管理费用	42 890	95 745
财务费用	15 001	11 108
净资产收益率	11.98%	10.96%
权益乘数	1.36	1.31
资产负债率	27%	24%
总资产净利率	8.81%	8.20%
营业净利率	12.88%	14.32%
总资产周转率（次）	0.68	0.57

A 公司的净资产收益率在 2019 年至 2020 年出现了一定程度的下降，从 2019 年的 11.98% 下降至 2020 年的 10.96%。投资者通常依赖该指标来判断是否投资或者是否转让股份，考查企业的经营业绩，决定股利分配政策。按照杜邦体系，将净资产收益率分解为总资产净利率与权益乘数的乘积，即：

净资产收益率 = 总资产净利率 × 权益乘数

2019 年　11.98% ≈ 8.81% × 1.36

2020 年　10.96% ≈ 8.21% × 1.31

其中：总资产净利率 = 营业净利率 × 总资产周转率

2019 年　8.81% ≈ 12.88% × 0.68

2020 年　8.20% ≈ 14.32% × 0.57

注：由于表中比率指标均为保留两位小数后的粗略值，因此各等式为略等式。

从净资产收益率指标的分解等式可以看出，A 公司净资产收益率的变动是总资产净利率和权益乘数变动的结果，该公司 2020 年的总资产净利率较 2019 年有所下降，其下降的原因是公司的总资产周转率下降幅度较大，虽然营业净利率有所上升，但整体资产净利率表现仍弱于上一年，表明公司的整体资产利用效率有待提高。

（二）营业净利率

又称销售净利率，反映企业净利润与营业收入之间的关系，是衡量企业盈利能力的重要指标。提高营业净利率主要从扩大总收入和降低成本费用两方面采取措施。扩大总收入是提高营业净利率的主要措施，扩大总收入可以从提高营业收入和其他利润着手，提高营业净利率的另一个重要方面则是节约成本费用。通过杜邦分析可考察费用结构是否合理，了解成本费用分布情况，对于过高的成本费用加以控制，从而实现开源节流，提高营业净利率。

　　[例 10 - 25] 根据表 10 - 3 中的数据，对 A 公司的营业净利率进行分析。

　　营业净利率 = 净利润 ÷ 营业收入

　　2019 年　348 038 ÷ 2 701 691 = 12.88%

　　2020 年　424 894 ÷ 2 966 467 = 14.32%

　　A 公司 2020 年度净利润和营业收入都得到了提高，营业净利率总体表现有所增长，但增长幅度不大。从表 10 - 3 中可以发现，A 公司的全部收入由 2019 年的 2 799 534 万元增加到 2020 年的 3 159 198 万元，但总成本从 2019 年的 2 429 865 万元增加到 2020 年的 2 678 991 万元，其增加幅度与总收入的增加幅度大致相当。从总成本的构成中可以看到营业成本和期间费用在 2020 年基本上都比 2019 年增加很多，其中期间费用中的管理费用增加幅度明显较大，反映了公司的管理成本加大，会影响其盈利能力，应积极采取措施，控制管理成本，提高管理效率，促进利润的增加。

（三）总资产周转率

　　是反映企业营运能力的重要指标，是指企业一定时期内营业收入与企业平均资产总额的比率。该指标反映了企业全部资产的管理质量和运行效率，一般而言，总资产周转率越高，体现其资产利用效率越高，盈利能力越高。从杜邦分析体系图中可以看出总资产周转率的高低受到营业收入、流动资产和非流动资产的影响，因此可以从这些因素进行观察和分析，一方面应扩大营业收入，另一方面应关注资产的内部组成结构是否合理，如出现存货或应收账款过大等，就需要深入分析原因，及时调整，以免影响资金的周转和运营效率。

　　[例 10 - 26] 根据表 10 - 3，对 A 公司的总资产周转率进行分析。

　　总资产周转率 = 营业收入 ÷ 平均资产总额

　　2019 年　2 701 691 ÷ 3 950 488 = 0.68

　　2020 年　2 966 467 ÷ 5 180 300 = 0.57

　　2020 年 A 公司总资产周转率较 2019 年有所下降，说明 A 公司总资产周转速度变慢，主要是因为 2020 年平均资产总额较上一年平均资产总额大幅度增加，而营业收入的增加比例相对较小，反映了企业的平均总资产利用效率不高，这也是导致净资产收益率降低的一个重要因素。

（四）权益乘数

　　是反映企业偿债能力的指标，体现了资产总额与股东权益之间的关系，表示企业的负债程度。该指标主要受到资产负债率的影响，资产负债率越高，权益乘数越大，企业负债程度越高，企业的财务杠杆利益越大，同时，财务风险也增大。因此企业应在资产总额不变的情况下，寻求一个合理的资本结构，适度负债经营，从而达到提高股东权益报酬率的目的。

　　[例 10 - 27] 根据表 10 - 3，计算 A 公司的权益乘数并进行分析。

　　权益乘数 = 资产总额 ÷ 所有者权益 = 1/(1 - 资产负债率)

　　2019 年　1/(1 - 27%) = 1.36

　　2020 年　1/(1 - 24%) = 1.31

　　A 公司 2020 年的权益乘数较 2019 年减小，说明 A 公司的资本结构发生了变动。2020 年资产负债率较 2019 年降低，权益乘数变小，说明公司的偿还债务的能力增强，财务风险有所降低。A 公司的权益乘数基本维持在 1.2 ~ 1.5，即负债率在 20% 左右，在财务杠杆的使用上较为保守。管理者可适当增加负债，合理利用财务杠杆给公司股东资本创造额外收益。

综上，通过杜邦分析系统图自上而下进行分析，可以清晰地观察各项财务指标之间的结构关系、指标变动的相互影响及存在的问题，有助于决策者了解企业财务状况的全貌，为其优化管理，提高企业经营效益提供思路。如从上面指标分析可知，A 公司应加强控制总成本中的各项成本费用，降低耗费，增加利润，与此同时应积极开拓市场，扩大营业收入，加强资产管理，提高资产运行效率，从而实现营业净利率乃至总资产净利率的提高。

> **即学即练 10 – 7**
>
> 影响净资产收益率的因素有（　　　）。（多选题）
>
> A. 销售净利率　　　　B. 权益乘数　　　　C. 总资产周转率　　　　D. 资产负债率
>
> 答案解析

四、杜邦分析的应用优势及局限性

（一）杜邦分析的应用优势

1. 杜邦分析以净资产收益率为龙头指标更能体现公司追求股东财富最大化的财务管理目标　欧美国家在制定公司财务目标时通常以追求股东财富最大化为重点，美国杜邦公司在设计和运用杜邦分析方法时以净资产收益率为龙头指标。原因是净资产收益率，即股东权益报酬率，正是反映股东财富增值水平最敏感的内部财务指标。

2. 杜邦分析是较为全面和系统的财务综合分析方法　系统的金字塔结构使得各项财务指标相互联系起来，且层次感更清晰，有助于决策者从整体的角度、全局的高度去评价和分析企业的综合财务状况，更能满足财务分析的需求。

3. 财务数据的真实性更有保障　杜邦分析财务数据主要来自资产负债表和利润表，我国会计准则规定，上市公司的财务报告必须遵守会计准则定期向外公布，且上市公司的财务报告都必须经过专业会计师事务所审计并发表意见，若公司有违规操作财务报告以欺骗社会大众获取非法利益的现象，将受到证监会等监管部门的严惩和法律的相关制裁。因此，一般情况下杜邦分析财务数据的真实性和可比性较其他非财务指标评价体系更具优势。

📖 **知识链接**

某公司财务欺诈案

某公司于 2019 年爆出惊天大雷。公司于 4 月 30 日披露的《关于前期会计差错更正的公告》中表示：2017 年财务报告中的货币资金多计 299.44 亿元，营业收入多计 88.98 亿元，营业成本多计 76.62 亿元；另外，未分配利润、经营性现金流等 8 项财务指标出现重大差错。经查，2016 年至 2018 年，该公司实际控制人、董事长马某涉嫌组织相关人员虚开和篡改增值税发票，伪造银行回款凭证，伪造定期存单，虚增货币资金，将不满足会计确认和计量条件工程项目纳入报表，虚增固定资产等，累计虚增收入 300 亿元，虚增利润 40 亿元。

证监会依法对该公司违法违规行为做出行政处罚及市场禁入决定：对该公司给予警告，并处以 60

万元罚款（旧版证券法中有关信息披露违法违规顶格惩处），对21名责任人员处以90万元至10万元不等罚款，对6名主要责任人采取10年至终身证券市场禁入措施。后续的民事赔偿、刑事追责将让该公司为财务欺诈付出沉重代价。

该公司的市场违法行为，严重偏离了"依法诚信"的基本底线，最终难逃法律的制裁和审判。其违法行为也给世人敲响了警钟，任何违背市场法规，偏离诚信道德底线的行为都将付出沉重的代价。

（二）杜邦分析法的局限性

虽然杜邦分析法具有诸多优势，但对从企业绩效评价的角度来看，杜邦分析法仅包括财务方面的信息，不能全面反映企业的综合实力，有一定的局限性，在实际运用中应加以注意，须结合企业的其他信息加以分析。具体表现在：

1. 净资产收益率指标主要体现股东权益的回报，而没有体现公司的市场价值。对于上市公司来说，净资产收益率常常和公司市场价值表现不一致，因此，上市公司的绩效评价更偏好于每股盈余指标。普通股股数不变的情况下，每股盈余能更直接地反映股东财富最大化的目标。

2. 净资产收益率只反映了过去一年的财务收益情况，没有体现长期投资对公司长期盈利能力的影响，而长期投资通常需要较长时间才能体现经济价值，因此短期内公司的净资产收益率表现不一定良好。同时，净资产收益率可能导致管理者对短期财务结果过于重视，助长管理层的短期行为而忽略对企业长期价值的创造。

3. 杜邦分析的财务数据来源于资产负债表和利润表，缺乏对现金流量的分析，因此具有一定的局限性。由净资产收益率反映的会计利润水平不一定反映企业真实的盈利质量，而现金流量对财务风险的预警强于会计利润，因此进行杜邦分析时还应结合其他指标来综合评价企业的财务状况。

▶▶ 实例分析

实例　某医药公司2019年、2020年有关财务数据如表10-4所示。

表10-4　公司部分财务数据

财务数据（单位：万元）			财务比率		
项目	2019年	2020年	指标	2019年	2020年
净利润	10 250	12 600	净资产收益率		
营业收入	411 200	757 600	权益乘数		
平均资产总额	306 200	330 500	资产负债率		
平均负债总额	205 600	215 600	总资产净利率		
总成本	403 900	736 700	营业净利率		
营业成本	373 500	684 200	总资产周转率（次）		
销售费用	10 200	21 700			
管理费用	18 600	25 700			
财务费用	1 500	5 000			

问题　（1）根据上表中数据计算出2019年和2020年杜邦体系的相关比率指标，完善表10-4。

（2）试分析该公司净资产收益率变化的原因以及提高净资产收益率的措施。

答案解析

目标检测

答案解析

一、单选题

1. 企业投资者进行财务分析的根本目的是提高企业的（　　）。

    A. 盈利能力　　　　　B. 营运能力　　　　　C. 偿债能力　　　　　D. 增长能力

2. 从企业债权者角度看，财务分析最直接目的是分析（　　）。

    A. 企业的盈利能力　　　　　　　　　　B. 企业的营运能力

    C. 企业的偿债能力　　　　　　　　　　D. 企业的增长能力

3. 影响企业短期偿债能力的最根本的原因是（　　）。

    A. 企业的经营业绩　　　　　　　　　　B. 企业的融资能力

    C. 企业的权益结构　　　　　　　　　　D. 企业的资产

4. 下列项目中，剔除了应收账款等流动资产对偿债能力影响的短期偿债能力指标是（　　）。

    A. 流动比率　　　　　B. 现金比率　　　　　C. 速动比率　　　　　D. 现金流量比率

5. 如果企业本年营业收入的增长快于营业成本的增长，那么企业本年营业利润（　　）。

    A. 一定大于零　　　　　　　　　　　　B. 一定大于上年营业利润

    C. 一定大于上年利润总额　　　　　　　D. 不一定大于上年营业利润

6. 总资产净利率是指（　　）与平均总资产之间的比率。

    A. 利润总额　　　　　B. 息税前利润　　　　C. 净利润　　　　　　D. 息前利润

7. （　　）是反映盈利能力的核心指标。

    A. 总资产净利率　　　　　　　　　　　B. 股利发放率

    C. 总资产周转率　　　　　　　　　　　D. 净资产收益率

8. （　　）指标越高，说明企业整体资产的使用效率越高，营运能力越强。

    A. 总资产周转率　　　　　　　　　　　B. 存货周转率

    C. 总资产净利率　　　　　　　　　　　D. 应收账款周转率

9. 对应收账款周转速度的表述，正确的是（　　）。

    A. 应收账款周转天数越长，周转速度越快

    B. 计算应收账款周转率时，应收账款余额不应包括应收票据

    C. 计算应收账款周转率时，平均应收账款余额应为未扣除坏账准备后的净额

    D. 应收账款周转次数越多，表明企业应收账款的管理水平越低

10. 杜邦分析法是（　　）。

    A. 基本因素分析的方法　　　　　　　　B. 财务综合分析的方法

    C. 财务综合评价的方法　　　　　　　　D. 财务预测分析的方法

二、多选题

1. 企业财务分析的基本内容包括（　　）。

    A. 盈利能力分析　　　　　　　　　　　B. 偿债能力分析

    C. 营运能力分析　　　　　　　　　　　D. 发展能力分析

2. 影响净资产收益率的因素有（　　　）。

 A. 流动负债与长期负债的比率　　　　　　B. 资产负债率

 C. 营业净利率　　　　　　　　　　　　　D. 资产周转率

3. 如果流动比率过高，意味着企业可能（　　　）。

 A. 存在闲置现金　　　　　　　　　　　　B. 存在存货积压

 C. 应收账款周转缓慢　　　　　　　　　　D. 短期偿债能力差

4. 以下属于企业经营盈利能力分析的主要指标有（　　　）。

 A. 销售毛利率　　　　B. 净资产收益率　　　　C. 销售净利率　　　　D. 总资产净利率

5. 由杜邦分析体系可知，提高净资产收益率的途径有（　　　）。

 A. 加强负债管理，降低资产负债率　　　　B. 加强成本管理，降低成本费用

 C. 加强销售管理，提高销售利润率　　　　D. 加强资产管理，提高资产周转率

书网融合……

知识回顾　　　　微课　　　　习题

（王中艳）

参考文献

[1] 陈东升，刘国莲. 基础会计 [M]. 北京：中国财经经济出版社，2019.

[2] 石雄飞. 会计学基础 [M]. 四川：西南财经大学出版社，2017.

[3] 马建军. 会计基础与实务 [M]. 北京：北京邮电大学出版社，2018.

[4] 孔德兰，姚军胜. 会计基础 [M]. 北京：高等教育出版社，2020.

[5] 李占国. 基础会计学 [M]. 北京：高等教育出版社，2019.

[6] 陈伟清，张玉森. 基础会计 [M]. 北京：高等教育出版社，2019.

[7] 周凤莲. 基础会计 [M]. 北京：人民卫生出版社，2019.

[8] 张立达，刘卫东. 财务报表分析 [M]. 上海：立信会计出版社，2020.

[9] 陈艳利. 会计学基础 [M]. 北京：高等教育出版社，2020.

[10] 财政部会计资格评价中心. 财务管理 [M]. 北京：经济科学出版社，2020.

[11] 荆新，王化成，刘俊彦. 财务管理学 [M]. 北京：中国人民大学出版社，2020.

[12] 刘春华，徐欣. 财务管理 [M]. 大连：东北财经大学出版社，2019.

[13] 闫永海. 财务管理 [M]. 四川：西南交通大学出版社，2017.

[14] 陈国辉. 迟旭升 [M]. 大连：东北财经大学出版社，2019.

[15] 刘谷金. 财务管理 [M]. 北京：北京交通大学出版社，2011.

[16] 中国注册会计师协会. 财务成本管理 [M]. 北京：中国财政经济出版社，2020.

[17] 陶新元. 财务管理 [M]. 北京：中国财政经济出版社，2018.

[18] 周振成，赵春园，隋东旭. 财务管理项目化教程 [M]. 北京：北京理工大学出版社，2017.

[19] 孔德兰. 财务管理实务 [M]. 北京：高等教育出版社，2019.

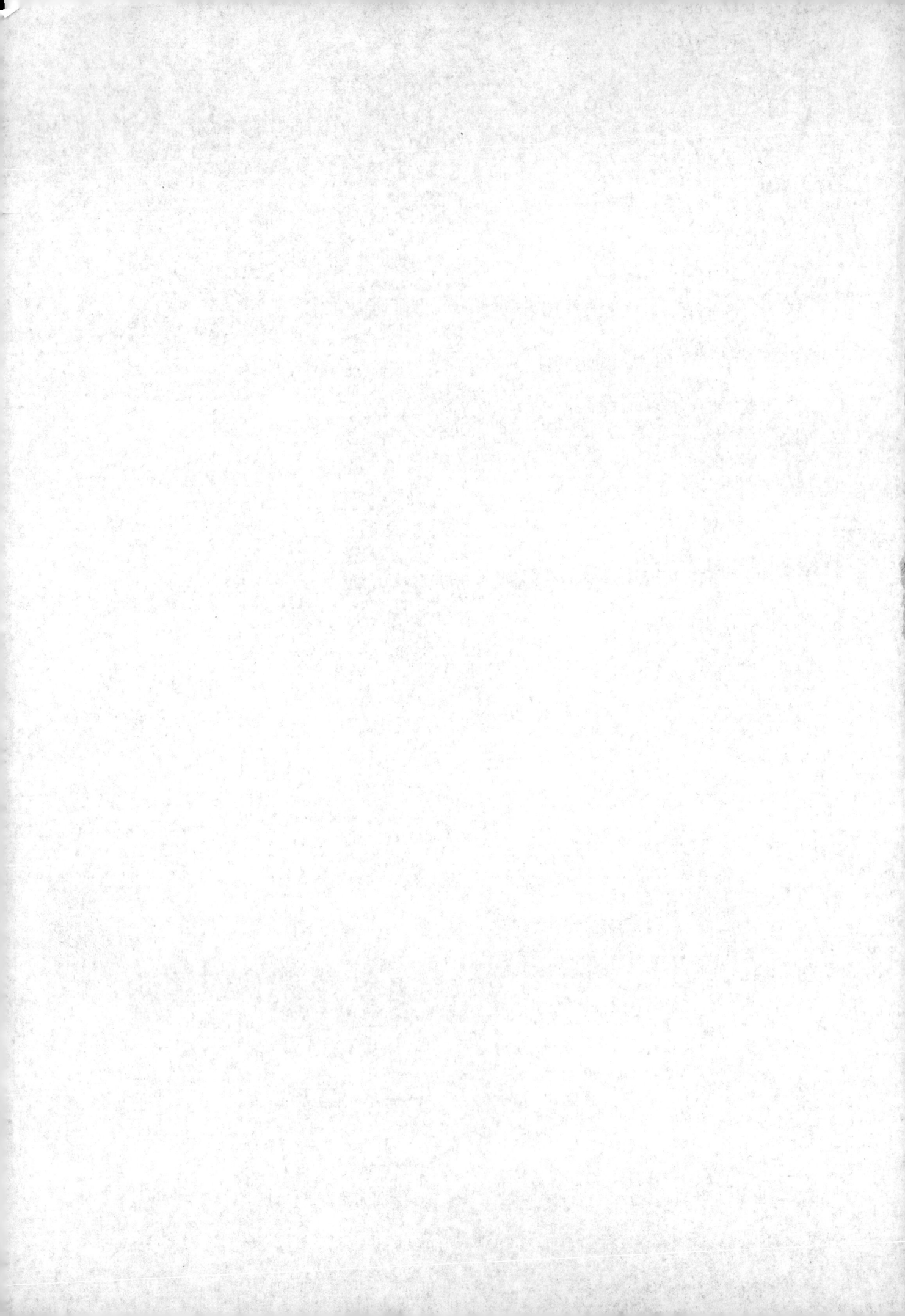